全国卫生专业技术资格考试（中初级）辅导用书

护理学（师）单科一次过

（第2科）相关专业知识

HULIXUE（SHI）DANKE YICIGUO

（DI 2 KE）XIANGGUAN ZHUANYE ZHISHI

主　编　卜秀梅　李　辉

副主编　石亚男　李悦玮　刘静姝

编　者（以姓氏笔画为序）

卜秀梅　王　雪　王　晶　石亚男　刘　曼

刘艳霞　刘桉泽　刘静姝　孙　铭　李　娜

李　辉　李国玲　李金曼　李悦玮　吴　浩

吴文颖　迟　佳　张　宁　张　巍　郑　瑾

项　阳　袁　华　符宁宁　赫　丹

中国科学技术出版社

·北京·

图书在版编目（CIP）数据

护理学（师）单科一次过（第2科）相关专业知识/卜秀梅，李辉
主编. —北京：中国科学技术出版社，2017.11
ISBN 978-7-5046-7762-4

Ⅰ.①护… Ⅱ.①卜… ②李… Ⅲ.①护理学—资格考试—自学参考
资料 Ⅳ.①R47

中国版本图书馆CIP数据核字（2017）第263806号

策划编辑	陈　娟
责任编辑	张　晶
装帧设计	石　猴
责任印制	马宇晨

出　　版	中国科学技术出版社
发　　行	中国科学技术出版社发行部
地　　址	北京市海淀区中关村南大街16号
邮　　编	100081
发行电话	010-62173865
传　　真	010-62179148
网　　址	http://www.cspbooks.com.cn

开　　本	787mm×1092mm　1/16
字　　数	341千字
印　　张	14
版　　次	2017年11月第1版
印　　次	2017年11月第1次印刷
印　　刷	三河市春园印刷有限公司
书　　号	ISBN 978-7-5046-7762-4 / R·2198
定　　价	59.00元

出版说明

为科学、客观、公正地评价卫生专业人员的技术水平和能力，目前，全国中初级卫生专业技术资格考试仍实行全国统一组织、统一考试时间、统一考试大纲、统一考试命题、统一合格标准的考试制度。

为帮助广大考生在繁忙的工作之余做好考前复习，我们组织了具有丰富卫生专业技术资格考试辅导经验的专家对近年考试的命题规律及考试特点进行了精心分析及研究，并按照相应专业最新考试大纲的要求及科学、严谨的命题要求编写了这套《全国卫生专业技术资格考试（中初级）辅导用书》。本套丛书共162个品种，涵盖了临床、护理、口腔、药学、检验等100多个专业，分为7个系列：《应试指南》系列、《模拟试卷（纸质版）》系列、《模拟试卷（网络版）》系列及针对护理和药学等考生人数较多的《考前冲刺》系列、《同步练习及解析》系列、《单科一次过》系列、《急救书/包》系列。

《应试指南》系列，共12本书，涵盖了临床、护理、药学、检验的近40个考试专业。全书根据应试需求，在总结了近年考试规律的基础上结合最新考试大纲的要求编写而成，内容精练，重点突出，对重要的知识点及考点予以提示并加以强调，便于考生在有限的时间内进行有针对性的复习。

《模拟试卷（纸质版）》系列，是针对专业人数较多的39个专业出版的，共有33个品种。这个系列的突出特点是编写贴近真实考试的出题思路及出题方向，试题质量高，题型全面，题量丰富。题后附有答案及解析，可使考生通过做题强化对重要知识点的理解及记忆。

《模拟试卷（网络版）》系列，共有100个品种，对应100个考试专业。其特点是专业齐全，可满足考生数量较少专业考生的需求。同时，针对有些专业采用人机对话考试形式的情况，采用了真实考试的人机对话界面，高度仿真，考生可提前感受与适应考试的真实环境，从而有助于提高考试通过率。

《考前冲刺》系列，在全面分析了历年考题的基础上精选了部分经典试题编写而成，作为考生考前冲刺练习使用。

《同步练习及解析》系列，与《应试指南》系列相对应，精选了部分经典试题，供考生进行针对性的巩固训练，目的是使考生在复习理论知识的同时，通过做同步练习题加深对易考知识点的理解。

《单科一次过》系列，是专为单科知识薄弱的考生及上一年度单科未通过的考生准备的。分为知识点串讲和试题精选两部分。

《急救书/包》系列，是专为参加护理学专业初级资格考试的考生准备的。本系列书紧紧围绕应试需求，准确把握考试精髓，覆盖面广，重点突出。精选试题的考点选择均紧扣最新考试的特点，针对性强；附赠网络学习卡，采用真实考试的人机对话界面，使考生复习更加便捷。

本套考试用书对考点的把握准确，试题的仿真度非常高。在编写过程中，编者进行了大量的研究、总结工作，并广泛查阅资料，感谢在本套丛书编写过程中付出大量心血的专家们！

由于编写及出版的时间紧、任务重，书中的不足之处，请读者批评指正。

中国科学技术出版社

内容提要

　　本书是全国护理学（师）资格考试的指定辅导用书，全书按照护理学（师）最新考试大纲及科学、客观、严谨的要求编写。专为在上一年度考试中单科（第2科）——相关专业知识未通过的考生而编写。全书分为三部分：知识点串讲、试题精选、模拟试卷。知识点串讲部分既考虑到知识点的全面性又突出重点，对需要重点记忆的内容用波浪线的形式加以突出，重要的关键词以黑体字表示，以强化考生对考点的认识，方便考生理解和记忆。试题精选部分根据该部分内容的重要程度，酌情精选部分相关知识点的经典试题，以加强考生对该知识点的记忆。书末精选3套本科目的模拟试卷，每卷100题，供考生实战演练。本书紧扣考试大纲，内容全面，重点突出，准确把握考试的命题方向，有的放矢，是复习考试的必备辅导书。

目 录

第1部分　内科护理学 ·· 1

　　第1单元　总论 ··· 1

　　第2单元　呼吸系统疾病病人的护理 ·· 19

　　第3单元　循环系统疾病病人的护理 ·· 29

　　第4单元　消化系统疾病病人的护理 ·· 38

　　第5单元　泌尿系统疾病病人的护理 ·· 49

　　第6单元　血液及造血系统疾病病人的护理 ·· 53

　　第7单元　内分泌与代谢性疾病病人的护理 ·· 58

　　第8单元　风湿性疾病病人的护理 ·· 62

　　第9单元　理化因素所致疾病的护理 ·· 64

　　第10单元　神经系统疾病病人的护理 ··· 67

　　附录1-A　常见缩写的含义 ··· 70

　　附录1-B　实验室检查正常值 ··· 72

第2部分　外科护理学 ··· 74

　　第1单元　水、电解质、酸碱代谢平衡失调病人的护理 ································ 74

　　第2单元　外科营养支持病人的护理 ·· 76

　　第3单元　外科休克病人的护理 ·· 77

　　第4单元　多器官功能障碍综合征病人的护理 ·· 79

　　第5单元　麻醉病人的护理 ··· 79

　　第6单元　复苏病人的护理 ··· 81

　　第7单元　外科重症监护（ICU） ··· 81

　　第8单元　手术室护理工作 ··· 82

　　第9单元　外科感染病人的护理 ·· 83

　　第10单元　损伤病人的护理 ··· 85

　　第11单元　器官移植病人的护理 ··· 87

第 12 单元　肿瘤病人的护理 ……………………………………………………… 87

第 13 单元　颅内压增高病人的护理 ……………………………………………… 88

第 14 单元　颅脑损伤病人的护理 ………………………………………………… 89

第 15 单元　颈部疾病病人的护理 ………………………………………………… 90

第 16 单元　乳房疾病病人的护理 ………………………………………………… 91

第 17 单元　胸部损伤病人的护理 ………………………………………………… 92

第 18 单元　脓胸病人的护理 ……………………………………………………… 93

第 19 单元　肺癌病人外科治疗的护理 …………………………………………… 94

第 20 单元　食管癌病人的护理 …………………………………………………… 95

第 21 单元　心脏疾病病人的护理 ………………………………………………… 95

第 22 单元　腹外疝病人的护理 …………………………………………………… 96

第 23 单元　急性腹膜炎病人的护理 ……………………………………………… 97

第 24 单元　腹部损伤病人的护理 ………………………………………………… 98

第 25 单元　胃、十二指肠疾病病人的护理 ……………………………………… 99

第 26 单元　肠疾病病人的护理 …………………………………………………… 100

第 27 单元　直肠肛管疾病病人的护理 …………………………………………… 102

第 28 单元　门静脉高压症病人的护理 …………………………………………… 103

第 29 单元　肝疾病病人的护理 …………………………………………………… 104

第 30 单元　胆道疾病病人的护理 ………………………………………………… 106

第 31 单元　胰腺疾病病人的护理 ………………………………………………… 108

第 32 单元　外科急腹症病人的护理 ……………………………………………… 110

第 33 单元　周围血管疾病病人的护理 …………………………………………… 110

第 34 单元　泌尿、男性生殖系统疾病的主要症状和检查 ……………………… 112

第 35 单元　泌尿系损伤病人的护理 ……………………………………………… 114

第 36 单元　泌尿系统结石病人的护理 …………………………………………… 116

第 37 单元　肾结核病人的护理 …………………………………………………… 117

第 38 单元　泌尿系统梗阻病人的护理 …………………………………………… 118

第 39 单元　泌尿系统肿瘤病人的护理 …………………………………………… 118

第 40 单元　骨科病人的一般护理 ………………………………………………… 120

第 41 单元　骨与关节损伤病人的护理 …………………………………………… 120

第 42 单元　常见骨关节感染病人的护理 ………………………………………… 123

第 43 单元　骨肿瘤病人的护理 ⋯⋯⋯⋯⋯⋯⋯⋯⋯⋯⋯⋯⋯⋯⋯⋯⋯⋯⋯⋯⋯ 125

第 44 单元　腰腿痛及颈肩痛病人的护理 ⋯⋯⋯⋯⋯⋯⋯⋯⋯⋯⋯⋯⋯⋯⋯⋯⋯ 125

附录 2-A　常见缩写的含义 ⋯⋯⋯⋯⋯⋯⋯⋯⋯⋯⋯⋯⋯⋯⋯⋯⋯⋯⋯⋯⋯⋯⋯ 127

附录 2-B　实验室检查正常值 ⋯⋯⋯⋯⋯⋯⋯⋯⋯⋯⋯⋯⋯⋯⋯⋯⋯⋯⋯⋯⋯⋯ 129

第 3 部分　妇产科护理学 ⋯⋯⋯⋯⋯⋯⋯⋯⋯⋯⋯⋯⋯⋯⋯⋯⋯⋯⋯⋯⋯⋯⋯ 130

第 1 单元　妊娠期妇女的护理 ⋯⋯⋯⋯⋯⋯⋯⋯⋯⋯⋯⋯⋯⋯⋯⋯⋯⋯⋯⋯⋯ 130

第 2 单元　分娩期妇女的护理 ⋯⋯⋯⋯⋯⋯⋯⋯⋯⋯⋯⋯⋯⋯⋯⋯⋯⋯⋯⋯⋯ 131

第 3 单元　产褥期妇女的护理 ⋯⋯⋯⋯⋯⋯⋯⋯⋯⋯⋯⋯⋯⋯⋯⋯⋯⋯⋯⋯⋯ 132

第 4 单元　胎儿宫内窘迫及新生儿窒息的护理 ⋯⋯⋯⋯⋯⋯⋯⋯⋯⋯⋯⋯⋯ 132

第 5 单元　妊娠期并发症妇女的护理 ⋯⋯⋯⋯⋯⋯⋯⋯⋯⋯⋯⋯⋯⋯⋯⋯⋯ 133

第 6 单元　妊娠期合并症妇女的护理 ⋯⋯⋯⋯⋯⋯⋯⋯⋯⋯⋯⋯⋯⋯⋯⋯⋯ 137

第 7 单元　异常分娩的护理 ⋯⋯⋯⋯⋯⋯⋯⋯⋯⋯⋯⋯⋯⋯⋯⋯⋯⋯⋯⋯⋯⋯ 139

第 8 单元　分娩期并发症妇女的护理 ⋯⋯⋯⋯⋯⋯⋯⋯⋯⋯⋯⋯⋯⋯⋯⋯⋯ 140

第 9 单元　产后并发症妇女的护理 ⋯⋯⋯⋯⋯⋯⋯⋯⋯⋯⋯⋯⋯⋯⋯⋯⋯⋯ 142

第 10 单元　妇科护理病历 ⋯⋯⋯⋯⋯⋯⋯⋯⋯⋯⋯⋯⋯⋯⋯⋯⋯⋯⋯⋯⋯⋯⋯ 142

第 11 单元　女性生殖系统炎症病人的护理 ⋯⋯⋯⋯⋯⋯⋯⋯⋯⋯⋯⋯⋯⋯⋯ 143

第 12 单元　女性生殖内分泌疾病病人的护理 ⋯⋯⋯⋯⋯⋯⋯⋯⋯⋯⋯⋯⋯ 145

第 13 单元　妊娠滋养细胞疾病病人的护理 ⋯⋯⋯⋯⋯⋯⋯⋯⋯⋯⋯⋯⋯⋯⋯ 147

第 14 单元　妇科腹部手术病人的护理 ⋯⋯⋯⋯⋯⋯⋯⋯⋯⋯⋯⋯⋯⋯⋯⋯⋯ 148

第 15 单元　外阴、阴道手术病人的护理 ⋯⋯⋯⋯⋯⋯⋯⋯⋯⋯⋯⋯⋯⋯⋯⋯ 150

第 16 单元　不孕症妇女护理 ⋯⋯⋯⋯⋯⋯⋯⋯⋯⋯⋯⋯⋯⋯⋯⋯⋯⋯⋯⋯⋯⋯ 151

第 17 单元　妇产科诊疗及手术病人护理 ⋯⋯⋯⋯⋯⋯⋯⋯⋯⋯⋯⋯⋯⋯⋯⋯ 151

附录 3-A　常见缩写的含义 ⋯⋯⋯⋯⋯⋯⋯⋯⋯⋯⋯⋯⋯⋯⋯⋯⋯⋯⋯⋯⋯⋯ 153

附录 3-B　实验室检查正常值 ⋯⋯⋯⋯⋯⋯⋯⋯⋯⋯⋯⋯⋯⋯⋯⋯⋯⋯⋯⋯⋯ 154

第 4 部分　儿科护理学 ⋯⋯⋯⋯⋯⋯⋯⋯⋯⋯⋯⋯⋯⋯⋯⋯⋯⋯⋯⋯⋯⋯⋯⋯ 155

第 1 单元　新生儿及患病新生儿的护理 ⋯⋯⋯⋯⋯⋯⋯⋯⋯⋯⋯⋯⋯⋯⋯⋯ 155

第 2 单元　营养性疾病患儿的护理 ⋯⋯⋯⋯⋯⋯⋯⋯⋯⋯⋯⋯⋯⋯⋯⋯⋯⋯ 158

第 3 单元　消化系统疾病患儿的护理 ⋯⋯⋯⋯⋯⋯⋯⋯⋯⋯⋯⋯⋯⋯⋯⋯⋯ 160

第 4 单元　呼吸系统疾病患儿的护理 ⋯⋯⋯⋯⋯⋯⋯⋯⋯⋯⋯⋯⋯⋯⋯⋯⋯ 163

第 5 单元　循环系统疾病患儿的护理 ⋯⋯⋯⋯⋯⋯⋯⋯⋯⋯⋯⋯⋯⋯⋯⋯⋯ 164

第 6 单元　血液系统疾病患儿的护理 ────────────────── 165

第 7 单元　泌尿系统疾病患儿的护理 ────────────────── 166

第 8 单元　神经系统疾病患儿的护理 ────────────────── 168

第 9 单元　结缔组织病患儿的护理 ─────────────────── 171

第 10 单元　常见传染病患儿的护理 ────────────────── 172

第 11 单元　结核病患儿的护理 ──────────────────── 174

第 12 单元　常见急症患儿的护理 ─────────────────── 177

附录 4-A　常见缩写的含义 ───────────────────── 180

附录 4-B　实验室检查正常值 ─────────────────── 182

护理学（师）相关专业知识模拟试卷 ────────────────── 183

模拟试卷一 ───────────────────────── 183

模拟试卷二 ───────────────────────── 193

模拟试卷三 ───────────────────────── 203

模拟试卷答案 ──────────────────────── 213

第1部分

内科护理学

第1单元　总论

一、护理体检

（一）护理体检的准备工作和基本检查方法

体格检查是护士通过自己的感官或借助检查器具，客观地了解和评估病人身体状况的基本检查方法。

1.检查前的准备工作

（1）环境：检查环境需安静、明亮，室温适宜，舒适且具有一定私密性。

（2）病人：检查时病人需要充分暴露受检部位。护士站于病人右侧，按操作规范实施体格检查。

2.基本检查方法　包括视诊、触诊、叩诊、听诊和嗅诊。

（1）视诊：通过视觉观察病人局部或全身状态。

（2）触诊：包括浅触诊和深触诊。浅触诊触及的深度为 1～2cm，深触诊触及的深度为 2cm 以上。

（3）叩诊：分直接叩诊与间接叩诊法，可用手指叩击或手掌拍击受检部位，根据叩诊音判断受检部位脏器有无异常。临床上将叩诊音分为：①清音为正常人肺部叩诊音。②浊音产生于被少量含气组织覆盖的实质脏器，如肺部与心脏、肝脏重叠部分。③实音产生于无肺组织覆盖的心脏、肝脏部分。④鼓音产生于叩击含大量气体的空腔脏器。⑤过清音产生于肺组织含气量增多时或弹性减弱时，如肺气肿。

（4）听诊：护士直接用耳或用听诊器贴近受检部位。

（5）嗅诊：用嗅觉辨别病人的异常气味。

（二）一般状态检查

一般状态检查包括全身一般状况、皮肤黏膜及浅表淋巴结。

1.全身一般状况　包括性别、年龄、生命征、意识状态、面容和表情、发育和体型、营养状态、体位、四肢、脊柱与步态等。

（1）年龄：影响疾病的发生及预防。

（2）性别：与某些疾病的发生率有关。

（3）生命征：包括体温、脉搏、呼吸、血压。

①体温：常用体温测量方法有口测法、肛测法、腋测法。体温（以口腔温度为准）37.53～38℃称为低热，38.1～39℃为中等度热，39.1～41℃为高热，超过41℃为超高热。

②脉搏：安静状态下，正常成人脉率为 60～100 次 / 分。脉率和脉律的生理、病理变

化及临床意义与心率基本一致。常见的异常脉搏波形如下。

a. **水冲脉**：触诊桡动脉搏动时，将病人前臂高举过头，若脉搏骤起骤落，急促有力，如潮涌，即为水冲脉。见于脉压差增大者，如**主动脉瓣关闭不全**、甲状腺功能亢进症、严重贫血、动脉导管未闭、动静脉瘘等病人。

b. 交替脉：脉搏强弱交替出现，但节律正常。见于高血压性心脏病、急性心肌梗死等病人，**是左心衰竭的重要体征之一。**

c. 奇脉：吸气时脉搏明显减弱或消失称为奇脉。见于**心包积液和缩窄性心包炎**病人。

d. 无脉：即脉搏消失。

③呼吸：检查时应注意呼吸的频率、深度与节律的改变，正常成年人静息状态下的**呼吸次数为 16～20 次/分，超过 24 次/分为呼吸过速，低于 12 次/分，为呼吸过缓**。病理状态下会出现呼吸节律的改变。

a. 潮式呼吸（陈-施呼吸），表现为呼吸由浅慢逐渐变得深快，再由深快逐渐变为浅慢，随之呼吸暂停数秒钟，又重复出现上述节律。潮式呼吸提示病情严重，影响预后，多见于脑膜炎等中枢神经系统疾病、尿毒症、中毒病人。

b. 间停呼吸（比奥呼吸），表现为随规律呼吸后突然出现时间长短不一的呼吸暂停，然后恢复规则呼吸，周而复始，常发生在**临终前**。

c. 抑制性呼吸，多见于由于胸部剧烈疼痛导致呼吸运动受抑制。常见于急性胸膜炎、肋骨骨折及胸部外伤等病人。

d. 叹气样呼吸，正常呼吸节律中出现一次深大呼吸。多见于神经衰弱等。

检查呼吸时，还应注意呼吸气味的改变：如恶臭味，多见于**支气管扩张**或**肺脓肿**病人；肝腥味多见于**肝性脑病（肝昏迷）**病人；**尿毒症**病人呼吸可有氨味；**糖尿病酮症酸中毒**病人呼吸有烂苹果味；有机磷农药中毒病人呼吸可有刺激性大蒜味。

④血压变动的临床意义。

a. 高血压：**收缩压≥140mmHg 和（或）舒张压≥90mmHg**。临床上多为原发性高血压，也可见继发性高血压，如原发性醛固酮增多症、皮质醇增多症等。

b. 低血压：收缩压＜90mmHg，舒张压＜60mmHg。部分健康人血压可低于 90/60mmHg，急性低血压常见于休克、急性心肌梗死等病人。

（4）意识状态：影响大脑功能活动的疾病都可引起不同程度的意识障碍。意识障碍程度分为以下四种。

①嗜睡：最轻的意识障碍，病人处于持续的睡眠状态，**可被唤醒**，醒后能**正确回答问题**并做出各种反应，刺激去除后又很快入睡。

②意识模糊：程度比嗜睡深，病人有时间、地点及人物的**定向障碍**。

③昏睡：病人处于病理性嗜睡状态，**不易唤醒**，虽可在压迫眶上神经、摇动身体等强烈刺激下被唤醒，但很快再入睡，回答问题含糊或**答非所问**。

④昏迷：按昏迷程度分为三个阶段：a. 轻度昏迷，表现为生命体征无明显异常，意识大部分丧失，自主运动消失，对**声音、光**等刺激无反应，对**疼痛刺激可出现**痛苦表情或肢体回缩等防御性反应，瞳孔对光反射、角膜反射、吞咽反射、眼球运动仍存在；b. 中度昏迷，表现为生命体征轻度异常，对**各种刺激均无反应**，强烈疼痛刺激**可引起**防御反应，瞳孔对光反

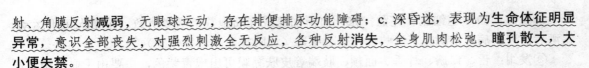

射、角膜反射**减弱**，无眼球运动，存在排便排尿功能障碍；c. 深昏迷，表现为**生命体征明显异常**，意识全部丧失，对强烈刺激全无反应，各种反射**消失**，全身肌肉松弛，**瞳孔散大，大小便失禁**。

⑤谵妄：一种以兴奋性增高为主的意识障碍，表现为定向力丧失，躁动，可有错觉及幻觉。

（5）面容和表情：临床常见典型面容有以下几种。

①急性病容：面颊潮红、烦躁不安、可有鼻翼扇动等。见于大叶性肺炎等急性发热性疾病病人。

②慢性病容：面容憔悴，面色苍白或晦暗，目光暗淡。见于肿瘤等慢性消耗性疾病病人。

③二尖瓣面容：两颊暗红、口唇发绀。见于风湿性心脏病二尖瓣狭窄病人。

④甲状腺功能亢进症（甲亢）面容：眼球凸出，表情惊愕，眼裂增宽，情绪易激动。见于甲状腺功能亢进症病人。

⑤肢端肥大症面容：头面部增大，耳鼻及唇舌增大增厚，眉弓及两侧颧部隆起，下颌增大前突。

⑥满月面容：面容圆且皮肤发红，常伴痤疮。常见于 Cushing 综合征和长期应用肾上腺糖皮质激素的病人。

⑦病危面容：面部消瘦，面色灰白暗淡、表情淡漠，眼眶凹陷。见于严重脱水、大出血、严重休克等病人。

⑧贫血面容：面色苍白，唇舌色淡。见于贫血病人。

（6）发育和体型：成年人发育正常的指标有：头长为身高的 1/7 ～ 1/8、胸围约为身高的 1/2、两臂展开后左右指端的长度约等于身高、坐高约等于下肢的长度。发育成熟前腺垂体功能亢进可致**巨人症**，腺垂体功能低下可致**垂体性侏儒症**，甲状腺功能减退可致**呆小病**。

（7）营养状态：临床上将营养状态分为良好、中等、不良 3 个等级。**理想体重（kg）＝身高（cm）－105**。肥胖是指体重超过理想体重的 20% 以上，体重低于理想体重的 10% ～ 20% 称为消瘦。

（8）体位：常见体位有主动体位（身体活动自如）、被动体位（不能自己随意活动肢体，需别人帮助才能改变）及强迫体位（为减轻疾病引起的痛苦而采取的特殊体位）等。

（9）四肢与脊柱：脊柱病变可引起疼痛、活动受限及姿势的改变。

（10）步态：某些疾病可使病人步态发生改变。蹒跚步态见于佝偻病病人，走路时身体左右摇摆；小脑疾病病人呈醉酒步态，重心不稳，步态紊乱；帕金森病病人呈慌张步态，起步困难，起步后身体前倾，小步前冲；脊髓疾病可引起共济失调步态，起步时一脚抬高垂落突然，双目下视，闭目不能保持平衡。

2. 皮肤、黏膜检查　主要内容包括颜色、湿度、弹性、水肿、皮疹、出血、蜘蛛痣、破损与溃疡。

（1）皮肤、黏膜颜色

①苍白：多由于血液中血红蛋白量减少或末梢毛细血管充盈不足所引起，多见于**贫血**、**休克、虚脱**等病人，也可见于寒冷、雷诺病等。

②发红：由于毛细血管充盈扩张、血流加速或红细胞数量增多所致。正常人可于运动、饮酒后出现。病理情况见于发热性疾病、中毒（如阿托品、一氧化碳）等。

③发绀：舌、口唇、耳垂、面颊、肢端等皮肤黏膜可出现青紫色，主要由于血液中还原血红蛋白增多引起。**多见于心、肺疾病病人。**

④**黄染**：血液中**胆红素浓度过高**，可引起皮肤黏膜及其他组织发黄，多见于**胆道阻塞性疾病、肝细胞损害**或**溶血性疾病**病人。另外，食用过多含胡萝卜素的食物也可引起皮肤黄染，但黄染部位多在手掌、足底皮肤及前额和鼻部，而不出现于巩膜和口腔黏膜。

⑤色素沉着：表皮基底层黑色素增多可引起皮肤黏膜色泽加深。常见有妊娠斑、老年斑。病理情况下可出现全身皮肤或口腔黏膜的色素沉着。

（2）湿度：病理情况包括出汗过多、少汗或无汗。出汗过多见于结核病、风湿热、甲状腺功能亢进症等。夜间熟睡后出汗称为盗汗，多见于结核病；大汗伴皮肤厥冷称为冷汗，见于休克和虚脱病人；皮肤干燥无汗可见于维生素A缺乏、脱水、黏液性水肿等病人。

（3）温度：全身皮肤发热常见于发热性疾病及甲状腺功能亢进症；发冷见于休克、甲状腺功能减退症。局部皮肤发热常见于痈、疖等炎症。肢端发冷常见于休克、雷诺病。

（4）弹性：弹性减退见于营养不良、严重脱水或长期消耗性疾病病人。

（5）水肿：触诊时，手指按压局部组织，若出现凹陷且不易平复，称为凹陷性水肿；按压后局部组织无凹陷称为非凹陷性水肿。

（6）皮疹：常见皮疹有斑疹、玫瑰疹、丘疹、斑丘疹、荨麻疹等，常见于皮肤病、传染病、过敏反应等。

（7）皮下出血：出血斑点直径不超过**2mm称为瘀点**；直径在**3～5mm称为紫癜**；直径超过**5mm称为瘀斑**；片状出血伴局部皮肤隆起称为血肿。皮下出血常见于造血系统疾病，其次为重症感染、某些中毒及外伤病人。

（8）蜘蛛痣：是皮肤小动脉末端扩张、伸展出辐射状的血管痣，形似蜘蛛。**与肝对体内雌激素灭活作用减弱有关。**常见于**慢性肝病**病人，也可见于健康人及妊娠期妇女，常多出现于面部、颈部、手背、上臂、前臂、前胸和肩部等部位。

（9）破损与溃疡

①皮肤：局部持续受压或其他理化因素刺激可使皮肤发生破损与溃疡。

②口腔黏膜：检查有无黏膜溃疡和感染。口腔炎症可发生黏膜溃疡，长期使用广谱抗生素或衰弱重病者可发生口腔黏膜真菌感染。

3.咽及腭扁桃体检查

（1）检查方法：病人坐位，头略后仰，张大口并发"啊"长音，护士持压舌板迅速下压病人的舌前2/3与后1/3交界处，配合照明检查。

（2）检查内容：注意咽部黏膜有无充血、水肿，扁桃体有无红肿、扁桃体窝内有无分泌物或脓液。扁桃体肿大一般分为3度：Ⅰ度为不超过咽腭弓；超过咽腭弓者为Ⅱ度；达到或超过咽后壁中线者为Ⅲ度。

4.淋巴结检查

（1）检查的方法、顺序和内容。①方法：以并拢的示、中、无名指指腹按压检查部位，**由浅入深**滑动触诊。②顺序：耳前、耳后枕、颌下、颈前、颈后、锁骨上窝、腋窝、滑车上、腹股沟和腘窝淋巴结。③内容：检查时需注意肿大淋巴结的数目、大小、硬度、有无压痛、粘连及局部皮肤情况。

（2）主要临床意义：①非特异性淋巴结炎：炎症初期，肿大的淋巴结质软，**有压痛，无粘连**。②淋巴结结核，颈部可见**多个大小不等的**肿大淋巴结，**质硬、粘连**。③恶性肿瘤淋巴结转移：恶性肿瘤转移所致的淋巴结肿大多**质硬、无压痛**，与周围组织**粘连**，不易推动。肺癌多转移至**右锁骨上**或**腋窝**淋巴结群；胃癌、食管癌易转移至**左锁骨上**淋巴结群。④全身淋巴结肿大，多见于淋巴瘤、白血病等。大小不等，遍布全身，无粘连。

（三）胸部检查

1. 胸部体表标志及其意义

（1）胸骨角：胸骨柄与胸骨体连接处的向前突起，与左右**第 2 肋软骨**相连接，是计数肋骨和肋间隙的重要标志。

（2）颈椎脊柱棘突：为后正中线的标志。第 7 颈椎棘突最突出，其下是第 1 胸椎。

（3）胸部有 4 个自然陷窝，即胸骨上窝、锁骨上窝、锁骨下窝及腋窝。

（4）人工划线：胸部体表有 9 条人工划线：前正中线、锁骨中线、胸骨线、胸骨旁线、腋前线、腋中线、腋后线、肩胛线、后正中线。

2. 胸廓与胸壁　成年人胸廓外形呈椭圆形，前后径与左右径的比例约为 1：1.5。常见的胸廓外形改变如下。

（1）扁平胸：胸廓扁平，前后径不及左右径一半，多见于瘦长体型者及慢性消耗性疾病病人。

（2）**桶状胸**：胸廓呈圆桶状，前后径增大，与左右径相等甚至超过左右径，肋间隙加宽且饱满，多见于**肺气肿病人**，也可见于老年和矮胖体型者。

（3）佝偻病胸：常见于儿童，包括鸡胸、佝偻病串珠、肋膈沟。

（4）脊柱畸形：脊柱发生前凸、后凸及侧凸，导致胸廓外形改变。

3. 气管、肺部检查

（1）视诊

①呼吸运动：注意有无增强或减弱。肺实变、肺部肿瘤、气胸、肺气肿、胸腔积液等可使呼吸运动减弱或消失；呼吸运动增强多见于**酸中毒，呈深大呼吸**。

②三凹征：因大气道狭窄或阻塞，引起吸气费力。表现**为吸气时胸骨上窝、锁骨上窝及肋间隙向内明显凹陷，**称为"三凹征"，常见于各种原因引起的大气道狭窄或阻塞如气管异物、气管肿瘤、喉水肿等。

（2）触诊

①气管触诊：将右手示指和环指分别置于病人的两侧胸锁关节处，中指触摸气管正中，如中指距示指与环指的距离不等，则为气管移位。**大量胸膜腔积液、积气或纵隔肿瘤可将气管推向健侧；胸膜粘连、肺不张或肺纤维化可将气管拉向患侧。**

②触觉语颤：护士将两手掌或两手掌尺侧缘分别轻置于病人胸壁左右对称部位，请病人用同等的强度发"yi"的长音，双手交叉更换部位并嘱病人重复发"yi"的长音，从上至下，左右对称检查前胸及后背部。病人发出语音时，产生的声波沿气管、支气管及肺泡传至胸壁引起共震，检查者的手掌即可触及。**语颤增强**常见于肺组织**炎症或实变**，如大叶性肺炎实变

期。**语颤减弱**常见于**肺泡含气量过多**时，如**肺气肿**、阻塞性肺不张、气胸病人。

（3）叩诊

①肺部正常叩诊音：正常肺部叩诊音为清音。

②肺部异常叩诊音：正常肺部清音区出现以下的叩诊音称为肺部异常叩诊音。

a. 浊音或实音：见于肺炎、肺不张、胸膜腔积液、肺部肿瘤等肺含气量减少的病变。

b. 过清音：见于慢性阻塞性肺疾病（肺气肿）病人。

c. 鼓音：见于肺内空腔性病变，如空洞性肺结核、气胸病人。

（4）听诊

①正常呼吸音：a. 支气管呼吸音：前胸喉部、胸骨上窝、背部第6、7颈椎及1、2胸椎附近可闻及类似"ha"音。b. 肺泡呼吸音：支气管呼吸音和支气管肺泡呼吸音区域外大部分肺野可闻及类似"fu"音。c. 支气管肺泡呼吸音：胸骨两侧1、2肋间，肩胛区第3、4胸椎附近，肺尖部可闻及。吸气音似"ha"，呼气音似"fu"。

②异常呼吸音：肺泡呼吸音减弱、消失可见于引起肺泡内气流减少或速度减慢、呼吸音传导障碍的疾病，如胸廓活动受限、支气管狭窄等；肺泡呼吸音增强可见于引起肺泡内气流增多或流速加快及通气功能增强的疾病，如发热、酸中毒等。

③啰音：为呼吸音外的附加音，病理状态下存在。a. 干啰音为气流通过**狭窄的气道**时冲击产生的**湍流**声音。局部干啰音常见于支气管肺癌、气管异物等。双侧肺部干啰音多见于支气管哮喘、心源性哮喘病人。b. **湿啰音**是气体通过含有稀薄分泌物的气道时，冲破水泡所产生的**水泡破裂**的声音，又称为水泡音。局部湿啰音提示局部病变，如肺炎、肺结核；两肺底湿啰音见于支气管肺炎或肺淤血病人；**急性肺水肿**双肺满布湿啰音。

④胸膜摩擦音：当胸膜发生炎症时，脏层和壁层间纤维素渗出致胸膜粗糙，两层胸膜随呼吸运动而产生摩擦形成**胸膜摩擦音**。多见于纤维素性胸膜炎、胸膜肿瘤等病人。

4. 心脏和血管

（1）心脏视诊

①心前区外形：心前区异常隆起常见于先天性心脏病、成人大量心包积液时。

②心尖搏动：正常成年人心尖搏动位于胸骨**左侧第5肋间锁骨中线内侧0.5～1.0cm**处，**搏动范围直径2.0～2.5cm**。

③颈静脉怒张：正常人颈静脉常不显露或稍见颈静脉充盈，充盈的水平仅限于锁骨上缘至下颌角距离的**下2/3**以内。**若坐位或半坐位时颈静脉充盈明显，或平卧时充盈度超过正常水平，称为颈静脉怒张。是右心衰竭的重要体征。**

④肝－颈静脉反流征：护士用手按压被检者肝脏，颈静脉怒张更明显，称为肝－颈静脉反流征阳性。

（2）心脏触诊

①心尖搏动：触诊心尖搏动时，若触诊的手指被强有力的心尖搏动抬起，**称抬举样心尖搏动，是左心室肥厚的重要体征。**

②震颤：为触诊时手掌或指腹所感受到的细小振动感，是器质性心血管疾病的重要体征。

③心包摩擦感：**急性心包炎**时纤维素渗出致心包表面粗糙，心脏收缩时心包脏层与壁层

间摩擦产生振动传至胸壁。

（3）心脏叩诊

①正常成年人心相对浊音界：见表 1-1。

表 1-1　正常成年人心脏相对浊音界与前正中线的平均距离

右（cm）	肋间	左（cm）
2～3	II	2～3
2～3	III	3.5～4.5
3～4	IV	5～6
	V	7～9

注：左锁骨中线至前正中线为 8～10cm

②心浊音界改变与临床意义

a. **左心室增大**，左心界向左下扩大，心浊音界似**靴形**，称靴形心或主动脉型心。

b. **右心室增大，见于肺源性心脏病**。

c. **左心房增大**，心腰部饱满，心浊音界呈**梨形**，称梨形心或二尖瓣型心。

d. **心包积液**，心浊音界向两侧扩大，且随体位改变而变化，坐位时心界呈**烧瓶形**。

（4）心脏听诊

①心脏瓣膜听诊区及听诊顺序：二尖瓣区（**心尖搏动**最强处）→肺动脉瓣区（胸骨左缘第 2 肋间）→主动脉瓣区（胸骨右缘第 2 肋间）→主动脉瓣第二听诊区（胸骨左缘第 3、4 肋间）→三尖瓣区（胸骨左缘第 4、5 肋间）。

②听诊内容

a. 心率：**正常成人心率为 60～100 次/分**；静息时超过 100 次/分，低于 60 次/分为心动过缓。

b. 心律：听诊能发现的心律失常最常见的是**期前收缩和心房颤动**。

期前收缩听诊特点：在规则心律中提前出现 1 次心跳，其后有一较长的代偿间歇；提前出现的心跳，第一心音增强，第二心音减弱；代偿间歇后出现的第一次心跳，第一心音减弱，第二心音增强；期前收缩可规律出现形成联律。

心房颤动听诊特点：心律绝对不规则；第一心音强弱不等；脉率小于心率，即脉搏短绌。

c. 心音及心音强度改变意义：通常只能闻及第一心音及第二心音。第一心音（S_1）由二尖瓣和三尖瓣关闭产生的振动引起，标志**心室收缩期**开始；第二心音（S_2）由主动脉瓣和肺动脉瓣关闭所产生的震动引起，**标志心室舒张期**的开始。

S_1 增强见于二尖瓣狭窄、发热、甲状腺功能亢进等。

S_1 减弱见于二尖瓣关闭不全、心肌炎、心肌病和心肌梗死等。

S_1 强弱不等见于心房颤动、频发室性期前收缩。

S_2 增强见于高血压、动脉粥样硬化、肺源性心脏病等。

S_2 减弱见于主动脉瓣及肺动脉瓣的病变。

d. 额外心音：是指在 S_1 和 S_2 之外额外出现附加音，多为的病理性。以舒张早期多见，出现在 S_2 后，与 S_1 和 S_2 组合，当心率超过 100 次/分时，形成**舒张早期奔马律，是心肌严重受损的重要体征，常见于心力衰竭、急性心肌梗死**等。

e. 心脏杂音：是指除心音和额外心音外出现的异常声音。其**机**制主要由于血流加速、瓣膜口狭窄或关闭不全、异常血流通道、心腔内漂浮物等使血流变为湍流，撞击血管壁、心壁、瓣膜等产生振动，从而产生声音。发生在 S_1 和 S_2 之间的为**收缩期**杂音。发生在 S_2 之后下一个 S_1 之前的为**舒张期杂音。二尖瓣狭窄可在心尖部闻及舒张期隆隆样杂音；二尖瓣关闭不全可在心尖部闻及收缩期吹风样杂音；主动脉狭窄可在主动脉瓣区闻及收缩期吹风样杂音；主动脉关闭不全可在主动脉瓣区闻及舒张早期叹气样杂音。**

f. 心包摩擦音：胸骨左缘第 3、4 肋间听诊最明显。常见于各种感染性心包炎。

（四）腹部检查

1. 腹部分区　一般用**九区法**。由连接两侧肋弓下缘及连接左右髂前上棘的两条水平线，将腹部分为上、中、下 3 部；再分别通过左右髂前上棘至前正中线之中点做两条垂直线将上、中、下腹部各分为左、中、右 3 部，共 9 个区域。

2. 检查

（1）视诊

①腹部外形：极度消瘦、严重脱水、恶病质者腹部凹陷，甚至呈"舟状腹"。

②腹壁静脉曲张，正常人的腹壁静脉一般看不清楚。当门静脉循环障碍或上、下腔静脉回流受阻时，由于侧支循环形成，腹壁静脉可显而易见，甚至曲张。正常时，脐以上的腹壁静脉血流方向**向上**，脐以下的腹壁静脉方向**向下。当门静脉高压时，腹壁静脉曲张以脐为中心向四周放散，呈放射状；上腔静脉回流受阻时，腹壁和胸壁静脉血流方向均向下；下腔静脉回流受阻时，腹壁静脉血流方向向上。**

③胃肠型与蠕动波：正常人一般不可见胃肠型及蠕动波。**幽门梗阻时**，左肋缘见到自左向右缓慢移动的**胃蠕动波**；结肠梗阻时，在腹壁周边可看到肠形和肠蠕动波，小肠梗阻时肠形及蠕动波出现在**中腹**部。

（2）触诊

①腹壁紧张度：正常人腹壁柔软，无抵抗。当腹内有炎症时，腹肌可因反射性痉挛而使腹壁变硬，有抵抗感，称腹肌紧张。急性胃穿孔引起急性弥漫性腹膜炎时，全腹肌肉紧张显著，硬如木板，称为**"板状腹"**。结核性腹膜炎由于慢性炎症，腹膜增厚，触诊腹壁有柔韧感，似揉面团的感觉，称为**"揉面感"**。

②压痛及反跳痛：腹部触诊有压痛后，触诊的手指在原处继续加压稍停片刻，然后突然将手指迅速抬起，此时病人腹痛如加重明显，称为**反跳痛**。反跳痛是**壁腹膜**已有炎症累及的征象。当腹内脏器或腹膜有炎性病变时，可出现相应部位的压痛。

③肝触诊：正常人的肝右锁骨中线上一般触不到，剑突下可触及肝下缘，但不超过**3cm**，无压痛。

④脾触诊：正常脾不能触及。左侧肋下触及脾缘，但不超过**3cm**，**为轻度脾大**；脾下缘超过肋缘下 3cm 未至脐水平线，为中度脾大；脾下缘超过脐水平线或向右超过前正中线为高

度脾大。

⑤胆囊触诊：护士左手掌平放于病人右肋缘，拇指勾压**胆囊点**（右肋缘与腹直肌外缘交汇处），嘱病人深吸气，**在吸气过程中如病人因感到剧烈疼痛而中止吸气，称为 Murphy 征阳性。**

（3）叩诊

①腹部叩诊音：腹部叩诊除肝、脾、子宫、增大的膀胱及近腰肌处呈浊音或实音外，其余部位叩诊正常均为**鼓音**。鼓音范围增大可见于胃肠高度胀气、胃肠穿孔病人。

②肝浊音界：正常体型匀称者肝浊音界为右锁骨中线第 5 肋间至右季肋下缘。肝浊音界增大见于肝癌、肝脓肿、多囊肝等病人；缩小或消失见于肝硬化、急性肝坏死病人、急性胃道穿孔病人。

③移动性浊音：当腹腔内游离腹水超过 **1000ml** 时，可查得浊音区域随体位不同而变动，称为**移动性浊音。常见于肝硬化腹水病人。**

④叩击痛：护士以左手掌置于被检脏器的体表，右手半握拳，以适当力度叩击左手背，如病人感到疼痛，称**叩击痛**。正常各脏器无叩击痛，肝炎病人可有肝区叩击痛；肾周围炎、肾盂肾炎病人可有肾区叩击痛。

（4）听诊

①肠鸣音：正常肠鸣音每分钟 **4～5** 次，若每分钟超过 **10** 次称肠鸣音活跃，见于急性肠炎、饥饿、胃肠道大出血等；肠鸣音次数增多且声音响亮，称**肠鸣音亢进，见于机械性肠梗阻；**肠鸣音明显减少，或持续 3～5 分钟以上才听到一次肠鸣音，或 10 分钟还听不到肠鸣音称**肠鸣音减弱**或消失，提示有**肠麻痹**存在。

②胃振水音：病人取仰卧位，护士并拢四指稍弯曲，连续迅速地冲击病人上腹部，通过听诊器听到胃内气体与液体相撞击而发出的声音，称为**振水音**。正常人餐后或多饮时可出现振水音，若空腹或饭后 6～8 小时以上，上腹部仍听到振水音，提示胃内较多液体潴留，可见于幽门梗阻、胃扩张等病人。

（五）神经系统检查

1. 瞳孔检查　瞳孔可反映中枢神经系统的一般功能状态，是危重病人的主要监测项目。

（1）瞳孔大小：①正常人瞳孔呈圆形，双侧对称、等大，直径 **2～5mm；**②瞳孔缩小，见于有机磷农药中毒、吗啡和氯丙嗪等药物反应及虹膜炎症病人；③瞳孔扩大，见于外伤、青光眼绝对期、阿托品及可待因的等药物反应；④双侧瞳孔大小不等，提示**颅内病变，**如脑外伤、颅内出血、脑肿瘤及脑疝等病人。

（2）瞳孔对光反射：①正常人眼受到光线刺激后瞳孔立即缩小，移走光源后瞳孔迅速复原，称直接对光反射；用手隔开两眼，另一侧未受光线刺激的瞳孔也出现同样反应，称间接对光反射。②对光反射迟钝或消失，见于**昏迷病人。**两侧瞳孔散大并伴对光反射消失为濒死状态的表现。

2. 生理反射与病理反射

（1）生理反射：为正常人具有的神经反射。生理反射分为浅反射和深反射。

①浅反射：为刺激皮肤、角膜或黏膜所引起的反射。角膜反射、腹壁反射为常见浅反射检查。角膜反射消失见于深昏迷病人。腹壁反射完全消失见于急腹症及昏迷病人。

②深反射：刺激骨膜或肌腱所引起的反射。膝腱反射是常见深反射检查。膝腱反射减弱或消

失，多为器质性病变，如末梢神经炎、神经根炎等。膝腱反射亢进，常见于**上运动神经元**病变。

（2）病理反射：锥体束受损时出现的异常反射。Babinski 征（巴宾斯基征）是常见病理反射，正常反应为各趾向跖面弯曲。Babinski 阳性表现为大瞬趾**背伸**，其他四趾呈扇形展开。

3. 脑膜刺激征　是脑膜受刺激表现，见于脑膜炎、蛛网膜下腔出血、颅内压增高等。

（1）**颈项强直**：病人去枕仰卧，伸直下肢，护士用手托起其枕部，使颈部前屈，正常情况下颏可触及前胸。如此时病人感颈后疼痛，下颏不能触及前胸壁，且护士的手感到有抵抗时，即为**颈项强直**。

（2）**Kernig 征**：病人仰卧位，护士将先其一侧髋、膝关节屈曲呈直角，然后一手固定膝关节，另一手尽量抬高其小腿，正常情况下膝关节可伸达135°以上。如伸膝受限，伴屈肌痉挛或疼痛，则为阳性反应。

（3）**Brudzinski 征**：病人仰卧位，下肢自然伸直，护士一手托起病人枕部使头部前屈，一手置于病人胸前，维持胸部位置不变，观察髋、膝关节，若双侧髋关节与膝关节同时屈曲，为阳性反应。

试题精选

1. 意识全部丧失，所有反射均消失的状态称为
A. 嗜睡　　　　　　　　　B. 昏睡　　　　　　　　　C. 意识模糊
D. 浅昏迷　　　　　　　　E. 深昏迷
答案：**E**。

2. 皮肤有蜘蛛痣见
A. 消化性溃疡　　　　　　B. 再生障碍性贫血　　　　C. 巨幼红细胞性贫血
D. 严重肝硬化　　　　　　E. 胰腺炎
答案：**D**。

3. 胸部触诊语颤增强见于
A. 肺气肿　　　　　　　　B. 阻塞性肺不张　　　　　C. 气胸
D. 大量胸膜腔积液　　　　E. 肺实变
答案：**E**。

4. 心包积液可出现
A. 交替脉　　　　　　　　B. 缓脉　　　　　　　　　C. 奇脉
D. 浮脉　　　　　　　　　E. 不整脉
答案：**C**。

5. 正常瞳孔直径为
A. 1～2mm　　　　　　　B. 2～3mm　　　　　　　C. 3～4mm
D. 4～5mm　　　　　　　E. 5～6mm
答案：**C**。

6. 面容枯槁，面色灰白或发绀，表情淡漠是

A. 急性病容   B. 慢性病容   C. 危重病容

D. 肢端肥大症病容   E. 满月病容

答案：**C**。

7. 交替脉提示

A. 房颤   B. 缩窄性心包炎   C. 心包积液

D. 左心衰竭   E. 高血压

答案：**D**。

（8—11 题共用备选答案）

A. 腹水   B. 上消化道大出血   C. 深昏迷

D. 浅昏迷   E. 酮症酸中毒

8. 呕吐咖啡色液

9. 昏迷病人呼吸有烂苹果味

10. 不能唤醒有浅反射

11. 腹部叩诊移动性浊音

答案：**8. B。9. E。10. D。11. A**。

二、常用实验室检查

（一）实验室检查程序

1. 做好检查前的护理准备和解释工作   检查前护士须向病人解释说明，取得病人的理解和配合，做好相应的准备工作；许多检查项目对标本的采集时间、空腹与否、活动及用药情况等有严格要求。

2. 正确采集标本   ①血液标本的采集部位包括毛细血管采血、静脉采血及动脉采血；②尽量缩短止血带压迫血管的时间；③避免人为溶血。

3. 送检   标本采集后需立即送检，如不能及时送检应采取一定的保护措施。

4. 分析检查结果

（二）血液检查

1. 一般检查

（1）红细胞计数与血红蛋白测定

参考范围：中国成年人红细胞计数：男性为 $(4.3 \sim 5.8) \times 10^{12}/L$；成年女性为 $(3.8 \sim 5.1) \times 10^{12}/L$。中国成年人血红蛋白计数：成年男性为 130 ～ 175g/L；成年女性为 115 ～ 150g/L。

临床意义：红细胞和血红蛋白相对性增多见于严重呕吐、脱水等；绝对性增多见于原发性红细胞增多症、肺源性心脏病、胎儿、新生儿等。红细胞和血红蛋白减少见于各种原因引起的贫血，也可见于 15 岁前儿童、婴幼儿、妊娠中后期和老年人等。

（2）白细胞计数及白细胞分类计数

①参考范围：白细胞计数成年人为 $(3.5 \sim 9.5) \times 10^{9}/L$，其中，中性粒细胞占 40% ～

75%，淋巴细胞20%～50%，嗜酸性粒细胞0.4%～8.0%，嗜碱粒细胞0%～1%，单核细胞3%～10%。

②临床意义：中性粒细胞增多见于急性感染、急性大出血、急性中毒、白血病、严重组织损伤等病理情况；中性粒细胞减少见于伤寒、麻疹等感染性疾病、理化因素损伤及再生障碍性贫血等血液系统疾病、脾功能亢进、自身免疫性疾病；嗜酸性粒细胞增多见于支气管哮喘等变态反应性疾病、寄生虫感染、皮肤病、某些血液系统疾病及传染病；中性粒细胞核左移常见于急性化脓性细菌，核右移常见于巨幼细胞性贫血或应用抗肿瘤药物后等。

2. 其他常用血液检查

（1）网织红细胞计数：参考区间为成人0.5%～1.5%，绝对值为（24～84）×10⁹/L。网织红细胞增多见于溶血性贫血；网织红细胞减少见于再生障碍性贫血。

（2）红细胞沉降率（ESR）：参考区间为成年男性0～15mm/h，成年女性0～20mm/h。血沉测定无特异性意义，但对疾病的诊断有一定的价值。

（3）血小板计数：血小板计数为（125～350）×10⁹/L。血小板计数增高见于原发性血小板增多症、急性或慢性感染等；血小板计数减少见于再生障碍性贫血、白血病、放射性损伤、弥散性血管内凝血、肝硬化、输入大量库存血致血液稀释等。

（4）出血时间测定：模板刀片法或出血时间测定器正常参考值为（9±2.1分钟）。出血时间延长见于血小板数量大量减少和血小板功能异常，如血小板减少性紫癜，弥散性血管内凝血，血管异常，抗血小板药物影响等。

（5）血浆凝血酶原时间测定：参考区间为11～14秒。凝血酶原时间延长见于凝血因子Ⅱ、Ⅴ、Ⅶ、Ⅹ缺乏、严重肝病、弥散性血管内凝血后期等。凝血酶原时间缩短见于弥散性血管内凝血、脑血栓形成、深静脉血栓、心肌梗死等。

（三）尿液检查

1. 尿液标本采集和保存　采集尿液标本时需用清洁、干燥的容器送检；细菌培养须留取中段尿；肾脏病及早期妊娠诊断试验时，以晨尿为好；女性应避免混入阴道分泌物或经血，男性应避免精液；标本留取后应立即送检，否则置于4℃冷藏。

2. 一般检查

（1）尿量：成年人尿量24小时1000～2000ml；24小时多于2500ml为多尿；24小时少于400ml或每小时少于17ml为少尿；24小时少于100ml为无尿。

（2）尿液外观：正常为淡黄色透明。临床意义如下。①无色：见于尿量增多时。②淡红色或红色：尿液中含血量超过1cm/L，为肉眼血尿；尿液外观无明显变化，镜下检查红细胞超过3个/HP，为镜下血尿，见于急性肾小球肾炎、肾结核、肾结石、肿瘤等。③茶色或酱油色（血红蛋白尿）：见于阵发性睡眠性血红蛋白尿症、蚕豆病、血型不合的输血反应等。④乳白色：见于泌尿系统感染、肾病综合征、肾小管变性、丝虫病或肿瘤引起的淋巴管回流受阻等。⑤深黄色（胆红素尿）：见于阻塞性黄疸及肝细胞性黄疸。⑥浑浊：主要原因为尿液中含有大量细菌、细胞、乳糜液等。

（3）尿比重：参考区间为1.015～1.025。

3. 化学检查　多呈弱酸性，pH为6.0～6.5。

（1）尿蛋白：定性检查为阴性。

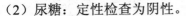

（2）尿糖：定性检查为阴性。

4. 有形成分检查

（1）管型：①透明管型：可见于剧烈运动后、发热、肾炎等。②**颗粒管型**：可见于肾炎、肾病等。③**白细胞**管型：见于急性肾盂肾炎。④**红细胞**管型：见于肾出血、急性肾小球肾炎。⑤**脂肪**管型：见于慢性肾炎、肾病综合征。⑥蜡样管型：见于慢性肾炎晚期、肾功能不全。

（2）白细胞：超过 **5 个 /HP** 为白细胞增多，常见于肾盂肾炎、膀胱炎、尿道炎等。

（3）红细胞：**红细胞增加超过 3 个 /HP 即为镜下血尿**，血尿常见于肾炎、肾结石、肾结核、肾肿瘤、血友病等。

（4）上皮细胞：正常尿中为 0，或有极少量。增加见于泌尿系炎症、肾小管损害。

5. 尿酮体检查　定性为**阴性**。尿酮体阳性常见于：**糖尿病酮症酸中毒**、剧烈呕吐、饥饿、消化吸收障碍、高热等。

（四）粪便检查

1. 粪便标本采集　留取粪便标本时须含有脓血、黏液的部分，外观无异常的粪便应从粪便表面、深部及粪端等多处取材，**采集量至少为拇指大小**。标本置于清洁不吸水的纸盒或小瓶内，不得混入尿液等。

2. 一般性状检查　正常成人粪便为黄褐色软便，婴儿可为金黄色或黄色。脓血便可见于痢疾、溃疡性结肠炎、直肠癌等；黑便及柏油样便见于各种原因造成的上消化道出血，**出血量达到 50ml 时可出现黑便**；白陶土样便见于梗阻性黄疸；鲜血便见于肠道下段出血，如痔疮；米泔水样便见于霍乱弧菌感染。

3. 显微镜检查

（1）细胞：肠道下段炎症或出血可见红细胞；肠道炎症可见白细胞，细菌性痢疾病人粪便标本镜下见大量脓细胞和巨噬细胞且与黏液相混。

（2）寄生虫卵：见于寄生虫感染。

4. 粪便隐血试验

（1）采集标本前 **3 天**指导病人避免服用**铁剂**、动物血及内脏、瘦肉、大量绿色蔬菜等，如有牙龈出血，勿咽下，以防结果呈假阳性。

（2）正常人定性为阴性；消化性溃疡阳性率为 40% ～ 70%，呈间断阳性；消化道恶性肿瘤阳性率可达 **95%**，呈持续阳性。

（五）常用肾功能检查

1. 内生肌酐清除率

（1）注意事项：①试验前和试验日低蛋白饮食，共 3 天，禁食肉，并避免剧烈运动；②于早晨 8:00，排空膀胱后收集 **24 小时**尿液，加于有防腐剂的标本瓶中；③试验日抽取静脉血 2 ～ 3ml 注入抗凝管中混匀，血、尿标本同时送检；④计算体表面积。

（2）正常参考值：80 ～ 120ml/（min·1.73m²）

（3）临床意义：①判断肾小球滤过功能；②对肾功能的初步估价，<20ml/min 为肾衰竭，<10ml/min 为终末期肾衰竭；③指导治疗及护理。<40ml/min 应限制蛋白摄入，<10ml/min 应进行血液透析治疗。

2. 血清尿素和血清肌酐测定

（1）参考区间：血清尿素为 1.8～7.1mmol/L。血清肌酐为男性 44～132μmol/L；女性 70～106μmol/L。

（2）临床意义：①血清肌酐增高提示肾脏病变较重；②肾功能不全、上消化道出血、高蛋白饮食、大面积烧伤、严重脱水、大量腹水时血清尿素可升高。

3. 尿浓缩稀释试验　分为昼夜尿比密试验和 3 小时尿比密试验两种，均正常饮食。

（1）正常参考值：夜尿量<750ml，昼夜尿量比值为 3：1 至少一次尿比密>1.020。

（2）临床意义：主要评价肾小管浓缩稀释功能。昼夜尿量比值降低，夜尿量>750ml，尿比密值正常，此种现象常为肾浓缩功能下降的早期表现。

（六）常用肝功能检查

1. 血清总蛋白及清蛋白/球蛋白比值（A/G）测定

（1）正常参考值：血清蛋白总量 **60～85g/L**，其中清蛋白 40～55g/L，球蛋白 20～40g/L，A/G 比值为（1.5～2.5）：1。

（2）临床意义：①血清蛋白降低见于急性肝脏损伤早起、慢性肝炎、肝硬化、肾病综合征及慢性胃肠疾病导致的吸收不良，降低明显可见于重症肝炎及晚期肝硬化，表示肝细胞严重受损，预后不佳；②清蛋白与球蛋白比值（A/G）倒置提示肝功能损害严重。

2. 血清蛋白电泳

（1）正常参考值：醋酸纤维膜法：清蛋白占 62%～71%，α_1 球蛋白占 3%～4%，α_2 球蛋白占 6%～10%，β 球蛋白 7%～11%，γ 球蛋白占 9%～18%。

（2）临床意义：多见于肝疾病。

3. 胆红素代谢检查

（1）血清胆红素参考区间：血清总胆红素 **3.4～17.1μmol/L**；血清直接胆红素 0～3.4μmol/L。根据血清总胆红素浓度将黄疸分度：隐性黄疸（17.1～34.2μmol/L）、轻度黄疸（34.2～171μmol/L）、中度黄疸（171～342μmol/L）、重度黄疸（大于 342μmol/L）。

（2）尿胆红素检查：定性为阴性。肝内、外胆管阻塞、肝细胞损害等见尿胆红素增高。

（3）尿胆原检查：定性弱阳性。肝细胞性黄疸、溶血性黄疸时尿胆原增多；阻塞性黄疸时尿胆原减少甚至阙如。

4. 血清丙氨酸氨基转移酶（ALT）和天门冬氨酸氨基转移酶（AST）测定

（1）正常值：ALT<40U/L（37℃）；AST<40U/L（37℃）；AST/ALT＝1.15。

（2）临床意义：①急性病毒性肝炎早期即显著升高；②慢性病毒性肝炎、药物性肝炎、肝癌可轻度升高；③"酶胆分离"现象提示干细胞严重坏死。

（七）其他生化检查

1. 血清电解质测定

（1）参考区间：血清钾 **3.5～5.5mmol/L**；血清钠 135～145mmol/L；血氯 96～106mmol/L；血清总钙 2.25～2.75mmol/L；血磷 0.97～1.61mmol/L。

（2）临床意义：①血钾增高见于摄入过多、少尿或无尿、肾上腺皮质功能减退、慢性肾衰竭或补钾过多；降低见于摄入不足、严重呕吐、长期腹泻、大量利尿或应用胰岛素等。②血钠增高见于摄入过多、肾上腺皮质功能亢进、甲状腺功能亢进等；降低见于摄入不足、呕吐、腹泻、大量出汗等。③血氯增高与降低意义同血钠。④血钙增高见于摄入过多、甲状旁腺功能亢进症、急性肾衰竭等；降低见于摄入不足、甲状旁腺功能减退、维生素 D 缺乏、佝偻病、肾衰竭等。⑤血磷增高见于甲状旁腺或甲状腺功能减退症、严重肾衰竭等；降低见于摄入不足、呕吐、腹泻、甲状旁腺功能亢进症及妊娠等。

2. 血清脂质测定

（1）血清总胆固醇

①参考区间：< **5.18mmol/L**（200mg/dl）。

②临床意义：增高见于长期大量进食含胆固醇食物、冠心病、高血压、高脂血症、糖尿病、肾病综合征等；下降见于急性肝细胞坏死、严重营养不良、严重贫血等。

（2）血清三酰甘油测定

①参考区间：< **1.7 mmol/L**（150mg/dl）。

②临床意义：高脂饮食、高脂血症、肥胖病、动脉硬化、肾病综合征、脂肪肝等均可引起血清三酰甘油增高。

（八）浆膜腔穿刺液检查

胸腔、腹腔、心包腔、关节腔统称为浆膜腔。正常情况下，浆膜腔内含少量液体，起润滑作用。浆膜腔内液体增多形成浆膜腔积液。按积液性质，分为两类：**漏出液**和**渗出液**，二者鉴别见表 1-2。

表 1-2　漏出液与渗出液的鉴别要点

项　目	漏出液（非炎症性积液）	渗出液（炎症性积液）
原因	非炎症性	炎症、肿瘤或理化因素刺激
外观	色淡黄、透明、浆液性	浑浊、黄色、脓液、血性、浆液性
凝固	不能自凝	能自凝
比重	<1.018	>1.018
黏蛋白试验	阴性	阳性
蛋白定量	<25g/L	>30g/L
细胞计数	$<100\times10^6/L$	$>500\times10^6/L$
细胞分类	淋巴细胞为主	中性粒细胞、淋巴细胞、嗜酸性粒细胞
细菌	无	可查到病原菌

试题精选

1. 嗜酸性粒细胞增多见于

A. 伤寒　　　　　　　　　B. 支气管扩张　　　　　　C. 支气管哮喘

D. 活动性肺结核　　　　　E. 肺脓肿

答案：**C**。

2. 尿中胆红素阳性提示
A. 胆囊炎
B. 肝炎
C. 心肌炎
D. 前列腺炎
E. 胰腺炎
答案：**B**。

3. 米泔水样便见于
A. 霍乱
B. 副伤寒
C. 胆道梗阻
D. 阿米巴痢疾
E. 肠套叠
答案：**A**。

4. 对肾功能初步评估的检查是
A. 血钠测定
B. 血肌酐测定
C. 内生肌酐清除率
D. 肾穿刺活检
E. 血尿素氮测定
答案：**C**。

5. ALT（血清丙氨酸氨基转移酶）增高首先考虑
A. 胰腺炎
B. 肺炎
C. 心肌炎
D. 肾炎
E. 肝炎
答案：**E**。

三、其他检查

（一）心电图检查

心脏的每一次机械收缩给予细胞的电活动，这种电活动产生微小电流经人体传至体表。心电图就是利用心电图机从体表记录这些电活动变化。

1. **心电图各波段的形成和命名**　①P 波：最早出现的小振幅波，代表心房除极；②P-R 间期：P 波起点至 QRS 波群起点，为心房除极至心室开始除极的时间；③QRS 波群：振幅最大的波群，反映心室除极；④ST 段和 T 波：反映心室缓慢和快速复极过程；⑤Q-T 间期：反映为心室开始除极至心室复极完毕的时间；⑥U 波：反映心室后继电位。

2. **常规心电图导联**

（1）肢体导联：包括Ⅰ、Ⅱ、Ⅲ标准肢体导联及加压肢体导联 aVR、aVL、aVF。肢体导联的电极放置位置为<u>右臂、左臂和左腿、右腿</u>。

（2）心前区导联：包括 V₁～V₆ 导联。其电极安放位置为：V₁：胸骨右缘第 4 肋间；V₂：胸骨左缘第 4 肋间；V₃：V₂ 与 V₄ 两点连线的中点；V₄：左锁骨中线平第 5 肋间；V₅：左腋前线平 V₄ 水平处；V₆：左腋中线平 V₄ 水平处。

3. **心电图各波及间期的正常范围**　心肌细胞动作电位的主要传导途径为窦房结→心房→房室交界→房室束及左右束支→浦肯野纤维→心室。

（1）P 波：①方向：在Ⅰ、Ⅱ、aVF、V4～V6 导联直立，aVR 导联倒置，其余导联可直立、倒置或低平。②时间与振幅：<u>一般<0.12 秒</u>。肢体导联振幅<0.25mV，在心前区导联<u><0.2mV</u>。

（2）P–R 间期：心率正常时，成人 P–R 间期为 **0.12 ～ 0.20 秒**。幼儿及心动过速者 P–R 间期相应缩短；老年人及心动过缓者 P–R 间期可略延长，但不超过 0.22 秒。

（3）QRS 波群：①时间：正常成人为 **0.06 ～ 0.10 秒，最宽不超过 0.11 秒。正常 Q 波时间应 < 0.04 秒**。②形态与振幅：Ⅰ、Ⅱ、aVF 导联的 QRS 波群主波向上，aVR 导联 QRS 波群主波向下。Ⅰ 导联的 R 波<1.5mV，心前区导联 V_1 ～ V_6 导联 R 波逐渐升高，S 波逐渐变小，V_3 及 V_4 导联的 R/S＝1。Q 波振幅应小于同导联 R 波的 1/4。正常人 V_1、V_2 导联中不应有 q 波，偶有 QS 型。

（4）ST 段：在任何导联中，ST **段下移不应超过 0.05mV**，ST 段上移在 V_1、V_2 导联不应超过 0.3mV，V_3 导联不应超过 0.5mV，V_4 ～ V_6 导联和肢导联不超过 0.1mV。

（5）T 波：①方向：多与 QRS 波群的主波方向一致。通常在Ⅰ、Ⅱ、V_4 ～ V_6 导联直立，aVR 导联倒置，Ⅲ、aVL、V_1 ～ V_3 导联可直立、双向或倒置。如 V_1 导联的 T 波直立，V_2 ～ V_6 导联就不应方向向下。②振幅：R 波为主的导联中，T 波的振幅不应低于同导联 R 波的 1/10。

（6）Q–T 间期：时间为 **0.32 ～ 0.44 秒**。

（7）U 波：见于低血钾者，位于 T 波之后，一般与 T 波方向**一致**。

（二）X 线检查

1. X 线的特性及成像原理　X 线是波长极短的**电磁波**，有强穿透力，能穿透人体组织结构；在穿透过程中，因所透过组织结构存在密度和厚度差异，被吸收的量不同，于是在 X 线片上形成黑白及明暗的差别。

2. X 线检查技术

①普通检查：包括**透视**和 X 线摄影。透视的优点是操作方便、费用低、能动态观察器官的形态和功能变化；缺点是影像清晰度不足。X 线摄影的优点是图像对比度、清晰度较好，可留存便于复查时对照和会诊；缺点是常需要做垂直的两个方位的照片，观察不如透视方便和直观。

②特殊检查：包括体层摄影、放大摄影、软线摄影、荧光摄影等。

③造影检查：是将对比剂人为引入器官内或周围，使之产生对比以显示其形态和功能的方法。

3. 检查前准备　①向病人解释检查的目的、注意事项等，取得病人的配合。②头颈部、四肢检查前一般不需要特殊准备。③钡剂造影，检查前 1 天晚饭后禁食、水，检查前 **3 天禁**服含钙、铁、铋剂等药物。④碘剂造影，检查前做**碘过敏试验**。

4. X 线检查常用术语及其意义　①充盈缺损：因病变向腔内突出，造影剂不能充盈局部而形成的缺损，称为充盈缺损。良性病变可见边缘光滑、整齐规则，边缘不整齐、规则者多为恶性病变。②龛影：由钡剂涂布的胃肠轮廓局部向外突出的影像，提示病变局部黏膜出现溃烂缺损。③肺组织病变的表现：a. 密度增高的云絮状、边缘模糊的阴影，为炎症性渗出的表现，也可见于肺水肿或肺出血；b. 边缘清楚、密度高的条索状、网状阴影，为间质性病变的表现，可见于慢支、肺结核、结缔组织病等；c. 透明度增加、肺纹理稀少、肋间隙增宽为肺气肿的表现；d. 阴影中有透亮区为空洞与空腔的表现；e. 肿块性阴影，常为肺部肿瘤、结核球等表现。

5.新技术的应用

（1）电子计算机体层摄影（CT）

①基本原理：是以X线束从多方向对检查部位各层面进行扫描，测定透过的X线量，数字化后经过计算构成数字矩阵，转换为像素，构成CT图像。

②检查方法：普通CT扫描包括平扫、对比增强扫描、造影扫描；腹部CT扫描前须禁食6～8小时；盆腔CT扫描前1小时须清洁灌肠；对比增强扫描须经静脉注入水溶性有机碘后再进行扫描；造影扫描须先做器官或结构的造影，然后再进行扫描。

③临床应用：CT扫描能更好地显示由软组织构成的器官，如中枢神经系统疾病、肝、胆、胰腺及盆腔内脏器等。

（2）磁共振成像（MRI）：是利用氢原子核在磁场内共振所产生的信号，重建成像的一种技术。检查方法有平扫检查、MRI对比增强检查、MRI血管造影、水成像、脑功能成像、MRI波谱技术等。在神经系统疾病的检查应用及心脏、大血管的形态学与动力学的研究较为广泛，易于观察纵隔肿瘤及其血管间的解剖关系。

（三）超声检查

1.基本原理　超声波是频率高于20 000Hz、超出人们耳朵辨别能力的声波。超声探头可对人体发射超声，然后收集每一层面产生的反射和散射回波经过计算机处理形成图像。

2.超声检查前准备　①腹部超声检查需空腹，胃的检查需饮水及服胃造影剂。②泌尿生殖系统检查，病人需于检查前2小时饮水400～500ml以使膀胱充盈。③心脏、大血管及外周血管、浅表器官及组织、颅脑检查，一般不需要特殊准备。④婴幼儿或不配合检查者，可予水合氯醛灌肠，待入睡后再行检查。

（四）放射性核素检查

1.脏器显像及功能检查

（1）准备工作

①脑血流灌注显像：检查前0.5～1小时给病人口服过氯酸钾400mg，以抑制脉络丛分泌，保证检查结果，服用显像剂后饮水200ml稀释，减少药物不良反应。

②心肌灌注显像：检查前48小时停用血管扩张剂及β受体阻滞剂；检查前空腹4小时以上；注射显像剂 ^{99m}Tc-MIBI后30分钟进脂肪餐（全脂奶粉、巧克力等），以加速胆汁排空，减少对心肌影像干扰。

③甲状腺摄 ^{131}I 率测定：检查前停服含碘食物（如海带、紫菜等）及药物（如碘含片、海藻等）2～6周；不服用含溴药品、也不服甲状腺素、抗甲状腺药物2周，激素、过氯酸盐和抗结核药；在检查当日晨空腹，服用 $Na^{131}I$ 后，继续禁食2小时。

④肝胆动态显像：检查前禁食4～12小时。

2.常用检查种类及临床意义　见表1-3。

表1-3　常用检查种类及临床意义

检查种类	临床意义
脑血流灌注显像	主要用于脑血管疾病早期诊断、血流灌注及功能受损评价；癫痫病灶定位诊断
心肌灌注显像	用于诊断心肌缺血、心肌梗死及辅助介入治疗
甲状腺摄 ^{131}I 率测定	用于诊断甲状腺肿、甲状腺功能亢进或减退及治疗剂量的计算

3. 放射免疫分析检查

（1）准备工作：检查前日晚餐忌油食及饮酒。检查当日晨空腹。采取静脉血，抽血速度不可太快，以防溶血。血液标本应及时送检，以免生物活性物质降解和变质；或置于 $-20℃$ 处密闭保存，注意不可反复冻融。β_2 微球蛋白可准确反映肾小球滤过功能和肾小管重吸收功能，测定时应嘱病人检查日弃晨尿，然后饮水 300ml，间隔 30 ～ 60 分钟再留取尿标本及采取静脉血。

（2）常用放射免疫分析项目及临床意义：见表 1-4。

表 1-4　常用放射免疫分析项目与临床意义

项　目	临床应用	标本采集
三碘甲状腺原氨酸（FT_3）	甲状腺功能亢进症、甲减诊断	血清
甲状腺素（FT_4）	甲状腺功能亢进症、甲减诊断	血清
血管紧张素Ⅰ（AT-Ⅰ）	高血压	血浆
血管紧张素Ⅱ（AT-Ⅱ）	高血压	血浆
β_2 微球蛋白（β_2-Mi）	肾功能、血液病、肿瘤	血清、尿
甲胎蛋白（AFP）	原发性肝癌、生殖腺胚胎瘤	血清

试题精选

通过心电图检查，不能反映的是

A. 心律失常　　　　B. 心肌缺血　　　　C. 心肌梗死

D. 心肌肥大　　　　E. 瓣膜病变

答案：**E**。

第 2 单元　呼吸系统疾病病人的护理

一、急性上呼吸道感染病人的护理

急性上呼吸道感染是指鼻腔、咽或喉部急性炎症的总称，具有较强传染性，多数预后良好，少数引起严重并发症。

【辅助检查】

1. 病毒感染者　白细胞计数正常或偏低，淋巴细胞计数增高。

2. 细菌感染者　白细胞计数和中性粒细胞增多，核左移。

【治疗要点】根据病原菌及药敏试验结果选用抗生素，常用药有青霉素、头孢菌素等。

二、支气管哮喘病人的护理

支气管哮喘是一种以嗜酸性粒细胞和肥大细胞反应为主的气道变应性炎症和气道高反应性为特征的疾病。

【辅助检查】

1. **血象** 嗜酸性粒细胞常升高；外源性哮喘血清 IgE 增高；白细胞计数和中性粒细胞比例增高提示感染。

2. **痰液** 可见大量嗜酸性粒细胞和黏液栓。

3. **呼吸功能检测** ①通气功能检测：发作时呈阻塞性通气功能障碍，FEV_1、FEV_1/FVC 和呼气流量峰值（PEF）均减少；用力肺活量减少，残气量、功能残气量和肺总量增加。②支气管激发试验：测定气道反应性，常用吸入激发剂为醋甲胆碱、组胺，适用于 FEV_1 在正常预计值 70% 以上者，FEV_1 下降大于 20% 即激发试验阳性。③支气管舒张实验：测定气道气流可逆性。常用吸入舒张剂为沙丁胺醇、特布他林等，如 FEV_1 较用药前增加大于 15% 且绝对值增加大于 200ml 为舒张实验阳性。④PEF 及其变异率测定：测定气道通气功能。昼夜 PEF 变异率≥20% 符合气道气流受限可逆性特点。

4. **血气分析** PaO_2 下降、呼吸性碱中毒，重症哮喘表现为呼吸性酸中毒、$PaCO_2$ 升高。

5. **胸部 X 线** 两肺透亮度增加，双肺过度充气。

6. **特异性变应原检测** 变应性哮喘病人血清特异性 IgE 明显增高。

【治疗要点】旨在消除病因、控制发作及预防复发。目前无特效治疗方法，长期规范化治疗有效控制哮喘症状，减少复发，控制急性发作首选吸入剂型药物。

1. **消除病因** 去除过敏原及引起哮喘因素。

2. **缓解哮喘发作** ①$β_2$ 受体激动剂：**沙丁胺醇**（舒喘灵）为控制哮喘急性发作首选药，平喘迅速，可口服制剂、气雾剂吸入或静注。②茶碱类：增强呼吸肌收缩力，具有气道纤毛清除功能、抗炎功能。常口服，必要时用稀释后静滴。急性心肌梗死及低血压者禁用，老年人及心动过速者宜用二羟丙茶碱（喘定）。③抗胆碱能药：如异丙托溴铵，能舒缓支气管、减少气道分泌。与 $β_2$ 受体激动剂联用有协同作用，适用于夜间哮喘、痰多者。

3. **控制哮喘发作** 用于治疗哮喘气道炎症。①糖皮质激素：目前控制哮喘发作最有效药物。通过抑制气道变应性炎症而降低气道高反应性。剂型分静脉、口服、吸入制剂。目前推荐哮喘长期抗炎治疗最常用方法是吸入治疗，不宜长期应用。②白三烯（LT）拮抗剂：具有抗炎和舒张支气管平滑肌的作用。③其他：色甘酸二钠可稳定肥大细胞膜，有效预防运动和过敏原诱发的哮喘。主要不良反应有呼吸道刺激、恶心、胸闷等；酮替芬和新一代组胺 H_1 受体拮抗剂阿司咪唑等对轻症和季节性哮喘有效，可与 $β_2$ 受体激动剂合用，酮替芬不良反应有头晕、口干、嗜睡等。

试题精选

目前防治哮喘最有效的药物是

A. $β_2$ 受体激动剂　　B. 糖皮质激素　　C. 抗胆碱能药物
D. 茶碱类　　E. 白三烯调节剂
答案：**A**。

三、慢性阻塞性肺疾病（COPD）病人的护理

【辅助检查】

1. **血液检查** 继发细菌感染时白细胞总数及中性粒细胞比例增多。喘息病人有嗜酸性粒

细胞增高。在阻塞性肺气肿感染加重期，有氧分压下降及二氧化碳分压升高。

2.X 线检查　可见肺纹理增多及紊乱。肺气肿时，两肺叶透亮度增加，肋间隙增宽。

3.肺功能检查　是判断气流受限主要客观指标，第一秒用力呼气容积占用力肺活量的百分比（FEV_1/FVC）是评价气流受限敏感指标，第一秒用力呼气容积占预计值百分比（FEV_1% 预计值）是评估 COPD 严重程度良好指标，当 $FEV_1/FVC < 70\%$ 及 $FEV_1 < 80\%$ 预计值，可确定为不能完全可逆的气流受限。COPD 伴肺总量、功能残气量和残气量增高，残气量 / 肺总量超过 40%，肺活量降低。严重程度分级见表 1-5。

4.动脉血气分析　Ⅱ型呼吸衰竭时 PaO_2 降低＜60mmHg，$PaCO_2$ 升高＞50mmHg。

表 1-5　COPD 严重程度分级

分　级	病史及表现	FEV_1/FVC	FEV_1 占预计值 %
0 级	有	正常	正常
Ⅰ 级	有	＜70%	≥80%
Ⅱ 级	有	＜70%	50% ～ 80%
Ⅲ 级	有	＜70%	30% ～ 50%
Ⅳ 级	有	＜70%	＜30%

【治疗要点】

1.慢性支气管炎　控制**感染**，祛痰镇咳，解痉平喘。

（1）缓解期：戒烟，避免诱因，加强锻炼，增强体质；应用药物预防和减轻症状，如沙丁胺醇气雾剂和（或）氨茶碱等扩张支气管，羧甲司坦、盐酸氨溴索等祛痰药利于排痰；长期氧疗，一般低流量（1 ～ 2L/min）吸氧，吸氧时间＞15h/d。

（2）急性发作期：控制感染，根据致病菌性质及药物敏感程度选择；重者考虑应用糖皮质激素治疗；祛痰止咳，痰液黏稠者采用雾化吸入，雾化液中加抗生素及痰液稀释剂，对老人、体弱者及痰多者，不用可待因等强镇咳药；合理吸氧，一般予鼻导管、低流量（1 ～ 2L/min）低浓度（28% ～ 29%）持续吸氧。

2.慢性阻塞性肺气肿　①对症治疗，止咳、平喘、祛痰；②控制感染；③家庭氧疗，一般予鼻导管持续低流量（1 ～ 2L/min）、低浓度（25% ～ 29%）吸氧，不少于 10 ～ 15 h/d；④呼吸肌功能锻炼，包括腹式呼吸法和缩唇呼气法；⑤手术治疗。

试题精选

符合阻塞性肺气肿的肺功能检查结果是

A.残气量占肺总量百分比低于正常值　　　　　B.CO 弥散量增多

C.残气量减少　　　　　D.残气量增加

E.第 1 秒用力呼气量增加

答案：**D**。

四、慢性肺源性心脏病病人的护理

慢性肺源性心脏病（简称慢性肺心病）是由于肺组织、肺血管或胸廓慢性病变引起肺组织结构和（或）功能异常，产生肺血管阻力增加，肺动脉压力增高，使右心室扩张和（或）肥厚，甚至发生右心衰竭的心脏病。慢性肺心病主要由 COPD 引起。

【辅助检查】

1. 血液检查　红细胞和血红蛋白可增高，全血黏度及血浆黏度增加。合并感染时白细胞总数增加或有核左移。

2. 肝肾功能检查　丙氨酸氨基转移酶和血肌酐、尿素增高。

3. 血气分析　低氧血症、高碳酸血症，早期 pH 正常，重症 pH 下降。呼吸衰竭时 $PaO_2 <$ 60mmHg，$PaCO_2 > 50$mmHg。

4. X 线检查　除肺、胸基础疾患的 X 线征象外，尚有肺动脉高压和右心肥大的征象。如右下肺动脉干扩张，其横径≥15mm；横径与气管横径比值≥1.07；肺动脉段明显突出或其高度≥3mm；中央动脉扩张，外周血管纤细，形成"残根"征，皆为诊断慢性肺心病的主要依据。

5. 心电图　示右心室肥大和右心房肥大。如电轴右偏，额面平均电轴≥＋90°，重度顺钟向转位，$RV_1 + SV_5 ≥ 1.05$mV 及肺型 P 波。也可见右束支传导阻滞及低电压。V_1、V_2 甚至 V_3 可出现 QS 波。

【治疗要点】慢性肺源性心脏病及 II 型呼吸衰竭共同的病因是 COPD，两者同时显示，故无法分开讲，但此 2 种病为同一病因，其治疗方法也一致，即治疗 COPD 的方法是消炎、祛痰和平喘，可总结为慢性肺源性心脏病及 II 型呼吸衰竭共同的治疗是"治肺为主，治心为辅"。

1. 急性加重期　①控制感染：根据感染的环境（院内或院外）、痰涂片、痰培养和药敏结果选用抗生素。常用抗生素有青霉素类、氨基糖苷类、喹诺酮类及头孢菌素类等。②维持呼吸道通畅：纠正缺氧和二氧化碳潴留，合理用氧，改善通气功能，**通常采用低浓度、低流量持续给氧**，流量 1～2L/min，24 小时至少有 15 小时持续不间断吸氧；尤以夜间更重要。③控制心力衰竭。利尿剂以缓慢、小量、间歇为原则，避免大量利尿致血液浓缩、痰液黏稠，加重气道阻塞及低血钾。心力衰竭控制仍不满意时加用强心药。肺心病人长期缺氧致洋地黄类药物耐受性低，使用洋地黄类药时以快速、小剂量（常规剂量的 1/2 或 2/3）为原则，用药前积极纠正缺氧、低钾血症，用药中观察毒性反应。④抗凝治疗：应用普通肝素或低分子肝素防止肺微小动脉原位血栓的形成。

2. 缓解期　原则上采用中西医结合的综合治疗措施，目的是增强免疫功能，去除诱因，减少或避免急性加重的发生，使肺、心功能得到部分或全部恢复。

试题精选

能导致红细胞增多的心脏病是

A. 高血压心脏病　　　　　　　B. 心力衰竭　　　　　　　　　C. 扩张型心肌病

D. 肺源性心脏病　　　　　　　E. 心绞痛

答案：D。

五、支气管扩张症病人的护理

【辅助检查】

1. X 线检查　一侧或双侧下肺纹理增多或增粗，典型者见不规则蜂窝状透亮阴影或沿支气管卷发状阴影，感染时阴影内有液平面。

2. 纤维支气管镜　利于发现出血部位、阻塞原因，还可局部灌洗并行细菌学和细胞学检查。

3. 支气管造影　是诊断支气管扩张主要依据。

【治疗原则】

1. 保持呼吸道通畅　应用祛痰药及支气管舒张药稀释浓痰、促进排痰，再体位引流清除痰液。痰液引流和抗生素治疗同等重要，通畅气道、减少继发感染和减轻全身中毒症状。①祛痰剂：常用复方甘草合剂或氯化铵、溴己新口服。痰液黏稠加用超声雾化吸入。喘息者加入支气管扩张剂提高祛痰效果。②体位引流：根据病变部位采取相应体位引流。引流时，尤其是进行头低脚高位引流时密切观察心肺功能及咳痰情况，以防发生意外。

2. 控制感染　急性感染时根据病情、痰培养及药敏试验选用合适抗生素。常用阿莫西林、环丙沙星或头孢类抗生素口服，或青霉素或庆大霉素肌内注射。

3. 咯血处理　见咯血护理。

4. 手术治疗　病灶较局限且内科治疗无效者考虑手术治疗。

试题精选

支气管扩张合并咯血时治疗一般不主张应用

A. 平喘药　　　　　　　　B. 祛痰剂　　　　　　　　C. 镇咳药

D. 镇静药　　　　　　　　E. 支气管舒张药

答案：C。

六、肺炎病人的护理

（一）肺炎链球菌肺炎的护理

【辅助检查】

1. 血常规　白细胞增多在（10～20）×10^9/L，中性粒细胞多在 80% 以上，并有核左移或中毒颗粒出现。

2. 痰液检查　痰涂片检查有大量中性粒细胞和革兰阳性、带夹膜的双球菌或链球菌。大叶性肺炎未明确诊断时应首选痰培养检查。

3. X 线检查　早期肺纹理增多或受累肺段、肺叶稍模糊。病情发展，肺段或肺叶出现淡薄、均匀阴影，实变期可见大片均匀致密阴影。消散期，炎性浸润逐渐吸收可有片状区域吸收较快而呈"假空洞"征，一般起病 3～4 周后才完全消散。

【治疗原则】

1. 肺炎链球菌肺炎首选青霉素治疗。青霉素过敏者，可用红霉素、林可霉素、头孢霉素。如抗生素治疗有效，24～72 小时后体温即可恢复正常，抗生素疗程一般为 5～7 天，或热退后 3 天即可停药或改为口服，维持数天。

2. 尽量不用退热药，避免大量出汗而影响临床判断。低氧血症者予吸氧，如发绀明显且病情不断恶化者行机械通气。若病人出现烦躁不安、谵妄、失眠，予地西泮肌注或水合氯醛保留灌肠，禁用强镇静药。如体温 3 天后不降或降而复升时，应考虑并发症或存在其他疾病，如脓胸、心包炎、关节炎等。

3. 感染性休克者，首先应补充血容量，根据中心静脉压调整；使用适量血管活性药物，维持收缩压在 90 ～ 100mmHg；宜选用 2 ～ 3 种广谱抗生素联合、大剂量、静脉给药。病情严重者予糖皮质激素；纠正水、电解质及酸碱失衡。

（二）支原体肺炎

【辅助检查】

1. X 线呈多种形态的浸润影，节段性分布，下肺野多见。

2. 白细胞正常或稍高，以中性粒细胞为主。冷凝集反应多阳性，滴定效价超过 1∶32. 血支原体 IgM 抗体测定有助于诊断。

【治疗要点】首选大环内酯类抗生素，青霉素和头孢菌素类抗生素无效。

（三）军团菌肺炎

【辅助检查】

1. X 线显示片状或边缘模糊浸润阴影继而肺实变。

2. 呼吸道分泌物、痰、血或胸腔积液特殊培养基培养，有军团菌生长。

3. 呼吸道分泌物直接荧光法检查阳性。

4. 间接免疫荧光抗体检测、血清试管沉集试验和血清微量凝集试验，前后 2 次抗体滴度呈 4 倍增长，分别达到 1∶128、1∶160 或以上。

【治疗要点】首选红霉素口服或静脉滴注，氨基糖苷类、青霉素、头孢菌素类抗生素无效。

（四）革兰阴性杆菌肺炎

【辅助检查】

1. 血常规　白细胞升高或不升高，中性粒细胞增多，有核左移。

2. 胸部 X 线检查　两肺下方散在片状浸润阴影，可有小脓肿形成，具体见表1-6。

表 1-6　不同革兰阴性杆菌肺炎 X 线征象

病原体	X 线征象
流感嗜血杆菌	支气管肺炎，肺叶实变，无空洞
克雷伯杆菌	肺叶或肺段实变，蜂窝状脓肿，叶间隙下坠
铜绿假单胞菌	弥漫性支气管炎，早期肺脓肿

3. 痰培养　革兰阴性杆菌阳性。

【治疗要点】

1. 营养支持，补充水分，痰液引流。

2. **头孢菌素和氨基糖苷类**是目前治疗肺炎杆菌肺炎首选药；β- 内酰胺类、氨基糖苷类和氟喹诺酮类抗菌药对铜绿假单胞菌肺炎有效。

3. 流感嗜血杆菌肺炎首选**氨苄西林**。

4. 大肠埃希菌、产气杆菌、阴沟杆菌引起的肠杆菌科细菌肺炎，选用羧苄西林。

试题精选

1. X线肺部检查见云絮状阴影是

A. 肺脓肿   B. 肺炎   C. 支气管扩张

D. 慢性阻塞性肺疾病   E. 肺囊肿

答案：**B**。

2. 肺炎链球菌肺炎首选的治疗药物是

A. 林可霉素   B. 万古霉素   C. 青霉素 G

D. 头孢曲松   E. 红霉素

答案：**C**。

七、肺结核病人的护理

【辅助检查】

1. 痰结核分枝杆菌检查　是确诊肺结核、制定化疗方案和考核疗效主要依据。临床上最常用痰涂片抗酸染色镜检。痰菌阳性表明病灶开放，有传染性。痰培养结核分枝杆菌作为肺结核诊断金标准。

2. X线检查　是早期诊断肺结核主要方法，并观察病情及疗效。显示：原发综合征呈哑铃状阴影；纤维钙化硬结病灶呈密度高且边缘清晰斑点、条索或结节；干酪样病灶呈密度高、浓淡不一、有环形边界的不规则透光区或空洞形成。

3. 结核菌素试验　测定人体是否感染过结核菌。分旧结素（OT）和纯结素（纯化蛋白衍生物，PPD）两种，常用PPD。通常取0.1ml纯结素，于左前臂屈侧中、上1/3交界处皮内注射，注射后48～72小时测皮肤硬结直径，以平均直径＝（横径＋纵径）/2计算，直径≤4mm为阴性，5～9mm为弱阳性，10～19mm为阳性，≥20mm或局部有水泡和淋巴管炎为强阳性。

结核菌素试验阳性仅表示结核感染，并不一定患病，对婴幼儿诊断价值大，3岁以下强阳性者说明有新近感染活动性结核病，须治疗。结核菌素试验阴性反应除提示没有结核菌感染外，尚见于应用糖皮质激素或免疫抑制剂、结核感染4～8周内变态反应前期、麻疹、百日咳等感染后，严重营养不良，淋巴细胞免疫系统缺陷，严重结核病和危重病人等。

【治疗要点】

1. 抗结核化学药物治疗（简称化疗）　凡是活动性肺结核（有结核中毒症状，痰菌阳性，X线示病灶进展或好转阶段）病人均需进行化疗。化疗能缩短结核病传染期，降低死亡率、感染率和患病率，使病人达到临床治愈和生物学治愈目的。抗结核化疗原则是早期、联合、适量、规律和全程治疗。常用结核药：杀菌剂（如异烟肼、利福平、链霉素、吡嗪酰胺）；抑菌剂（如乙胺丁醇、对氨水杨酸、氨硫脲、卡那霉素）。

抗结核化疗方案：①标准化疗：分两阶段：强化治疗和巩固治疗。强化治疗一般 3 个月，需选用 2 种杀菌剂加 1 种抑菌剂，强化治疗后痰菌转阴或病灶吸收好转者进入巩固治疗。巩固治疗一般 9～15 个月，选用 1 种杀菌剂加 1 种抑菌剂。②短程化疗：6～9 个月，联用高效杀菌剂：前 2 个月联用异烟肼、利福平、乙胺丁醇，后 7 个月减去乙胺丁醇。常用抗结核药物主要不良反应及注意事项见表 1-7。

表 1-7 常用抗结核药物主要不良反应及注意事项

药 名	主要不良反应	注意事项
异烟肼	周围神经炎，偶有肝损害	避免与抗酸药同用
利福平	肝损害，过敏反应	体液及分泌物呈橘黄色，隐形眼镜永久变色
链霉素 / 卡那霉素	听力障碍、眩晕、肾损害	用药前后检查听力、平衡能力、肾功能
吡嗪酰胺	胃肠不适、肝损害、关节痛、高尿酸血症	监测肝功能和血清尿酸，皮疹等
乙胺丁醇	视神经炎	用药前后检查视觉灵敏度和颜色鉴别力
对氨基水杨酸钠	胃肠不适、过敏反应、肝损害	定期复查肝功能

2. 对症处理 ①毒性症状：如Ⅱ型肺结核、结核性脑膜炎、结核性心包炎伴高热等严重毒性症状时，在有效抗结核药基础上短期用糖皮质激素。②咯血：痰中带血或小量咯血者，以休息、止咳、镇静等为主。中等量或大量咯血者绝对卧床、取患侧半卧位，并予垂体后叶素。注意咯血引起窒息是致死原因之一，及时纠正失血性休克。③胸腔穿刺抽液：结核性胸膜炎病人需及时抽液，以缓解症状，否则胸膜肥厚影响肺功能，一般抽液量每次不超过 1L。若抽液时出现头晕、出汗、面色苍白、心悸、脉细数、四肢厥冷等"胸膜反应"，立即停止抽液，取平卧位，必要时皮下注射 0.1% 肾上腺素 0.5ml，并密切观察血压变化，预防休克。注意抽液过多则纵隔复位太快引起循环障碍，抽液过快可发生肺水肿。

试题精选

1. 确诊肺结核的金标准是

A. CT 检查　　　　　　　　B. X 线检查　　　　　　　　C. 结核菌素试验
D. 痰结核分枝杆菌检查　　　E. 纤维支气管镜检查
答案：**D**。

2. 异烟肼的副作用是

A. 肾功能损害　　　　　　　B. 周围神经炎　　　　　　　C. 高尿酸血症
D. 胃肠功能障碍　　　　　　E. 过敏反应
答案：**B**。

3. 做结核菌素试验后多长时间看结果

A. 24～36 小时　　　　　　B. 48～72 小时　　　　　　C. 3～4 天

D. 4～5 天　　　　　　　　E. 7 天

答案：B。

八、气胸病人的护理

【辅助检查】

1. X 线检查　是诊断气胸重要方法。见患侧透亮度增加，无肺纹理，肺被压向肺门，高密度影，外缘呈弧形或分叶状。

2. 肺功能检查　肺活量及肺容量均下降，为限制性通气障碍。

3. 血气分析　不同程度**低氧血症**。

4. 胸腔穿刺　有助明确气胸诊断，又能抽出气体，降低胸腔内压达到治疗作用。

【治疗要点】

1. 一般治疗和对症处理　①休息；②吸氧；③消除诱因；④对症处理：镇静、镇痛、解痉等，如**氨茶碱**解除支气管痉挛、可待因用于剧烈刺激性干咳。

2. 排气治疗　取决于气胸类型和积气量。①闭合性气胸：气量少于该侧胸腔容积 20% 时，气体自行吸收，可不抽气；气量较多时行胸腔闭式引流排气。②张力性气胸：因病情危重，必须紧急排气：迅速将无菌针头经患侧肋间插入胸膜腔，缓解呼吸困难。③开放性气胸：处理原则是将开放性气胸变为闭合性气胸。先以无菌凡士林纱布加棉垫盖住伤口，绷带包扎固定后，行胸腔穿刺抽气减压。

3. 胸膜粘连术　适用于气胸反复发作，肺功能欠佳，不宜手术者。

4. 外科手术　以上治疗无效且无手术禁忌证宜应用手术治疗。

九、原发性支气管肺癌病人的护理

【辅助检查】

1. 影像学检查　是发现肺癌的重要方法之一。中央型肺癌主要表现为单侧性不规则的肺门肿块；周围型肺癌表现为边界毛糙的结节状或团块状阴影。

2. 痰脱落癌细胞检查　是简单有效的早期诊断肺癌的方法之一。

3. 纤维支气管镜检查　对明确肿瘤的存在和组织学诊断具有重要意义，可直接观察并配合活检等手段诊断肺癌。

【治疗原则】

1. 早期肺癌首选手术治疗。鳞癌细胞生长缓慢，转移较晚，手术切除机会相对较多。但对化疗、放疗不如小细胞未分化癌敏感。

2. 化学药物治疗对小细胞未分化癌最敏感，鳞癌次之，腺癌治疗效果最差。常用的抗癌药物有环磷酰胺、盐酸氮芥、阿霉素、长春新碱、顺铂等。

3. 放射治疗主要用于不能手术的病人，同时配合化疗，小细胞未分化癌效果最好，鳞癌次之，腺癌效果最差。

试题精选

早期肺癌首选的治疗是

A. 放射治疗　　　　　B. 化学治疗　　　　　C. 对症治疗

D. 手术治疗　　　　　E. 中医中药治疗

答案：D。

十、慢性呼吸衰竭病人的护理

【辅助检查】

1. 血气分析　是诊断呼吸衰竭最主要依据。$PaO_2<60mmHg$，伴或不伴 $PaCO_2>50mmHg$。当 $PaCO_2$ 升高，$pH\geqslant7.35$ 时，为代偿性呼吸性酸中毒；$pH<7.35$ 时，为失代偿性呼吸性酸中毒。

2. 肺功能监测　判断通气功能障碍性质，以及通（换）气功能障碍严重程度。

3. 影像学检查　胸片、CT、超声检查、放射性核素肺通气/灌注扫描、肺血管造影等协助分析呼衰原因。

4. 纤维支气管镜检查　明确诊断及取得病理证据。

5. 其他　尿中可见红细胞、蛋白及管型，血清可有低血钾、高血钾、低血钠等。

【治疗要点】在保持呼吸道通畅基础上，迅速纠正缺氧、CO_2 潴留、酸碱失衡及代谢紊乱；积极治疗原发病和消除诱因；维持重要脏器的功能；防治并发症。

1. 保持呼吸道通畅　是呼吸衰竭治疗最基本最重要措施。措施：清除呼吸道分泌物；解除支气管痉挛；必要时建立人工气道如气管插管、气管切开。

2. 氧疗　是呼吸衰竭病人重要治疗措施。吸入氧浓度应使 $PaO_2>60mmHg$ 或 $SaO_2>90\%$ 以上；一般状态差者须维持 $PaO_2>80mmHg$。吸入氧浓度（FiO_2）=21+4×吸入氧流量（L/min）。Ⅰ型呼吸衰竭者应予高浓度吸氧（>35%）；Ⅱ型呼吸衰竭者应予低浓度<35%）持续吸氧。

3. 增加通气量、减少 CO_2 潴留　尼可刹米是最常用的呼吸中枢兴奋剂。应用呼吸兴奋剂必须保持气道通畅前提下使用，否则促发呼吸肌疲劳，加重 CO_2 潴留。严重呼吸衰竭者机械通气，改善肺通换气功能。

4. 抗感染、纠正酸碱平衡和电解质紊乱

5. 重要脏器功能监测与支持　重症者须防治肺动脉高压、肺心病、肺性脑病、肾功能不全等，注意预防多器官功能障碍综合征发生。

试题精选

符合Ⅱ型呼吸衰竭血气分析的结果是

A. $PaO_2>60mmHg$，$PaCO_2\leqslant50mmHg$

B. $PaO_2>60mmHg$，$PaCO_2\geqslant50mmHg$

C. $PaO_2<60mmHg$，$PaCO_2>50mmHg$

D. $PaO_2<60mmHg$，$PaCO_2\leqslant50mmHg$

E. $PaO_2=60mmHg$，$PaCO_2=50mmHg$

答案：**C**。

第 3 单元　循环系统疾病病人的护理

一、心力衰竭病人的护理

（一）慢性心力衰竭

【辅助检查】

1. **X 线检查**　①心影大小及外形：为病因诊断提供重要依据，根据心脏扩大程度和动态改变间接反映**心功能状态**。②有无肺淤血及其程度直接反映心功能状态。

2. **超声心动图**　①提供各心腔大小变化及心瓣膜结构情况，较 X 线检查准确；②评估心脏功能。

3. **有创性血流动力学检查**　床边进行漂浮导管，测定各部位压力及血液含氧量，计算心脏指数、肺小动脉楔压，直接反映左心功能。

4. **反射性核素检查**　判断心室腔大小，计算射血分数和左心室最大充盈速率。

【治疗要点】

1. 治疗原发病和消除诱因

2. **减轻心脏负荷**　①休息：据心功能分级安排活动量，避免精神紧张。②饮食：限制钠盐摄入，水肿明显时限制水摄入量。③吸氧：予持续氧吸入，流量 2～4L/min。④利尿剂应用：利尿剂通过排出水、钠，减少体液潴留，减轻心脏前负荷，分为两类：**排钾类**（呋塞米、氢氯噻嗪）和**保钾类**（螺内酯、氨苯蝶啶）。⑤扩血管药应用：通过扩张小动脉，减轻心脏后负荷；通过扩张小静脉，减轻心脏前负荷。常用制剂：硝普钠、硝酸甘油。

3. **增强心肌收缩力**

（1）洋地黄类：正性肌力作用、减慢传导、兴奋迷走神经，常用药有地高辛、毛花苷C 等。

（2）非洋地黄类：①β受体兴奋剂：具有正性肌力作用，如多巴酚丁胺、小剂量多巴胺；②磷酸二酯酶抑制剂：正性肌力作用、扩张周围血管，如氨力农等。

4. **用药研究进展**　①血管紧张素转化酶抑制剂：明显改善心力衰竭远期预后。②抗醛固酮制剂：是螺内酯，抑制心血管重构，有效改善慢性心衰远期预后。③**β受体阻滞剂**：抑制交感神经兴奋，提高运动耐力，以小剂量用于舒张功能不全为特征的轻/中度心力衰竭者，**禁用于支气管哮喘、心动过缓、房室传导阻滞者**。常用药有卡维地洛、美托洛尔等。

（二）急性心力衰竭

【辅助检查】胸部 X 线示早期间质水肿时肺门血管影模糊、肺水肿时为**蝶形肺门**；严重肺水肿则弥漫满肺大片阴影。重症者肺毛细血管楔压增高（PCWP＞30mmHg）。

【治疗要点】急性左心衰竭出现缺氧和极度呼吸困难威胁生命，必须通过降低心脏负荷、减少心肌耗氧的各项措施（详见护理措施）尽快缓解，待症状缓解后积极治疗诱因及基本病因。

试题精选

1. 治疗急性肺水肿不恰当的是

A. 取坐位，两腿下垂

B. 口服地高辛

C. 高流量吸氧，20% ～ 30% 乙醇湿化

D. 静脉滴注硝普钠

E. 静注呋塞米

答案：**B**。

2. 洋地黄中毒的主要表现不包括

A. 食欲缺乏　　　　　　　　B. 心律失常　　　　　　　　C. 水肿，蛋白尿

D. 黄视或绿视　　　　　　　E. 头痛、头晕

答案：**C**。

二、心律失常病人的护理

窦性心律心电图特征是：窦性 P 波在 Ⅰ、Ⅱ、aVF 导联直立，aVR 导联倒置，P-R 间期 0.12 ～ 0.20 秒。

（一）窦性心律失常

1. 窦性心动过速

【心电图特征】窦性 P 波规律出现，频率＞100 次 / 分，P-P 间期＜0.6 秒。

【治疗要点】大多不需特殊治疗，少数积极治疗原发病、去除诱因，必要时应用 β 受体阻滞剂如普萘洛尔等，以减慢心率。

2. 窦性心动过缓

【心电图特征】窦性 P 波规律出现，频率＜60 次 / 分，P-P 间期＞1 秒。

【治疗要点】无明显症状者不需治疗；因心排血量不足症状明显者可用阿托品、异丙肾上腺素等药物，但不宜长期使用，长期用药不能缓解症状者考虑安装心脏起搏器。

3. 窦性心律不齐

【心电图特征】窦性 P 波，P-P（或 R-R）间期长短不一、相差＞0.12 秒。

4. 病态窦房结综合征

【心电图特征】包括：①持续而显著窦性心动过缓（＜50 次 / 分）；②窦性停搏与窦房传导阻滞；③窦房传导阻滞与房室传导阻滞并存；④心动过缓—心动过速综合征；⑤在未用抗心律失常药物下，房颤的心室率缓慢、或其发作前后有窦性心动过缓和（或）一度房室传导阻滞；⑥房室交界区性逸搏心律等。

【治疗要点】无症状者不必治疗、定期随诊；有症状者宜安装起搏器。心动过缓 - 过速综合征病人发生心动过速，不宜单独应用抗心律失常药，经起搏治疗后仍有症状时应用各种抗心律失常药物。

（二）期前收缩

【心电图特征】

1. 房性期前收缩　提早出现 P′ 波，其形态不同于窦性 P 波；P′ -R 间期≥0.12 秒。QRS

波群形态与时限通常正常，期前收缩后有不完全代偿间歇。

2. **房室交界性期前收缩** 提前出现形态正常 QRS 波群；**逆行 P′, 波**位于 QRS 波群之前（P′–R 间期＜0.12 秒）、之中或之后（R–P′间期＜0.20 秒），期前收缩后有完全代偿间歇。

3. **室性期前收缩** QRS 波群提前出现、宽大畸形、时限＞0.12 秒，其前无相关 P 波；ST 段与 T 波的方向与 QRS 波群的主波方向相反；期前收缩后有完全代偿间歇。

【治疗要点】

1. 积极治疗原发病，消除诱因。

2. 房性及交界性期前收缩通常无需治疗，有明显症状或触发室上速时用 **β 受体阻滞剂**等抗心律失常药。

3. 室性期前收缩根据临床症状及原有心脏病不同而选择不同治疗。如无器质性心脏病者中，无明显症状不必用药，若症状明显常用 β 受体阻滞剂、普罗帕酮等；急性心肌梗死者应早期开通梗死相关血管并用 β 受体阻滞剂，减轻室颤危险，降低总病死率；洋地黄中毒引起室性期前收缩应立即停用洋地黄，及时补钾、选用利多卡因或苯妥英钠治疗。

（三）阵发性心动过速

【心电图特征】

1. **阵发性室上性心动过速** 连续出现 3 次或以上房性或交界性期前收缩；QRS 波群形态与时限正常；心率 150 ～ 250 次 / 分，节律规则；P 波逆行性（Ⅱ、Ⅲ、aVF 导联倒置）、与 QRS 波保持固定关系；起始突然，常由一个房性期前收缩触发。

2. **阵发性室性心动过速** 连续出现 3 次或以上室性期前收缩；QRS 波群宽大畸形、时限＞0.12 秒，ST–T 波常与 QRS 波群主波方向相反；心室率 100 ～ 250 次 / 分，节律略规则或略不规则；室房分离；存在心室夺获与室性融合波（确诊室速依据）。

【治疗要点】

1. **阵发性室上性心动过速**

（1）急性发作期：①短时间发作且自行停止者，无需治疗。②心功能及血压正常者，先尝试**兴奋迷走神经**方法，如刺激咽部诱导恶心、按摩颈动脉窦、Valsalva 动作、面部浸于冰水内、按压眼球（青光眼除外）等。③上述方法无效，药物治疗：首选药为腺苷，无效改为维拉帕米、普罗帕酮、短效 β 受体阻滞剂等；合并心衰者，首选洋地黄；低血压者用升压药（如间羟胺，禁用于老年人、高血压、急性心梗）。④食管心房调搏术：有效终止发作。⑤上述治疗无效或出现严重心绞痛等立即电复律。

（2）预防复发：首选药为洋地黄、长效钙离子拮抗剂及 β 受体阻滞剂；导管射频消融术能有效根治。

2. **阵发性室性心动过速** 遵循原则：治疗原发病并去除诱因；无器质性心脏病发生非持续性室速但无症状或血流动力学障碍者的处理同室性期前收缩；出现持续性室速均需治疗。①终止发作：先用利多卡因或普鲁卡因胺，其他可用普罗帕酮、胺碘酮等，如药物无效或已低血压、休克、充血性心衰或脑血供不足则立即同步直流电复律（禁用于洋地黄中毒者）；②预防复发：β 受体阻滞剂及胺碘酮降低心肌梗死后心律失常或猝死发生率；维拉帕米适于"维拉帕米敏感性室速"病人；合用抗心律失常药与埋藏式心室起搏装置治疗复发性室速；导管射频消融术有效根治无器质性心脏病的特发性、单源性室速。

（四）颤动

【心电图特征】

1. **心房颤动** 窦性P波消失，代之以大小、形态及规律不一的f波，频率350～600次/分，QRS波群形态一般正常，R-R间期不等，心室率常在100～160次/分、心律不齐。

2. **心室颤动** 无法辨认P波、QRS波群与T波，呈形状、频率、振幅高低各异的不规则的波浪状曲线。

【治疗要点】

1. **心房颤动** 积极治疗原发病，消除诱因。急性期首选**电复律**治疗。心室率不快且发作时间短暂者不需治疗；心室率快且发作时间长者可用**洋地黄**减慢心率。有转复为窦性心律指征的持续性房颤并无左房附壁血栓者，可行药物复律或同步直流电复律。具有高栓塞发生率的慢性房颤病人应行长期抗凝治疗。房颤发作频繁、心室率快且药物治疗无效者，行射频消融术。

2. **心室颤动** 一旦发生室颤，立即行**非同步直流电复律**，同时配合胸外心脏按压和人工呼吸，经静脉注射复苏药物和抗心律失常药物如利多卡因等。

（五）房室传导阻滞

按传导阻滞严重程度，分三度。一度传导阻滞的传导时间延长，全部冲动仍能传导；二度传导阻滞分两型，即莫氏Ⅰ型（文氏型）和莫氏Ⅱ型；三度传导阻滞即完全性传导阻滞，此时全部冲动不能被传导。

【心电图特征】①一度房室传导阻滞：P-R间期＞0.20秒，无QRS波群脱落。②二度房室传导阻滞：文氏型特征为：P-R间期进行性延长，直至P波后QRS波群脱落，之后P-R间期又恢复以前时限，如此周而复始；莫氏Ⅱ型的特征为P-R间期固定（正常或延长），每隔1、2个或3个P波后有QRS波群脱落。③三度房室传导阻滞：心房和心室独立活动，P波与QRS波群完全无关，P-P距离和R-R距离各自相等，心室率慢于心房率。

【治疗要点】①积极治疗原发病，如洋地黄中毒所致者应停药并予阿托品。②一度及二度文氏型房室传导阻滞者，无症状且心室率不慢者，一般不需治疗；心室率＜40次/分或有明显症状时可选用阿托品或异丙肾上腺素。③二度Ⅱ型或三度房室传导阻滞病人，心室率缓慢伴血流动力学障碍，出现阿—斯综合征时，立即进行心脏电复律及心肺复苏抢救；反复发作者及时安装人工心脏起搏器。

试题精选

1. 心室颤动病人进行心肺复苏的首选药物是

A. 硫酸镁　　　　　B. 多巴胺　　　　　C. 利多卡因

D. 肾上腺素　　　　E. 胺碘酮

答案：D。

2. 房颤心电图的典型表现是

A. 心房活动呈现规律的锯齿状扑动波，QRS波形态正常，心室律规则或不规则

B. QRS波群与T波消失，呈现完全不规律的波浪状曲线

C. QRS波群与T波消失，呈现相对规律快速大幅波动

D. P 波消失，代之以形态、大小、振幅不等的 f 波，RR 间期不等，心室律不规则

E. QRS 波提前出现，T 波与 QRS 波方向相反，心率规则或略不规则

答案：D。

3. 频发室性期前收缩至少每分钟超过

A. 4 个　　　　　　　　B. 5 个　　　　　　　　C. 6 个

D. 7 个　　　　　　　　E. 8 个

答案：B。

三、心脏瓣膜病病人的护理

【辅助检查】

1. **二尖瓣狭窄**　①X 线检查：中、重度二尖瓣狭窄左心房显著增大时，呈**"梨形心"**（二尖瓣型心），有肺淤血征象，晚期右心室扩大。②心电图：左心房扩大时出现**"二尖瓣型 P 波"**，P 波宽度＞0.12 秒，伴切迹，QRS 波群示电轴右偏和右心室肥厚。可有各类心律失常，以房颤最常见。③超声心动图：明确诊断和判断二尖瓣狭窄程度的可靠方法，M 型超声呈**"城墙样"**改变。

2. **二尖瓣关闭不全**　①X 线检查：慢性者重度反流见左心房、左心室增大，左心衰竭见肺淤血征。②心电图：常有左心房增大，部分左心室肥厚和非特异性 ST-T 改变，少数心室肥厚征，心房颤动常见。③超声心动图：确定二尖瓣关闭不全者**反流**的最敏感方法。④其他：放射性核素心室造影可测定左心室与右心室心搏量的比值，＞2.5 提示严重反流；左心室造影观察收缩期造影剂反流入左心房的量，是判定反流程度的金标准。

3. **主动脉瓣狭窄**　①X 线检查：心影正常或左心室轻度增大，升主动脉根部狭窄后扩张。②心电图：重度狭窄者左心室肥厚伴 ST-T 继发性改变和左心房大、心律失常。③超声心动图：探测主动脉瓣异常十分敏感，多普勒超声测定跨膜压差及瓣口面积，明确诊断和判断主动脉瓣狭窄程度的重要方法。

4. **主动脉瓣关闭不全**　①X 线检查：左心室增大，升主动脉继发性扩张明显，呈**"靴型心"**（主动脉型心）。②心电图：重度关闭不全者有左心室肥厚伴 ST-T 继发性改变，左心房大，可有心律失常。③超声心动图：脉冲多普勒和彩色多普勒血流显像是确定主动脉瓣关闭不全反流最敏感方法。④放射性核素心室造影，测定左心室收缩期、舒张期末容量及射血分数，评估心室功能。⑤选择性主动脉造影确诊。

【治疗要点】

1. **内科治疗**　保持和改善心脏代偿功能、积极预防及控制风湿活动及并发症发生。定期随访无症状者。

2. **外科治疗**　手术是治疗本病的根本方法。主要有二尖瓣狭窄闭式分离术或直视分离术、人工心瓣膜置换术等。

3. **介入治疗**　主要用于二尖瓣狭窄，可行球囊瓣膜成形术。

试题精选

二尖瓣狭窄病人，左心房肥大时心电图异常表现在

A. QRS 波   B. P–R 间期   C. Q–T 间期

D. P 波   E. ST 段

答案：**D**。

四、冠状动脉粥样硬化性心脏病病人的护理

（一）心绞痛

【辅助检查】

1. **心电图** 半数病人静息期心电图正常；胸痛发作时心电图有心肌缺血性改变，即 ST 段压低、T 波低平或倒置，运动负荷试验时呈缺血改变。

2. **放射性核素检查** 对心肌缺血诊断有价值。

3. **冠状动脉造影** 冠脉管腔直径减少 **70%～75%** 严重影响心肌血供，具有确诊价值。

4. **UCG** 局限性室壁运动异常提示冠心病。

【治疗要点】

1. **发作期** ①即刻休息；②**硝酸酯类药物**能扩张冠脉及外周血管、增加心肌血供并减轻心脏负荷、**终止心绞痛发作最有效且作用最快**，如舌下含服硝酸甘油 0.3～0.6mg、**1～2 分钟**起效、作用持续 **30 分钟**左右；③有条件者吸氧，必要时予镇静剂。

2. **缓解期**

（1）一般治疗：积极治疗与冠心病发病有关的疾病，避免诱因。

（2）药物治疗：①硝酸酯制剂**禁用于青光眼及低血压者**；②β 受体阻滞剂：与硝酸酯类药物有协同作用而降低血压，禁用于**支气管哮喘**、**心动过缓**及**低血压**者，停药时应逐渐减量，否则易诱发心梗；③钙通道阻滞剂：能抑制心肌收缩、扩张冠脉和周围血管，停药时宜逐渐减量，以免发生冠脉痉挛；④抑制血小板聚集药物，防血栓形成，如阿司匹林。

3. **其他治疗** 介入治疗（如 PTCA、支架植入术等），外科手术（如主动脉－冠状动脉旁路移植术）。

（二）急性心肌梗死

【辅助检查】

1. **心电图**

（1）**特征性改变**：面向透壁坏死区的导联上出现**病理性 Q 波**；面向坏死周围损伤区的导联上 **ST 段呈弓背向上型抬高**；面向损伤区周围心肌缺血区的导联上出现 **T 波倒置**。

上述特征性改变出现在相应导联上，进行定位诊断：Ⅰ、aVL 导联示**高侧壁心肌梗死**；Ⅱ、Ⅲ、aVF 导联示**下壁心肌梗死**；V$_1$～V$_3$ 导联示**前间壁心肌梗死**；V$_3$～V$_5$ 导联示**局限前壁心肌梗死**；V$_1$～V$_5$ 导联广泛前壁心肌梗死。

（2）动态性改变：①超急性期：起病数小时出现无异常或异常高大两肢不对称 T 波；②急性期：ST 段弓背向上抬高，与 T 波连接呈单相曲线，数日内出现病理性 Q 波；③亚急

性期：数日后 ST 段恢复至基线水平，T 波低平或倒置；④慢性期：数周（月）呈冠状 T 波，可逐渐恢复或永久存在。

2. 实验室检查

（1）血清心肌坏死标记物：包括肌红蛋白、肌钙蛋白 I（cTnI）或 T（cTnT）、肌酸激酶同工酶（CK-MB），其动态变化及临床评价见表 1-8。

表 1-8　血清心肌坏死标记物的动态变化及临床评价

名　称	升高时间	高峰时间	持续时间	临床评价
肌红蛋白	起病 2 小时内	12 小时内	24～48 小时 恢复正常	出现最早且敏感，特异性不高
cTnI	起病 3～4 小时后	11～24 小时内	7～10 天恢复正常	出现稍延迟，特异性很高，持续时间过长（不利于判断此期间的新梗死）
cTnT		24～48 小时内	10～14 天恢复正常	
CK-MB	起病后 4 小时内	16～24 小时	3～4 天恢复正常	不如 cTnI、cTnT 敏感，适于梗死早期诊断、判断溶栓效果

（2）其他：白细胞计数增高、红细胞沉降率增快、C 反应蛋白增高等。

3. 冠状动脉造影　有确诊价值；放射性核素检查：对心肌缺血诊断有价值。

【治疗要点】治疗原则是尽快恢复心肌血液灌注以挽救濒死心肌，保持和维持心脏功能，防止梗死面积扩大、缩小缺血范围，及时处理各种并发症。

1. 一般治疗　①休息：急性期绝对卧床，环境安静、减少探视及刺激；②监护：严密监测心率、心律、血压和心功能变化等，避免猝死。③吸氧：间断或持续吸氧 2～3 天。

2. 解除疼痛　①哌替啶 50～100mg 肌内注射或吗啡 2～4mg 静脉注射，减轻濒死感，防低血压和呼吸抑制副作用；②硝酸酯类药能增加静脉容量和扩张冠状动脉，降低心室前负荷，但收缩压低于 90mmHg 者禁用；③β 受体阻滞剂能减少心肌耗氧和改善缺血区氧供，降低病死率，禁用于心力衰竭、低血压、心动过缓及哮喘者。

3. 抗血小板治疗　立即联合应用阿司匹林和 ADP 受体拮抗剂。

4. 再灌注心肌治疗　起病 3～6 小时，不超过 12 小时，使冠脉再通，减少心肌梗死后重塑。包括经皮冠状动脉介入治疗、溶栓疗法及若前二者失败 6～8 小时内宜行紧急冠状动脉旁路搭桥术。

5. 抗心律失常　室性心律失常者应即刻予利多卡因静注，若反复发作用胺碘酮治疗；室颤时立即实施电复律及 CPR；缓慢性心律失常及高度房室传导阻滞时用阿托品、异丙肾上腺素静滴，严重者需安装临时心脏起搏器。

6. 抗休克　立即补充血容量和应用升压药，若上述处理无效而 PCWP 增高时用血管扩张剂，还应纠正酸碱失衡，保护脑肾功能。

7. 抗心力衰竭　以应用吗啡、利尿剂为主，也可用血管扩张剂以减轻心脏负荷，或用小剂量多巴酚丁胺强心。急性心肌梗死 24 小时内禁用洋地黄制剂。

8. 其他　抗凝疗法、极化液、促进心肌代谢药物、调脂药、ACEI 或 ARB 药物等。

试题精选

1. 治疗心绞痛作用最快、最有效的药物是

A. 阿司匹林 　　　　　　B. 卡托普利 　　　　　　C. 硝酸甘油

D. 地尔硫革 　　　　　　E. 硝苯地平

答案：**C**。

2. 在诊断心肌梗死时，不作为血清酶辅助诊断的是

A. 肌酸磷酸激酶 　　　　B. 天冬氨酸氨基转移酶 　　C. 乳酸脱氢酶

D. 胆碱酯酶 　　　　　　E. 肌酸磷酸激酶同工酶

答案：**D**。

3. 急性心肌梗死时发生室颤应尽快应用

A. 同步直流电复律 　　　B. 非同步直流电复律 　　　C. 体外反搏术

D. 起搏器临时起搏 　　　E. 射频消融术

答案：**B**。

4. 能迅速终止心绞痛发作的药物是

A. 洛伐他汀 　　　　　　B. 硝酸异山梨酯 　　　　　C. 硝苯地平

D. 维拉帕米 　　　　　　E. 氯吡格雷

答案：**B**。

五、病毒性心肌炎病人的护理

【辅助检查】

1. 实验室检查　血清心肌酶增高，病毒中和抗体效价测定恢复期较急性期增高4倍，白细胞计数增高、**红细胞沉降率增快**、C- 反应蛋白增高。

2. 心电图检查　各种心律失常均可出现，尤其是房室传导阻滞、室性期前收缩，可出现病理性 Q 波、R 波降低、继发性 ST-T 改变。

3. X 线检查　心影正常或扩大。

【治疗要点】

1. 一般治疗　急性期卧床休息，注意营养；使用改善心肌营养与代谢药物，如维生素 C、ATP、辅酶 A、极化液、复方丹参滴丸等；并发休克、心律失常、心力衰竭时才短期应用糖皮质激素以减轻心肌水肿。

2. 对症治疗　心力衰竭者予利尿剂、血管扩张剂、强心剂；心律失常者予抗心律失常药；出现二度Ⅱ型以上房室传导阻滞并反复发生阿－斯综合征者应安装心脏起搏器。

3. 抗病毒治疗　应用抗病毒药（如利巴韦林、阿昔洛韦、干扰素）及免疫增强剂（如黄芪、牛磺酸）中西医结合治疗。

试题精选

1. 病毒性心肌炎病人急性期最重要的治疗是

A. 给予高脂饮食补充营养　　　　B. 绝对卧床休息　　　　C. 静滴大剂量维生素 B
D. 静滴复方丹参溶液　　　　　　E. 早期使用糖皮质激素
答案：**B**。

2. 与病毒性心肌炎病人心电图检查结果不相符的是
A. ST 段弓背样抬高　　　　B. 完全性房室传导阻滞　　　　C. 窦性心动过速
D. 第一度房室传导阻滞　　E. 病理性 Q 波
答案：**A**。

六、原发性高血压病人的护理

【辅助检查】

1. 常规检查　血糖、血尿酸、尿常规、血电解质、血脂、肾功能等。

2. 心电图　左心室肥大、扩大。

3. X 线检查　主动脉弓迂曲延长，左心室增大。

4. 超声心动图　了解心室壁厚度，心腔大小、心脏收缩和舒张功能、瓣膜情况等。

5. 眼底检查　有助于了解高血压严重程度，目前采用 Keith-Wagener 分级法，分级标准如下：Ⅰ级，视网膜动脉变细，反光增强；Ⅱ级，视网膜动脉变窄，动静脉交叉压迫；Ⅲ级，眼底出血或棉絮状渗出；Ⅳ级，视盘水肿。

6. 动态血压监测　连续监测 24 小时或更长时间血压，有助于：诊断"白大衣性高血压"（即诊所内血压升高、诊所外血压正常）；判断高血压严重程度；了解血压变异性和血压昼夜节律；指导降压治疗和评价药效。

7. 定期准确测血压　是诊断高血压关键，以未服降压药情况下 2 次或 2 次以上非同日血压测量平均值或动态血压监测为依据，可疑者重复多次测量，排除继发性高血压。

【治疗要点】治疗目标为血压降至正常范围、防治并发症、降低病死率和致残率。

1. 非药物治疗　适于各级高血压病人，1 级高血压无危险因素者以此为主。改善生活方式，以促进身心休息为主。限制钠盐摄入（< 6g/d），补充钙、镁和钾盐，减少脂肪摄入，补充适量蛋白质，增加粗纤维摄入，保持大便通畅，戒烟限酒，减轻体重，减少精神压力、保持心态平衡，增加运动。

2. 药物治疗

（1）有效指标：一般血压降至<140/90mmHg；糖尿病、中青年及肾病者血压降至<130/80mmHg；老年收缩期高血压者降压目标：收缩压 140 ～ 150mmHg、舒张压<90mmHg 但不低于 60 ～ 70mmHg。

（2）药物种类：①利尿剂：氢氯噻嗪、呋塞米等，主要不良反应有电解质紊乱和高尿酸血症，合并糖尿病、痛风或高血脂者不用噻嗪类利尿剂；②β 受体阻滞剂：阿替洛尔等，主要不良反应有心动过缓、支气管收缩，合并哮喘、阻塞性支气管疾病者禁用；③钙离子拮抗剂：硝苯地平等，主要不良反应有颜面潮红、头痛、心悸，长期服用出现胫前水肿、牙龈肿胀；④血管紧张素转化酶抑制剂：卡托普利等，主要不良反应有干咳、味觉异常、皮疹等；⑤血管紧张素 II 受体阻滞剂：氯沙坦等，副作用同 ACEI 类，明显减小、无干咳；⑥α_1 受体阻滞剂：哌唑嗪，主要不良反应有心悸、头痛、嗜睡。

（3）用药原则 一旦确诊则要**长期终身**用药；**平稳降压**；尊重**个体化**原则；尽量单一用药、**小剂量开始**，不满意则**联合**用药。

3. 高血压急症的治疗

（1）迅速降压：采取控制性降压方式至正常水平：1～4小时降低血压25%达安全范围；24小时降压至160/100mmHg以内；48小时降至140～150/90～95mmHg以下。常用药物包括：①**硝普钠**：为首选药，避光静滴，密切观察血压变化，据血压调节剂量，降压至安全范围；②硝酸甘油：主要用于高血压急症伴急性心衰或急性冠脉综合征；③尼卡地平：主要用于高血压急症伴急性脑血管病；④地尔硫䓬：主要用于高血压危象伴急性冠脉综合征；⑤拉贝洛尔：主要用于高血压急症伴妊娠或肾衰竭。

（2）处理靶器官功能障碍和损害：①**高血压脑病**：予脱水剂如甘露醇、亦可利尿剂如呋塞米；②烦躁、抽搐者：予镇静剂，如地西泮、巴比妥类药物肌注或水合氯醛保留灌肠；③脑出血：急性期实施血压监控管理，血压＞200/130mmHg时严密监测血压并控制目标值不低于160/100mmHg水平；④急性冠脉综合征：目标疼痛消失、舒张压＜100mmHg。

试题精选

有关老年高血压病人用药，正确的是

A. 大剂量开始
B. 可联合用药
C. 优先选用降压快的药物
D. 优先选择短效制剂
E. 单一用药

答案：**B**。

第4单元 消化系统疾病病人的护理

一、胃炎病人的护理

（一）急性单纯性胃炎

【辅助检查】急性胃肠炎者粪便检查常有阳性发现。

【治疗要点】①一般治疗：消除病因，卧床休息，暂禁食或予清淡流食、多饮水、腹泻较重时饮糖盐水。②对症治疗：腹痛者予局部热敷或解痉止痛剂；剧烈呕吐时予止吐剂，也可针刺足三里、内关等穴位；频繁呕吐或腹泻致脱水和电解质紊乱者，及时静脉补液纠正水、电解质紊乱，注意补钾。③抗感染治疗：由细菌引起伴肠炎腹泻者，选用黄连素、喹诺酮制剂等。④抑酸和保护胃黏膜：予制酸药（中和胃酸如铝碳酸镁）、抑酸剂（如 H_2 受体拮抗剂）；保护胃黏膜用硫糖铝、胶体铋等。

（二）急性糜烂性胃炎

【辅助检查】①粪便检查：大便隐血试验阳性；②**急诊胃镜：出血后24～48小时内进行，见胃黏膜多发糜烂、出血和水肿**。

【治疗要点】①一般治疗：消除诱因；积极治疗致应激状态的原发病；卧床休息；流食，

必要时禁食。②补充血容量，必要时输血。③止血：口服止血药如三七粉或经胃管用 8% 去甲肾上腺素冰盐水洗胃；亦可胃镜下行局部喷洒止血药或电凝、激光微波等止血。④抑酸和保护胃黏膜：予制酸药（中和胃酸如铝 – 镁合剂）、抑酸剂（如 H_2 受体拮抗剂）；保护胃黏膜用硫糖铝、胶体铋等。

（三）急性腐蚀性胃炎

【治疗要点】①保持呼吸道通畅，尽快静脉补液、纠正电解质和酸碱失衡并了解口服腐蚀剂种类。②防穿孔：禁食，一般禁忌洗胃。③减轻腐蚀剂继发损害：吞服强酸者先饮清水，再口服氢氧化铝凝胶、牛乳、蛋清或植物油；吞服强碱者服稀释食醋或果汁，再服少量蛋清、牛乳或植物油。④对症治疗：剧痛者予止痛药；呼吸困难者予吸氧；避免或减轻喉头水肿并减少胶原及瘢痕形成应予激素；已有喉头水肿、呼吸阻塞者及早气管切开；防继发感染予广谱抗生素。⑤治疗并发症：食管狭窄、幽门梗阻者行内镜下气囊扩张治疗；食管局部狭窄可植入支架治疗；不宜行扩张或支架治疗者行手术治疗。

（四）慢性胃炎

【辅助检查】

1. **胃镜及组织学检查** **胃镜**是**最可靠**检查方法；活组织检查用于病理诊断，同时检测 Hp。

2. **Hp 检测** $^{13}C–$ 尿素呼气试验、血抗 Hp 抗体等检测有助于诊断和选择治疗方案。

3. **其他** 血清抗壁细胞抗体（APCA）、抗内因子抗体（AIFA）、促胃液素 / 胃泌素测定及胃液分析：有助于诊断自身免疫性胃炎。见表 1–9。

表 1–9 慢性胃窦炎及慢性胃体炎鉴别

项　　目	慢性胃窦炎	慢性胃体炎
病变部位	胃窦为主、胃体散发	胃体为主，胃窦散发
发病率	多见	极少见
病因	Hp 感染、胆汁反流	自身免疫反应
泌酸功能	正常或稍减少	明显减少或严重障碍
恶生贫血	无	有
癌变	2.5%	无
胃泌素	稍降或正常	明显升高
APCA	阳性（30%）	阳性（90%）
AIFA	阴性	阳性（75%）
维生素 B_{12}	正常	下降

【治疗要点】

1. **病因治疗** ①去除诱因，如长期服用非甾体类抗炎药、饮用咖啡、浓茶及进食霉变、粗糙、刺激性食物等，因服药引起者立即停服，并用制酸剂或硫糖铝等胃黏膜保护药，硫糖铝在餐前 1 小时与睡前服用效果最好，如需同时使用制酸药，制酸药应在硫糖铝服前半小时或服后 1 小时给予。②Hp 感染者，予三联或四联疗法根除灭菌，常用方案见表 1–10。③十二指肠 – 胃反流者，予助消化、胃肠动力药（如多潘立酮或西沙必利）加速胃排空，应饭前服用，**不宜**与**阿托品等解痉剂**合用；胆汁反流者用考来烯胺或氢氧化铝凝胶吸附。④自身免疫性胃炎者，可予激素。⑤胃黏膜营养因子缺乏者，宜补充复合维生素，增加营养。

表1–10　推荐的根除幽门螺杆菌的治疗方案

方案一：铋剂＋两种抗生素			
铋剂标准剂量＋	阿莫西林 0.5g	＋甲硝唑 0.4g	均2次/日，持续2周
	四环素 0.5g		
	克拉霉素 0.25g		
方案二：PPI＋两种抗生素			
PPI 标准剂量　＋	阿莫西林 1.0g	＋克拉霉素 0.5g	均2次/日，持续1周
	阿莫西林 1.0g	＋甲硝唑 0.4g	
	克拉霉素 0.25g	＋甲硝唑 0.4g	
方案三：①雷尼替丁枸橼酸铋 0.4g，替代推荐方案二的 PPI ②H_2RA 或 PPI　＋方案一，组成四联疗法			

2. 对症治疗　予抑酸剂、制酸剂、胃黏膜保护剂，以缓解症状、保护胃黏膜。恶性贫血者需终生注射维生素 B_{12}。

3. 处理癌前病变　口服选择性环氧合酶抑制剂塞来昔布逆转胃黏膜肠化生、萎缩及异型增生，适量补充复合维生素及含硒食物等。药物不能逆转者，根据病情行胃镜下黏膜下剥离术并定期随访或手术治疗。

试题精选

诊断慢性胃炎最可靠的方法是
A. 病史及临床表现　　　　B. 动脉造影　　　　C. Hp 检测
D. 纤维胃镜检查　　　　　E. 粪便隐血试验
答案：**D**。

二、消化性溃疡病人的护理

【辅助检查】

1. 胃镜和黏膜活组织检查　是确诊消化性溃疡首选方法。胃镜检查可见溃疡呈圆形或椭圆形、底部平整、边缘整齐、深浅不一。

2. X 线钡餐　溃疡 X 线下直接征象为龛影，间接征象为局部压痛、胃大弯侧痉挛性切迹，十二指肠溃疡球部激惹变形。

3. Hp 检测　确定有无 Hp 感染，作为选择根除 Hp 治疗方案依据。

4. 胃液分析　GU 者胃酸分泌正常或稍低于正常；DU 则多胃酸增高，空腹和夜间尤甚。

5. 粪便隐血试验　粪便隐血阳性提示溃疡活动、合并出血。

【治疗要点】治疗目标在于消除病因，控制症状，促进愈合，预防复发和防治并发症。

1. 药物治疗

（1）根除 Hp：无论溃疡是初发或复发、活动与否、有无并发症，Hp 检测阳性者均应抗 Hp 治疗，药物选用及疗程见表 1–10。

（2）抑制胃酸分泌（表 1–11）：①H_2 受体拮抗剂（H_2RA）：选择性竞争结合组胺 H_2 受体，使壁细胞分泌胃酸减少，常用药有雷尼替丁、法莫替丁等。②质子泵抑制剂（PPI）：使壁细胞分泌胃酸关键酶 H^+-K^+-ATP 酶失去活性，增强抗 Hp 抗生素的杀菌作用，是**目前最强的抑酸剂**，常用药有**奥美拉唑**、兰索拉唑、潘托拉唑。

（3）**保护胃黏膜**（表 1–12）：①**铋剂**：覆于溃疡面，与溃疡基底渗出蛋白形成复合物，阻断胃酸和胃蛋白酶对黏膜自身消化，常见不良反应为舌苔和粪便变黑，主要经肾脏排泄，肾功能不良者忌用。②**弱碱性抗酸剂**：常用铝碳酸镁、硫糖铝、氢氧化铝凝胶等，能中和胃酸、缓解疼痛，促进前列腺素合成，增加黏膜血流量、刺激胃黏膜分泌 HCO_3^- 和黏液。③**前列腺素类药**：如米索前列醇。

2. 病人教育　注意休息、饮食、用药等见本节护理措施。

3. 维持治疗　溃疡愈合后大多停药。需较长时间用 H_2RA 或 PPI 维持治疗的人群包括：①不能停用 NSAID 药物的溃疡者；② Hp 阳性未转阴性的溃疡；③ Hp 转阴但有严重并发症或老年者；④不明原因难治性溃疡。

4. 手术治疗　大量出血经药物 / 胃镜 / 介入治疗无效者、急性穿孔、慢性穿透溃疡、瘢痕性幽门梗阻、GU 疑癌变者，可选择手术治疗。

表 1–11　抑酸剂用药护理要点

种类	药理机制	不良反应	注意事项
H_2RA：	餐中 / 后即刻服或睡前服一日剂量		
西咪替丁	与壁细胞膜 H_2 受体结合，抑制胃酸分泌	肝肾损害、头晕、头痛、疲乏、腹泻、皮疹、粒细胞减少等	①与抗酸药同用间隔 1 小时以上 ②经母乳排药，哺乳期停药 ③静脉给药不可过快，否则血压下降、心律失常 ④定期监测肝功、肾功能
雷尼替丁		不良反应少，无抗雄激素作用	
法莫替丁		极少头晕、头痛、腹泻和便秘	
PPI：	餐中或餐后即刻服用		
奥美拉唑	抑制壁细胞膜 H^+-K^+-ATP 酶，减少胃酸分泌；杀灭 Hp	头晕（初期尤重）	①避免开车、游泳、高空等作业 ②与苯妥英钠、地西泮合用酌减
兰索拉唑		皮疹、瘙痒、头痛、口苦、肝功异常	不良反应轻者续用、重者停药
潘托拉唑		不良反应少，偶有头痛、腹泻	
抗胆碱能药：	餐前服、睡前服		
消旋山莨菪碱	拮抗壁细胞膜乙酰胆碱受体	口干、面红、闭汗、视物模糊。量大时心率快、排尿困难、抽搐甚至昏迷	禁用：出血性疾病、脑出血急性期、青光眼、前列腺肥大、尿潴留、急腹症诊断未明
654–2			

表 1-12　胃黏膜保护剂用药护理要点

药物	药理机制	不良反应	注意事项
铋剂：	早晚餐前半小时服		
枸橼酸铋钾（CBS） 果胶铋	与溃疡面蛋白质结合成保护膜；促进黏液及 HCO_3^- 分泌及前列腺素分泌；吸附表皮生长因子促溃疡愈合；杀灭 Hp	舌齿变黑、黑便、便秘、停药后消失，少数恶心、转氨酶高，极少肾衰竭	①乳剂可吸管直接吸入防齿、舌变黑 ②不与碱性药物同服
硫糖铝：	片剂嚼服，餐前 1 小时、睡前服用		
硫糖铝片	与溃疡面渗出蛋白质结合形成保护膜；促进内源性前列腺素合成；刺激表皮生长因子分泌	便秘、口干、皮疹、眩晕、嗜睡，糖尿病者血糖升高	①抑酸剂同用时，抑酸剂应在硫糖铝服前 30 分钟或服后 1 小时用 ②不与多酶片同服
前列腺素类：	餐前半小时服		
米索前列醇 恩前列腺素	促进上皮细胞 DNA 合成、黏液和 HCO_3^- 分泌、黏膜血运；干扰壁细胞制造第二信使 CAMP，减少胃酸分泌	腹胀、便秘、口渴、头晕、烧心、嗳气、喉部异物感、重者肝功异常、白细胞减少等	孕妇、哺乳期妇女、儿童、过敏均禁用

试题精选

抑制胃酸分泌最强的药物是

A. 西咪替丁　　　　　　　　　B. 米索前列醇　　　　　　　　C. 奥美拉唑

D. 枸橼酸铋钾　　　　　　　　E. 克拉霉素

答案：C。

三、溃疡性结肠炎病人的护理

【辅助检查】

1. 血液检查　红细胞和血红蛋白减少。活动期白细胞计数增高，红细胞沉降率加快和C反应蛋白增高是活动期标志。重症者血清蛋白下降、凝血酶原时间延长和电解质紊乱。

2. 粪便检查　肉眼见黏液脓血，显微镜下见大量红细胞和脓细胞，急性发作期有巨噬细胞。本病诊断重要步骤是进行至少连续 3 次粪便病原学检查，以排除感染性结肠炎。

3. 自身抗体检查　血中外周型抗中性粒细胞胞浆抗体具有相对特异性，有助于诊断。

4. 结肠镜检查　是本病诊断最重要手段之一，可直接观察病变黏膜并行活检。内镜下可见黏膜充血、水肿、出血及脓性分泌物附着，黏膜粗糙呈细颗粒状或多发浅溃疡等。

5. X 线钡剂灌肠检查　可见黏膜粗乱、细颗粒改变、多发龛影或充盈缺损；肠管缩短、肠壁变硬、呈铅管状。重型或暴发型不宜行此检查，以免加重病情或诱发中毒性巨结肠。

【治疗要点】治疗目的是控制急性发作、缓解病情、减少复发、防治并发症。

1. 一般治疗　休息及饮食见本病"护理措施"。

2. 药物治疗　①氨基水杨酸制剂：**柳氮磺吡啶（SASP）是本病常用药**，适用于轻型、中型或重型经糖皮质激素治疗已有缓解者。②糖皮质激素：对重型活动期者、急性暴发型者、及对氨基水杨酸制剂疗效不佳的轻型和中型者均有较好疗效，其作用机制为非特异性抗炎和抑制免疫反应。③免疫抑制剂：硫唑嘌呤或巯嘌呤适用于对糖皮质激素治疗效果不佳或对激素依赖慢性持续性病例，加用此类药后应减少激素用量甚至停药。

3. 手术治疗　并发大出血、肠穿孔、中毒性巨结肠、结肠癌或经积极内科治疗无效且伴严重毒血症状者可行手术治疗。

试题精选

轻度溃疡性结肠炎药物治疗首选

A. 甲硝唑　　　　　　　　B. 巯嘌呤　　　　　　　　C. 巴柳氮

D. 糖皮质激素　　　　　　E. 柳氮磺吡啶

答案：**E**。

四、肝硬化病人的护理

【辅助检查】

1. 血常规　代偿期多正常，失代偿期有贫血，感染时白细胞增高。**脾功亢进**时，血中红细胞、白细胞和血小板计数均**减少**，若合并感染则白细胞计数可正常。

2. 尿常规　一般正常，并发肝肾综合征时，尿有管型、血尿、蛋白尿，黄疸时尿胆红素阳性，尿胆原增加。

3. 便隐血试验　门脉高压性胃病慢性出血者粪便潜血试验阳性。

4. 肝功能检查　失代偿期转氨酶轻、中度增高，肝细胞受损时 ALT 增高较显著，严重坏死时 AST 升高更明显。血清总胆固醇特别是胆固醇酯下降。血清总蛋白可正常、降低或增高，其中**白蛋白明显降低、球蛋白增高，A/G 比例降低或倒置**。凝血酶原时间不同程度延长，血中总胆红素、直接胆红素和间接胆红素均升高。III 型前胶原肽、透明质酸、层粘连蛋白等肝纤维化指标显著增高。

5. 免疫功能检查　出现抗核抗体、抗平滑肌抗体、抗线粒体抗体等；病毒性肝炎致肝硬化者，肝炎病毒标记呈阳性，血浆 IgG 显著增高，T 淋巴细胞数常低于正常。

6. 腹水检查　一般呈**漏出液**，若合并 SBP 或结核性腹膜炎时，可呈渗出液或中间型，细菌培养阳性。血性腹水疑癌变。

7. 内镜及腹腔镜检查　①**内镜检查**：明确上消化道出血者的出血原因和部位，行止血治疗。②腹腔镜检查：观察腹腔脏器及组织情况，直视下行穿刺活检。

8. 影像学检查　① X 线检查：**食管静脉曲张示虫蚀样或蚯蚓状充盈缺损，胃底静脉曲张示菊花样充盈缺损**。② B 超：常用于初步筛查肝硬化合并肝癌。③ CT 和 MRI：B 超疑有癌变需行 CT，仍有疑问配合 MRI。

9. 肝穿刺活组织检查　有假小叶形成用于**肝硬化早期诊断**、与小肝癌鉴别。

10. 门静脉压力测定　经颈静脉插管测定肝静脉楔入压与游离压之差，>10mmHg 提示门脉高压症。

【治疗要点】本病治疗关键在于早期诊断、强调病因治疗和一般治疗，以延长代偿期，积极防治并发症，终末期宜行肝移植。

1. 一般治疗　强调休息和饮食，详见护理措施。

2. 病因治疗　治疗原发病有一定抗纤维化作用，可用活血化瘀药中医辨证施治。选用保肝药不宜盲目过多、慎用损伤肝脏药物。肝炎后肝硬化且病毒复制活跃者进行抗病毒治疗（如拉米夫定、干扰素等），以改善肝功、延缓病程。

3. 腹水治疗

（1）限制钠、水摄入：限制钠盐在 **1.2 ～ 2.0g/d**，限制进水在 1000ml/d。

（2）增加钠、水排泄：①利尿剂：使用原则是排钾类和保钾类利尿剂联合或交替使用；先用保钾类利尿剂，无效时加用排钾类利尿剂，据疗效逐渐加大剂量；利尿不可过快，以体重减轻 0.3 ～ 0.5kg/d（无水肿者）或 0.8 ～ 1kg/d（有水肿者）或不超过 2kg/ 周为宜；用药期间监测体重及电解质，及时补钾。②导泻：如甘露醇 20mg，1 ～ 2 次 / 日。③排放腹水加输注白蛋白：一般每放腹水 1L，输白蛋白 80g。

（3）提高血浆胶体渗透压：定期输注新鲜血或白蛋白、血浆。

（4）腹水浓缩回输：适用于顽固性腹水。放出的腹水经浓缩处理（超滤或透析）后再静脉回输，提高血浆白蛋白浓度及有效循环血容量。

（5）经颈静脉肝内门体分流术（TIPS）：适用于难治性腹水，易诱发肝性脑病。

4. 手术治疗　行各种分流术、断流术和脾切除术等，以降低门脉压、消除脾功能亢进。

5. 并发症治疗　①SBP：主要针对革兰阴性杆菌兼顾阳性球菌抗生素，早期、足量、足疗程、联合静脉应用，用药时间不少于 2 周，至腹水常规白细胞恢复正常后数天停药。②HRS：有一定疗效，肝移植是有效疗法，可应用血管加压素、输注白蛋白、TIPS、血液透析或人工肝支持等。③肝肺综合征：吸氧及高压氧舱适用轻型、早期病人，肝移植是有效疗法。

6. 肝移植　晚期肝硬化治疗最佳选择，顽固性腹水者首选。

试题精选

对肝硬化具有确诊价值的检查是
A. CT 检查　　　　　　B. 肝功能试验　　　　　　C. 内镜检查
D. 肝穿刺活检　　　　　E. 血生化检查
答案：**D**。

五、原发性肝癌病人护理

【辅助检查】

1. 肝癌标记物检测　①甲胎蛋白（AFP）测定：是肝细胞癌早期诊断特异方法，广泛用于肝癌普查、诊断、判断疗效、预测复发。肝癌者 AFP 阳性率为 70% ～ 90%。AFP 假阳性见于生殖腺胚胎瘤、少数转移性肿瘤（胃癌）、妊娠、活动性肝炎、肝硬化炎症活动期。AFP 诊断肝癌标准：**AFP>500μg/L，持续 4 周以上；由低逐渐升高；AFP>200μg/L，持续**

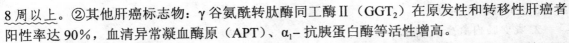

8 周以上。②其他肝癌标志物：γ 谷氨酰转肽酶同工酶 II（GGT₂）在原发性和转移性肝癌者阳性率达 90%，血清异常凝血酶原（APT）、α₁- 抗胰蛋白酶等活性增高。

2. 影像学检查　①超声：显示直径为 2cm 以上肿瘤，可早期定位诊断，B 超实时检测是目前肝癌筛查首选方法。②CT：是目前诊断**小肝癌**和**微小肝癌**最佳方法，对 1cm 以下肿瘤检出率达 80% 以上。③X 线肝血管造影：腹腔动脉和选择性肝动脉造影显示直径 1cm 以上癌结节，有助确诊肝癌。④其他：放射性核素扫描确诊肝内占位病变，MRI 显示癌内部结构，判断子瘤、瘤栓。

3. 肝穿刺活组织检查　在超声或 CT 引导下以**细针穿刺癌结节**，是确诊肝癌最可靠方法。

【治疗要点】早期肝癌尽量采取手术切除。综合治疗模式适用于不能切除者，目前是中晚期肝癌主要治疗方法。

1. 手术治疗　是目前**根治肝癌**最好方法，凡有手术指征者均应及早切除。

2. 局部治疗　①**肝动脉化疗栓塞治疗（TACE）**：原发性肝癌**非手术疗法中首选**方法。②无水酒精注射疗法（PEI）。③物理疗法：冷冻疗法和直流电疗法杀伤癌细胞；微波组织凝固技术、射频消融、高功率聚焦超声治疗、激光等局部高温疗法使癌细胞变性坏死，增强癌细胞对放疗敏感性。

3. 放射治疗　目前趋向放疗联合化疗，结合中药和其他支持疗法。

4. 化学治疗　常用阿霉素、顺铂（DDP）、丝裂霉素、氟尿嘧啶等药，一般用 CDDP 方案。

5. 生物和免疫治疗　单克隆抗体和酪氨酸激酶抑制剂类靶向治疗已应用于临床。

6. 中医治疗　配合手术、化疗和放疗以增强免疫力，减少不良反应，提高疗效。

试题精选

原发性肝癌最有效的治疗方法是

A. TACE　　　　　　B. 生物和免疫治疗　　　　C. 放射性治疗

D. 无水乙醇注射疗法　　E. 手术治疗

答案：E。

六、肝性脑病病人的护理

【辅助检查】

1. 血氨　正常人空腹血氨 23.5 ～ 41.1μmol/L（**40 ～ 70μg/dl**）。慢性肝性脑病者血氨多升高。急性起病者血氨多正常。

2. 脑电图　有诊断价值和预后意义。昏迷前期到昏迷期典型改变为节律变慢。

3. 心理智能测试　主要用于肝性脑病，尤其 SHE 的早期诊断。

4. 影像学检查　急性 HE 者见脑水肿，慢性 HE 者有不同程度脑萎缩。

5. 诱发电位　用于 SHE 诊断和研究。

6. 临界视觉闪烁频率　观察大脑胶质星形细胞情况，用于检测 SHE。

【治疗要点】目前尚无特效治疗，多采用综合措施。

1. 识别及消除诱因　防治感染、上消化道出血，避免快速、大量排钾利尿和放腹水，纠正电解质和酸碱平衡紊乱。不用或慎用镇静、催眠、镇痛药及麻醉剂。保持大便通畅，

2 ～ 3 次 / 日软便为宜。

2. 减少肠内氨生成和吸收

（1）调整饮食结构、禁止或限制蛋白质饮食。

（2）抑制细菌生长：①口服新霉素、甲硝唑等抗生素抑制肠内产尿素酶细菌，促进乳酸杆菌繁殖，能减少氨生成和吸收。②口服乳果糖或乳梨醇等，使肠内呈酸性，减少氨产生。③口服有益菌制剂抑制有害菌生长。

（3）灌肠或导泻：用生理盐水或**弱酸性溶液灌肠**或 25 % 硫酸镁 30 ～ 50ml 导泻，**清除肠内含氨物质或积血**。**忌肥皂水灌肠**（因碱性增加氨吸收）。

3. 促进体内有毒物质代谢清除

（1）降氨药：L- 鸟氨酸 -L- 门冬氨酸、鸟氨酸 -α- 酮戊二酸能促进体内尿素合成；谷氨酸钾或谷氨酸钠能与游离氨结合形成谷氨酰胺；精氨酸与氨合成尿素和鸟氨酸，均降低血氨。

（2）调节神经递质：① GABA/BZ 复合体受体拮抗剂：氟马西尼系该受体拮抗剂，促进部分Ⅲ～Ⅳ期病人清醒；②支链氨基酸（BCAA）制剂：是以亮氨酸、异亮氨酸、缬氨酸等为主的复合氨基酸，与芳香族氨基酸竞争入脑，减少或拮抗假性神经递质。

（3）人工肝：运用分子吸附剂再循环系统，以血液灌流等方法清除有毒物质。

4. 对症治疗　①纠正水、电解质和酸碱失衡，入液量不超过 2500ml/d。②保持呼吸道通畅。③保护脑功能：戴冰帽。④防治脑水肿：应用脱水剂，注意滴速和尿量。

5. 肝移植　治疗各种终末期肝病，有肝移植指征者可用。

试题精选

抑制肝性昏迷病人大脑中假性神经递质的形成，首选的治疗是

A. 静滴谷氨酸钠　　　　B. 口服新霉素　　　　C. 25% 硫酸镁导泻
D. 33.3% 乳果糖灌肠　　E. 静滴氨基酸混合液
答案：E。

七、急性胰腺炎病人的护理

【辅助检查】

1. 血象　白细胞计数升高，中性粒细胞明显增高、核左移。

2. 酶学改变　①淀粉酶：**血清淀粉酶超过正常值 3 倍可确诊本病**，血中淀粉酶升高早于尿中（表 1-13），尿淀粉酶受病人尿量影响，胰源性腹水和胸水中的淀粉酶值亦明显升高。②脂肪酶：特异性较高且对就诊较晚者有诊断价值。

表 1-13　急性胰腺炎血、尿淀粉酶及血脂肪酶发病后动态变化

项目	开始升高（小时）	高峰（小时）	开始下降（小时）	持续时间（天）
血淀粉酶	6 ～ 12	12 ～ 24	48 ～ 72	3 ～ 5
尿淀粉酶	12 ～ 14			7 ～ 14
脂肪酶	24 ～ 72			7 ～ 10

3. C 反应蛋白（CRP）　是组织损伤和炎症非特异性标志物，胰腺坏死时 CRP 明显升高。

4. 生化检查　暂时性**血糖升高**常见，持久空腹血糖高于 10mmol/L 反映胰腺坏死。重症病人低血钙程度与临床严重程度平行，低于 1.5mmol/L 提示预后不良。

5. 影像学检查　腹部 X 线平片见**"哨兵襻"**和"结肠切割征"，为胰腺炎间接指征，可有麻痹性肠梗阻征象。B 超与 CT 可了解胰腺大小，有无胆道疾病及并发脓肿或假性囊肿。

【治疗要点】治疗旨在减轻腹痛、减少胰腺分泌、防治并发症。

1. 轻症者治疗　①禁食及胃肠减压；②积极补充液体和电解质，维持有效循环血容量，以及水、电解质和酸碱平衡；③解痉止痛：肌内注射阿托品或山莨菪碱，剧烈腹痛者予哌替啶；④合并感染者须用抗生素。⑤静脉予 H_2 受体拮抗剂或质子泵抑制剂抑酸。

2. 重症者治疗　采取综合措施积极抢救。除轻症治疗措施外，还包括：①重症监护；②予清蛋白、全血及血浆代用品，休克者在扩容基础上用血管活性药、纠正酸碱失衡；③营养支持：早期用全胃肠外营养，无肠梗阻则尽早过渡到肠内营养；④减少胰液分泌：持续静滴生长抑素及其类似物奥曲肽，均具有抑制胰液、胰酶的分泌及合成作用。⑤抑制胰酶活性：用于重症胰腺炎早期，常用抑肽酶、加贝脂。

3. 并发症治疗　重症伴腹腔大量渗液者或急性肾衰竭者采用**腹膜透析**治疗；急性呼吸窘迫综合征者除药物治疗外，行气管切开和上呼吸机；并发糖尿病则予胰岛素。

4. 内镜下 Oddi 括约肌切开术（EST）　适用于胆源性胰腺炎合并胆道梗阻或胆道感染者，可置鼻胆管引流。

5. 手术治疗　若重症者经内科治疗无效，或并发脓肿、假性囊肿、弥漫性腹膜炎、肠穿孔、肠梗阻及肠麻痹坏死时，须外科手术治疗。

试题精选

诊断胰腺炎最有意义的化验是

A. 谷丙转氨酶测定　　　　B. 血清淀粉酶测定　　　　C. 甲胎蛋白测定

D. 血肌酐测定　　　　　　E. C 反应蛋白测定

答案：**B**。

八、结核性腹膜炎病人的护理

【辅助检查】

（1）结核菌素试验：判断标准详见本书"肺结核病人护理"。

（2）血液检查：50% 以上病人有轻到中度贫血，多为正细胞正色素性贫血。白细胞计数大多正常，腹腔结核病灶扩散则白细胞计数和中性粒细胞值明显增高。多数病人红细胞沉降率增快，常与结核病变活动程度相平行。

（3）腹水检查：外观多为草黄色、性质常呈渗出液，静置后自然凝固。少数为淡红色，偶见乳糜样。

（4）X 线检查：见全腹密度增高、腹腔积液征、结核钙化影、肠梗阻等征象。

（5）腹腔镜检查：确诊早期渗出型病例，活组织检查有确诊价值。适用于有游离腹水者，禁用于腹膜广泛粘连者。

【治疗要点】治疗旨在消除症状、改善全身情况、避免复发和防止并发症。

1. 抗结核化学药物治疗　及早予规则、全程抗结核化学药物治疗是治疗本病关键，参照"肺结核病人护理"。注意事项包括：对一般渗出型病人，强调全程规则治疗，由于该类病人常因用药后起效较快而自行停药致复发；对粘连型或干酪型病人，强调联合用药及延长用药疗程，系因该类患者病灶处大量纤维增生致药物不易到达。

2. 腹腔穿刺放液治疗　用于大量腹水者减轻症状。

3. 手术治疗　适用于经内科治疗未见好转的肠梗阻、急性肠穿孔及腹腔脓肿、肠瘘病人。

九、上消化道大量出血病人的护理

【辅助检查】

1. 实验室检查　测定血象、肾功变化及粪便检查，以明确出血情况、判断疗效。

2. 胃镜检查　是上消化道出血病因诊断首选检查方法。在出血后 **24 ～ 48h** 内直视下行急诊内镜检查，以明确病因、确定出血部位及止血治疗。

3. X 线钡剂造影检查　适用于禁忌或不愿进行胃镜检查者，出血停止和病情基本稳定后数天进行。

4. 其他　选择性腹腔动脉造影、放射性核素扫描、胶囊内镜及小肠镜检查等，适于胃镜及 X 线钡剂造影未能确诊而反复出血者。

【治疗要点】旨在迅速补充血容量、止血、纠正水电解质紊乱、进行病因诊断及治疗。

1. 补充血容量　**迅速建立静脉通路**，立即交叉配血、紧急输血。保持血红蛋白在 **90 ～ 100g/L** 为佳。肝硬化病人须输新鲜血，因库存血中血氨高易诱发肝性脑病。

2. 止血措施

（1）食管下段胃底静脉曲张破裂出血止血措施：①药物止血：经静脉进入体内常用药有血管加压素（即垂体后叶素）及其拟似物（降低门静脉压）；生长抑素及其拟似物（明显减少内脏血流量、广泛用于临床）。经口或经胃管注入消化道内常用药有去甲肾上腺素、凝血酶等。②三（四）腔二囊管压迫止血：用于食管下段胃底静脉破裂出血者。③内镜治疗：是目前治疗本病重要手段，可在内镜直视下注射硬化剂于食管曲张静脉或组织黏合剂于胃底曲张静脉，或用皮圈套扎曲张静脉。④手术治疗：内科治疗无效时，考虑外科手术或经颈静脉肝内门体静脉分流术。⑤介入手术：如脾动脉栓塞术等。

（2）**非曲张静脉**上消化道大出血止血措施：①药物止血：经静脉可用**垂体后叶素，同时用抑酸药**如 H_2RA 或 PPI 提高胃内 pH。②内镜治疗：适于有活动性出血或暴露血管的溃疡，包括激光光凝、高频电凝、微波或局部喷洒去甲肾上腺素、凝血酶等，注射硬化剂（如乙醇）等。③介入治疗：若无法内镜治疗且不能耐受手术时，行血管栓塞术。

试题精选

柏油样便见于

A. 直肠癌　　　　　　　B. 上消化道出血　　　　　C. 阿米巴痢疾
D. 下消化道出血　　　　E. 肛裂

答案：**B**。

第 5 单元　泌尿系统疾病病人的护理

一、慢性肾小球肾炎病人的护理

【辅助检查】

1. 尿液检查　尿蛋白＋～＋＋＋，24 小时尿蛋白定量 1～3g。有肉眼血尿、镜下血尿及管型尿。

2. 血常规　早期正常或轻度贫血。晚期红细胞和血红蛋白明显下降。

3. 肾功能检查　晚期血肌酐和血尿素氮增高，肾功能不全的病人可有**内生肌酐清除率下降**。

4. 肾活检组织病理学检查　可确定慢性肾炎的病理类型。

5. B 超检查　晚期双肾缩小、皮质变薄。

【治疗要点】以利尿、降压、抗凝治疗为主，防止和延缓肾功能进行性恶化。

1. 优质蛋白饮食　饮食宜低蛋白、低磷饮食，以减轻肾小球毛细血管高灌注、高压力和高滤过的状态，延缓肾小球硬化和肾功能进一步恶化。可选优质蛋白食物，水肿、高血压病人应限制盐＜3g/d。

2. 降压治疗　肾素依赖型高血压首选血管紧张素转换酶抑制剂（ACEI）和血管紧张素Ⅱ受体拮抗剂（ARB）。容量依赖型高血压可选用**噻嗪类**、呋塞米等利尿剂。

3. 应用抗血小板药物　对于有高凝状态或某些易引起高凝状态的病理改变时使用抗血小板药，可有一定的降低尿蛋白的作用，但目前尚无明确的循证医学研究证据表明该类药的确切疗效。临床常用的抗血小板药物有双嘧达莫和阿司匹林。

4. 防止肾功能损害　应避免劳累、感染、妊娠、应用毒性药物等。

试题精选

慢性肾炎病人采用优质低蛋白饮食的主要目的是

A. 缓解肾功能减退　　　　　B. 消除水肿　　　　　C. 降低血脂

D. 降低体重　　　　　E. 增加血尿素氮

答案：**A**。

二、原发性肾病综合征病人的护理

【辅助检查】

1. 尿液检查　尿蛋白定性一般为＋＋＋～＋＋＋＋，24 小时尿蛋白定量＞**3.5g**，尿沉渣常见颗粒管型及红细胞。

2. 血液检查　血清白蛋白＜30g/L，血清胆固醇及甘油三酯可升高，血 IgG 下降。

3. 肾功能检查　内生肌酐清除率可正常或降低，血尿素氮、肌酐可正常或升高。

4. 肾活组织病理检查　可确定肾小球病变的病理类型。

5. 肾脏 B 超检查　双肾正常或缩小，肾静脉血栓形成时可增大。

【治疗要点】

1. 一般治疗 ①休息：严重水肿、体腔积液时需卧床休息，保持适度床上及床旁活动，防止血栓形成。水肿消退、一般状况好转后，可逐渐增加活动量。②饮食：选择优质蛋白，摄入量应为正常人量［1.0g/（kg·d）］。热量要保证充分，不少于 126 ～ 147kJ/（kg·d）或 30 ～ 35kcal/（kg·d）。多吃不饱和脂肪酸的食物（如植物油、鱼油）。水肿时应低盐饮食（＜3g/d）。

2. 对症治疗

（1）利尿、消肿：①噻嗪类利尿药与保钾利尿药合用：可增强利尿效果，减少钾代谢紊乱，为利尿治疗基础药物。②袢利尿剂：常用药物为呋塞米，在用药过程中防止低钠血症、低钾血症等发生。③渗透性利尿剂：常用不含钠的低分子右旋糖酐，静滴后加入袢利尿剂，利尿效果更佳，但少尿时应慎用。④提高血浆胶体渗透压：如右旋糖酐、白蛋白。对于严重的肾病综合征病人，在必须利尿的情况下方可考虑应用，避免过频过多。心力衰竭者慎用。

（2）减少尿蛋白：应用血管紧张素转化酶抑制剂（ACEI）或血管紧张素Ⅱ受体拮抗剂（ARB）。

（3）降血脂：高脂血症可增高肾病综合征病人发生心、脑血管病的风险，因此可考虑降脂治疗。常用有他汀类降脂药物和氯贝丁酯类。

3. 抑制免疫与炎症反应 是最主要治疗方法。①糖皮质激素：应用的基本原则是起始用量要足、足疗程、减量慢、维持时间长，服半年至1年或更久。常用药物为泼尼松，用量为 1mg/（kg·d），口服8周，必要时可延长至12周。激素的服用方法为全天顿服，或在服药期间两日量隔天顿服，以减轻激素的不良反应。糖皮质激素的治疗反应可分为"激素敏感型""激素依赖型"和"激素抵抗型"。②细胞毒类药物：常应用于"激素依赖型"和"激素抵抗型"肾病综合征病人。环磷酰胺为最常用药物，每天 100 ～ 200mg，分次口服或隔天静注，累积量到 6 ～ 8g 后停药。③环孢素：用于激素抵抗和细胞毒药物无效的难治性肾病综合征。常用量为 3 ～ 5mg/（kg·d），分两次口服，宜空腹服用，服药 2 ～ 3 个月后减量，疗程1年左右。

4. 防治并发症 ①感染：不主张抗生素预防感染，不仅达不到预防目的，反而容易引起二次感染。若发生感染，应选择敏感、强效及无肾毒性的抗生素进行治疗。②血栓及栓塞：给予抗凝剂如肝素，并辅以抗血小板药如双嘧达莫。对已发生血栓、栓塞者，给予尿激酶或链激酶溶栓治疗，同时配合抗凝治疗。③急性肾衰竭：利尿无效且符合透析指标要求时予透析治疗。

试题精选

1. 肾病综合征的治疗措施，不合理的是

A. 必要时补充白蛋白

B. 必要时可应用阿司匹林

C. 用激素治疗4周，无效加用环磷酰胺

D. 用激素治疗，尿蛋白减少立即停药

E. 必要时应用环孢素A

答案：**D**。

2. 对肾病综合征有确诊价值的尿检结果是

A. 菌尿   B. 肉眼血尿   C. 蜡样管型

D. 24 小时尿蛋白定量＞3.5g   E. 白细胞管型

答案：D。

三、肾盂肾炎病人的护理

【辅助检查】

1. **尿常规**　尿蛋白少量（肾盂肾炎不会出现大量蛋白尿）；尿中白细胞显著增加，若见白细胞（或脓细胞）管型，对肾盂肾炎有诊断价值；可有红细胞、微量蛋白。极少数急性膀胱炎病人可见肉眼血尿。

2. **血常规**　急性期血白细胞计数和中性粒细胞可增高，慢性期血红蛋白可降低。

3. **尿细菌学检查**　临床常用清洁中段尿作细菌培养、菌落计数，尿细菌定量培养的临床意义为：菌落计数≥10^5/ml 为有意义，10^4/ml～10^5/ml 为可疑阳性，＜10^4/ml 则可能是污染。如临床上无尿路感染症状，则要求两次清洁中段尿定量培养均≥10^5/ml，且为同一菌种。

4. **肾功能检查**　慢性期可出现持续性功能损害，肾浓缩功能减退，如夜尿多，尿渗透浓度下降，肌酐清除率降低，血尿素氮、肌酐增高。

5. **影像学检查**　慢性、反复发作的肾盂肾炎可做腹部平片、静脉尿路造影检查。但急性期不宜做静脉尿路造影检查。男性病人排除前列腺炎或前列腺肥大后，可行尿路 X 线检查。

【诊断要点】根据临床表现、尿液改变和尿细菌学检查加以确诊。如有真性细菌尿应诊断肾盂肾炎。

【治疗要点】治疗目的是纠正诱因，合理用药，辅以全身支持疗法。

1. **急性肾盂肾炎**　①休息，多饮水；②应按尿培养和药物敏感试验结果选择应用抗菌药物，如磺胺类、喹诺酮类、氨基糖苷类、头孢类等。同时口服碳酸氢钠片（1.0g，每日 3 次）以碱化尿液。待症状完全消失，尿检查阴性后，继续用药 3～5 天，然后停药观察，以后每周复查尿常规和尿细菌培养 1 次，共 2～3 周，若均为阴性，可认为临床治愈。

2. **慢性肾盂肾炎**　急性发作者，按急性肾盂肾炎治疗。反复发作者，在急性发作控制后应积极寻找易感因素，并予以祛除。有严重感染或全身中毒明显者需入院接受治疗，静脉滴注氨苄西林、头孢曲松钠、左氧氟沙星等，症状好转后口服抗生素。

3. **无症状菌尿**　妊娠女性和学龄前儿童应行抗菌治疗。根据药物过敏试验结果选择抗生素，尽量选用肾毒性小的抗菌药，如头孢类，不宜选用氨基糖苷类、磺胺类药物等。

试题精选

1. 肾盂肾炎尿中白细胞数每高倍视野应大于

A. 3 个   B. 4 个   C. 5 个

D. 6 个   E. 7 个

答案：C。

2. 诊断急性肾盂肾炎最重要的依据是

A. 膀胱刺激症状   B. 白细胞管型和菌尿   C. 蜡样管型

D. 肉眼血尿　　　　　　　　　E. 颗粒管型

答案：**B**。

3. 急性肾盂肾炎病人治愈的标准是

A. 停药后1周，3周复查尿菌均为阴性

B. 停药后2周，6周复查尿菌均为阴性

C. 停药后3周，6周复查尿菌均为阴性

D. 停药后2周，5周复查尿菌均为阴性

E. 停药后3周，8周复查尿菌均为阴性

答案：**B**。

四、慢性肾衰竭病人的护理

【辅助检查】

1. **血常规**　红细胞数目下降，血红蛋白多在80g／L以下，最低达**20g／L**，白细胞与血小板正常或偏低。

2. **尿液检查**　尿蛋白＋～＋＋＋，晚期可呈阴性。尿沉渣检查中可见颗粒管型和蜡样管型，对本病有诊断意义。可见红细胞、白细胞，若数量增多表示病情活动或有感染。尿量可正常，但夜尿多，尿渗透压、尿比重低，严重者尿比重固定在**1.010～1.012**。

3. **血生化检查**　血钙偏低，血磷增高，血清钾、钠浓度可正常、降低或增高，可有代谢性酸中毒等。

4. **肾功能检查**　血肌酐、尿素氮升高，内生肌酐清除率降低。

5. **影像学检查**　显示双肾体积小，肾萎缩。

【治疗要点】

1. **治疗原发病、纠正加重肾衰竭可逆因素**　防止水电解质紊乱、感染、尿路梗阻、心力衰竭等，是防止肾功能进一步恶化，促使肾功能不同程度恢复的重要措施。

2. **延缓慢性肾衰竭的发展**　①必需氨基酸或α-酮酸：慢性肾衰竭时，低蛋白饮食虽可降低血中含氮的代谢产物，但如摄入低蛋白饮食的时间超过2周，则发生蛋白质营养不良，所以需要加用必需氨基酸。②增加肾血流量：遵医嘱给予前列腺素E1、前列地尔等。

3. **对症治疗**

（1）控制高血压：容量依赖型高血压，应限水钠、配合利尿药及降压药等综合治疗；肾素依赖型高血压，应首选**血管紧张素转换酶抑制剂（ACEI）**或**血管紧张素Ⅱ受体拮抗剂（ARB）**。

（2）纠正贫血：肾性贫血者给予促红细胞生成素（常用**重组人类促红细胞生成素**），同时静脉补充铁剂，严重贫血者可适当输新鲜血。

（3）纠正水、电解质和酸碱平衡失调：①水、钠平衡失调：明显水肿、高血压时，使用利尿剂；严重水钠潴留、急性左心衰者，尽早透析治疗。②高钾血症：密切监测血钾的浓度及心电图表现，发生异常变化时，应在透析前给予紧急处理。③代谢性酸中毒：酸中毒不严重可口服碳酸氢钠。当CO_2结合力＜**13.5mmol/L**，酸中毒明显，应静脉补碱。在纠正酸中毒过程中同时补钙，必要时透析治疗。④钙、磷代谢紊乱：对于高血磷、低血钙者应口服葡萄糖酸钙，同时限制磷的摄入。对于血磷正常、低血钙、或继发性甲状旁腺功能亢进者，给予 1, 25-（OH）$_2$D$_3$ 口服。

（4）**肾性骨病**：**骨化三醇**提高血钙对骨软化的效果最佳。

4. **透析治疗**　可代替失去功能的肾脏排泄各种毒物，减轻症状，维持生命。

5. **肾移植**　慢性肾衰竭的病人，经非手术治疗无效时，应考虑做肾移植。

试题精选

1. 慢性肾衰竭最早出现的实验室检查改变是

A. 内生肌酐清除率下降　　　B. 血肌酐浓度升高　　　C. 血糖升高

D. 红细胞计数下降　　　E. 血钾升高

答案：**A**。

2. 不属于慢性肾衰竭治疗原则的是

A. 治疗原发病　　　B. 消除尿蛋白

C. 纠正加重肾衰竭的因素　　　D. 减少并发症

E. 保护肾功能

答案：**B**。

第 6 单元　血液及造血系统疾病病人的护理

一、贫血病人的护理

（一）缺铁性贫血病人的护理

【辅助检查】

1. **血象**　为小细胞、低色素性贫血，血红蛋白与红细胞降低不成比例，血红蛋白较红细胞减少明显。红细胞体积较小且大小不一，中心淡染区扩大。白细胞、血小板一般正常。

2. **骨髓象**　骨髓中度增生，主要是**中晚幼红细胞**增生活跃。骨髓铁染色可反映体内贮存铁情况，缺铁性贫血常表现骨髓细胞外含铁血黄素消失，幼红细胞内含铁颗粒减少或消失。

3. **生化检查**　血清铁<8.95μmol／L，血清铁蛋白<12μmol／L，转铁蛋白饱和度<15%，总铁结合力>64.44μmol／L，游离原卟啉>0.9μmol／L。血清铁蛋白检查可准确反映体内贮存铁情况，可作为缺铁依据。

【治疗要点】

1. **病因治疗**　查明缺铁的病因后积极治疗，是纠正贫血、防止复发的关键。

2. **补充铁剂**　包括含铁丰富的食物及药物。药物首选**口服铁剂**，常用药物有硫酸亚铁、富马酸亚铁、力蜚能、速力菲等。口服铁剂不能耐受者，注射铁剂，常用右旋糖酐铁肌内注射，成人首次 50mg。铁剂治疗有效者于用药后 1 周左右网织红细胞数开始上升，10 天左右渐达高峰；2 周左右血红蛋白开始升高，月 1～2 个月恢复至正常。在血红蛋白恢复正常后，仍需继续服用铁剂 3～6 个月，或待血清铁蛋白>50μg／L 后停药。口服铁剂不能耐受，或病情要求迅速纠正贫血等情况可使用注射铁剂。计算公式为：注射铁总量（mg）＝［150－

病人 Hb（g/L）]×体重（kg）×0.33，常用药物有科莫非。

（二）再生障碍性贫血病人的护理

【辅助检查】

1. 血象　全血细胞减少，重型较明显，呈正常细胞正常色素贫血。网织红细胞绝对值低于正常。白细胞计数减少，以中性粒细胞减少为主。血小板减少，出血时间延长。

2. 骨髓象　为确诊再障的主要依据。①重型再障：增生低下或极度低下，粒、红二系明显减少，无巨核细胞。淋巴细胞比例增多，非造血细胞如浆细胞、组织细胞增多。②非重型再障：骨髓增生减低或呈灶性增生，三系细胞均不同程度减少，淋巴细胞相对增多，共同点是巨核细胞减少。

【治疗要点】

1. 对症治疗　①控制感染：对于感染性高热的病人，应反复多次进行血液、分泌物和排泄物的细菌培养及药物敏感试验，并根据结果选择敏感的抗生素。②控制出血：除应用一般止血药物外，可根据病人的具体情况选用不同的治学方法或药物皮肤黏膜出血可用糖皮质激素。出血严重者可输注浓缩血小板或新鲜冷冻血浆。③纠正贫血：血红蛋白低于 60g/L 伴明显缺氧症状者，可输入浓缩红细胞。

2. 针对不同发病机制的治疗

（1）免疫抑制剂：抗胸腺细胞球蛋白、抗淋巴细胞球蛋白及环孢素联合应用，被认为是重型再障非移植治疗的一线方案。

（2）促进骨髓造血：①雄激素：为治疗慢性再障首选药物，作用机制是刺激肾脏产生促红细胞生成素。对骨髓有直接刺激红细胞生成作用。目前常用丙酸睾酮衍生物司坦唑醇，需治疗 3～6 个月。判断指标为网织红细胞或血红蛋白升高。②造血细胞因子：主要用于重型再障，多为辅助性药物，在免疫抑制剂治疗后应用，有促进骨髓恢复的作用。③骨髓移植：40 岁以下，未接受输血，未发生感染的病人，有供髓者可考虑。

试题精选

1. 确诊缺铁性贫血的实验室检查是

A. 网织红细胞　　　　　　　B. 血小板总数　　　　　　　C. 血红蛋白

D. 转铁蛋白饱和度　　　　　E. 血清铁蛋白

答案：E。

2. 治疗缺铁性贫血最重要的是

A. 补充铁剂　　　　　　　　B. 补充叶酸　　　　　　　　C. 输红细胞悬液

D. 肌内注射维生素 B_{12}　　E. 病因治疗

答案：E。

3. 诊断再生障碍性贫血最有价值的检查结果是

A. 全血细胞减少　　　　　　B. 骨髓增生活跃　　　　　　C. 红细胞增多

D. 肝、脾、淋巴结肿大　　　E. 淋巴细胞比例减少

答案：A。

4. 治疗慢性再生障碍性贫血的首选药物是

A. 泼尼松   B. 造血生长因子   C. 环孢素

D. 雄激素   E. 雌激素

答案：**D**。

5. 重型再生障碍性贫血病人治疗首选

A. 输血   B. 脾切除   C. 雄激素治疗

D. 糖皮质激素治疗   E. 免疫抑制剂治疗

答案：**A**。

二、特发性血小板减少性紫癜病人的护理

【辅助检查】

1. 血象   血小板计数减少程度不一，急性型常低于 $20×10^9/L$，慢性型多为（30～80）× $10^9/L$。失血多可出现贫血，白细胞计数多正常，嗜酸性粒细胞可增多。

2. 骨髓象   骨髓巨核细胞数量增多或正常，形成血小板的巨核细胞减少（<30%）。

3. 其他   束臂试验阳性，出血时间延长，血块回缩不良，而凝血机制和纤溶机制检查正常。血小板寿命明显缩短，血小板相关免疫球蛋白（PAIgG）升高。

【治疗要点】

1. 一般疗法   避免应用降低血小板数量及抑制功能的药物。血小板明显减少，出血严重者应卧床休息，感染时应使用抗生素。

2. 糖皮质激素   为首选药物，可降低血管壁通透性，抑制血小板与抗体结合并阻滞单核 – 吞噬细胞系统吞噬破坏血小板。常用泼尼松口服，病情重可静脉滴注氢化可的松或地塞米松。待血小板接近正常后，可逐渐减量，维持 3～6 个月。

3. 脾切除   可减少血小板破坏及抗体的产生，70%～90% 脾切除的病人可获疗效。

适应证：①糖皮质激素治疗 6 个月以上无效者；②糖皮质激素治疗有效，但维持量必须大于 30mg/d。

4. 免疫抑制剂   一般不作首选。以上治疗方法无效、疗效差或不能进行脾切除者，可与糖皮质激素合用提高疗效或减少激素剂量，或单独使用免疫抑制剂。长春新碱最常用，环孢素用于难治性 ITP 的病人。免疫抑制剂有抑制骨髓造血功能的不良反应，使用时应慎重。

5. 输血和输血小板   适用于危重出血者、血小板低于 $20×10^9/L$ 者，脾切除术前准备或其他手术及严重并发症，输新鲜血或浓缩血小板悬液止血效果较好。

试题精选

1. 急性特发性血小板减少性紫癜的血小板计数一般

A. $<20×10^9/L$ B. $<30×10^9/L$ C. $<40×10^9/L$

D. $<50×10^9/L$ E. $<60×10^9/L$

答案：**A**。

2. 特发性血小板减少性紫癜的首选治疗是

A. 脾切除   B. 应用促血小板生成素

C. 血浆置换   D. 应用糖皮质激素

E. 应用免疫抑制剂

答案：D。

三、白血病病人的护理

（一）急性白血病病人的护理

【辅助检查】

1. 血象　多数病人白细胞（10～50）$\times 10^9$/L，少数低于 4×10^9/L 或大于 100×10^9/L。分类中可发现原始细胞及早幼细胞。贫血程度不同，一般为正细胞正色素性贫血。约 50% 病人血小板降低，晚期极度减少。

2. 骨髓象　骨髓检查是确诊的重要依据，多数病人骨髓象呈增生明显或极度活跃，以白血病原始细胞和幼稚细胞为主，而较成熟中间阶段细胞缺如，并残留少量成熟粒细胞，形成所谓"裂孔"现象。正常粒系、红系细胞及巨核细胞系统均显著减少。奥尔（Auer）小体仅见于急非淋白血病，有独立诊断的意义。

3. 细胞化学染色　用于急淋、急粒及急单白血病的诊断与鉴别诊断。

4. 免疫学检查　区分急淋与急非淋，及其各自的亚型。

5. 其他　白血病病人血液中尿酸浓度及尿液中尿酸排泄均增加，在化疗期可更显著，这是由于大量白血病细胞被破坏所致。

【治疗要点】

1. 对症支持治疗　①处理高白细胞血症：当循环血液中白细胞＞200$\times 10^9$/L 时可发生白细胞淤滞症，表现为呼吸窘迫、低氧血症、头晕、言语不清、反应迟钝、中枢神经系统出血及阴茎异常勃起等。一旦发生可使用血细胞分离机，单采清除过高的白细胞，同时给以化疗药物和碱化尿液，并预防高尿酸血症、酸中毒等并发症。②防治感染：病情较重的病人须卧床休息，最好将病人安置在隔离病室或无菌层流室进行治疗；做咽拭子血培养和药敏试验，同时应用广谱抗生素治疗，待阳性培养结果出来后选择敏感的抗生素。有条件可多次输注浓缩细胞。③控制出血：出血严重，血小板计数＜20$\times 10^9$/L 时应输浓缩血小板悬液或新鲜血。轻度出血可使用止血药。④纠正贫血：严重贫血可吸氧，输浓缩红细胞或全血。⑤预防尿酸肾病：因大量白血病细胞被破坏，可产生尿酸肾结石，引起肾小管阻塞，严重者可致肾衰竭，表现为少尿无尿。鼓励病人多饮水，给予别嘌醇以抑制尿酸合成。

2. 化学治疗　是目前治疗白血病最主要的方法，也是造血干细胞移植的基础。急性白血病的化疗过程分为：①诱导缓解：从化疗开始到完全缓解。完全缓解的标准是：病人的症状和体征消失；外周血象的白细胞分类中无幼稚细胞；骨髓象中相关系列的原始细胞与幼稚细胞之和＜5%。急淋白血病首选 VP 方案，即长春新碱、泼尼松，疗效不佳时，可改用 VDP 方案或 VAP 方案。急非淋白血病首选 DA 方案，即柔红霉素、阿糖胞苷，或使用 HOAP 方案或其他方案。②缓解后治疗：通过进一步的巩固与强化治疗，彻底消灭残存的白血病细胞，防止病情复发。

现将常用化疗药物列表如下（表 1-14）。

表 1-14　治疗急性白血病常用化疗药物

种　类	药　名	药理作用	不良反应
抗叶酸代谢	甲氨蝶呤	干扰 DNA 合成	口腔、胃肠道黏膜溃疡，肝损害，骨髓抑制
抗嘌呤代谢	巯嘌呤	阻碍 DNA 合成	骨髓抑制，胃肠反应，肝损害
	氟达拉滨	同上	神经毒性，骨骼抑制，自身免疫现象
抗嘧啶代谢	阿糖胞苷	同上	消化道反应，肝功能异常，骨髓抑制，巨幼变
	环胞苷	同上	骨髓抑制，唾液腺肿大
烷化剂	环磷酰胺	破坏 DNA	骨髓抑制，恶心呕吐，脱发，出血性膀胱炎
	苯丁酸氮芥	同上	骨髓抑制，胃肠反应
	白消安	同上	皮肤色素沉着，精液缺乏，停经，肺纤维化
生物碱类	长春新碱	抑制有丝分裂	末梢神经炎，腹痛，脱发
	高三尖杉酯碱	同上	骨髓抑制，心脏损害，消化道反应
	依托泊苷	干扰 DNA、RNA 合成	骨髓抑制，脱发，消化道反应
抗生素类	柔红霉素	抑制 DNA、RNA 合成	骨髓抑制，心脏损害，消化道反应
酶类	左旋门冬酰胺酶	影响瘤细胞蛋白质合成	肝损害，过敏反应，高尿酸血症，高血糖，胰腺炎，氮质血症
激素类	泼尼松	破坏淋巴细胞	类库欣综合征，高血压，糖尿病
抗嘧啶、嘌呤代谢	羟基脲	阻碍 DNA 合成	消化道反应，骨髓抑制
肿瘤细胞诱导分化剂	维 A 酸	使白血病细胞分化为具有正常表型功能的血细胞	皮肤黏膜干燥，口角破裂，消化道反应，头晕，关节痛，肝损害

3. 中枢神经系统白血病的防治　常用药物是**甲氨蝶呤**，在缓解前或后鞘内注射，可同时加地塞米松，也可用阿糖胞苷鞘内注射。需同时做头颅和脊髓放射治疗。

4. 其他　骨髓或外周干细胞移植。

（二）慢性粒细胞性白血病病人的护理

【辅助检查】

1. 血象　白细胞计数明显增高，各阶段中性粒细胞增多，以中幼、晚幼和杆状核粒细胞为主，且数量显著增多，常高于 $20×10^9/L$，晚期可达 $100×10^9/L$ 以上。早期血小板多正常，部分病人增多；晚期血小板逐渐减少，并出现贫血。

2. 骨髓象　骨髓增生明显或极度活跃，以粒细胞为主，其中中性中幼、晚幼和杆状核细胞明显增多；原粒细胞<10%；粒/红比例明显增高；嗜酸、嗜碱性粒细胞增多；红系细胞相对减少。

3. 染色体检查及其他　90% 以上慢粒病人血细胞中出现 Ph 染色体。少数病人 Ph 染色体呈阴性，此类病人预后差。因化疗后大量白细胞破坏，血及尿中尿酸浓度可增高。

【治疗要点】

1. 化学治疗　①羟基脲：首选药物，药效作用迅速，持续时间短，常用剂量每日 3g，分

2次口服，用药期间需查血象。②白消安：起效慢，持续时间长，始用剂量为每日4～6mg，口服。缓解率在95%以上。③靛玉红：从青黛中提取的主要成分，剂量150～300mg/d，分3次口服，对慢粒有效率为87.3%。

2. α-干扰素　该药与羟基脲或小剂量阿糖胞苷联合应用，可提高疗效。

3. 骨髓移植　慢粒慢性期缓解后尽早进行异基因骨髓移植，移植成功者可获得长期生存或治愈。

4. 慢粒急性变的治疗　按急性白血病的化疗方法治疗。

5. 其他　脾大明显而化疗效果不佳时，可做脾区放射治疗；服用别嘌醇且每日饮水1500ml以上，可以预防尿酸肾病。

试题精选

1. 白血病诊断的重要检查依据是

A. 染色体检查　　　　　　　B. 骨髓检查　　　　　　　C. 免疫学检查
D. 血清尿酸检查　　　　　　E. 基因检查

答案：**B**。

2. 治疗慢性粒细胞白血病首选的药物是

A. 马利兰　　　　　　　　　B. 柔红霉素　　　　　　　C. 三尖杉酯碱
D. 环磷酰胺　　　　　　　　E. 环孢素

答案：**A**。

第7单元　内分泌与代谢性疾病病人的护理

一、弥漫性毒性甲状腺肿甲状腺功能亢进症病人的护理

【辅助检查】

1. 血清甲状腺激素测定　①血清游离甲状腺素（FT_4）、游离三碘甲状腺原氨酸（FT_3）均不受血清甲状腺结合球蛋白（TBG）影响，是诊断甲状腺功能亢进症的首选指标。②血清总甲状腺素（TT_4）是判定甲状腺功能最基本筛选指标，正常值74～146mmol/L。③血清总三碘甲状腺原氨酸（TT_3）受TBG影响，是早期GD治疗中疗效观察及停药后复发的敏感指标，也是诊断T_3型甲状腺功能亢进症的特异指标，正常值1.0～2.6mmol/L。

2. 促甲状腺激素（TSH）测定　血TSH浓度变化是反映甲状腺功能最敏感指标，甲状腺功能亢进症时TSH降低。

3. 基础代谢率（BMR）　计算公式：BMR%＝脉压＋脉率−111。正常BMR为−10%～＋15%，约95%病人增高。测定应在禁食12小时、睡眠8小时以上、静卧空腹状态下进行。

4. 甲状腺摄[131]I率　诊断甲状腺功能亢进症符合率达90%，可鉴别不同病因的甲状腺功能亢进症，不能反映病情严重程度与治疗中的病情变化。正常甲状腺部位3小时及24小时摄[131]I率为5%～25%、20%～45%（近距离法）。甲状腺功能亢进症时病人摄碘率增高且

高峰前移，3 小时及 24 小时摄 ^{131}I 率分别＞25％、＞45％。

5. T_3 抑制试验　机体口服一定剂量 T_3 后再做摄 ^{131}I 率试验，甲状腺功能正常者受明显抑制，甲状腺功能亢进症时则不受抑制。甲状腺肿病人以此试验鉴别其系甲状腺功能亢进症或单纯性甲状腺肿所致。

6. 促甲状腺激素释放激素（TRH）兴奋试验　甲状腺功能亢进症时 T_3、T_4 增高，反馈抑制 TSH，故 TSH 不受 TRH 兴奋，若 TRH 给药后 TSH 增高则排除甲状腺功能亢进症。

7. 甲状腺自身抗体（TRAb）测定　用于鉴别甲状腺功能亢进症病因、早期诊断 GD、判断病情活动治疗后停药的重要指标。

8. 影像学检查　超声、放射性核素扫描、CT 或 MRI 等有助于甲状腺、异位甲状腺肿和眼球后病变性质的诊断，结合病情选用。

【治疗要点】

1. 一般治疗　保证休息及营养，避免情绪波动。精神紧张不安、失眠者可予镇静催眠剂、β 受体阻滞剂等。

2. 抗甲状腺药物治疗　适用于所有甲状腺功能亢进症病人的初始治疗。常用药物包括：硫脲类（甲硫氧嘧啶、丙硫氧嘧啶）、咪唑类（甲巯咪唑、卡比马唑）。甲硫氧嘧啶阻断 T_3 和 T_4 的合成；丙硫氧嘧啶阻断 T_4 转变成 T_3。不良反应主要是粒细胞减少和药疹，丙硫氧嘧啶比甲硫氧嘧啶不良反应轻。

3. 放射性 ^{131}I 治疗　利用 ^{131}I 释放的 β 射线破坏甲状腺腺泡上皮，减少甲状腺素合成与释放。

4. 手术治疗　甲状腺次全切除术的治愈率可达 95％ 左右，并发症主要是甲状旁腺功能减退、喉返神经损伤。

5. 甲状腺危象的治疗　①消除诱因、积极治疗甲状腺功能亢进症是预防甲状腺危象的关键，尤其是防治感染和充分术前准备。②首选药是丙硫氧嘧啶（抑制甲状腺激素合成及 T_4 转变 T_3），口服或胃管灌入，可用碘化钠或卢液（抑制已合成甲状腺激素释放入血）。③对症处理：高热时予药物或物理降温，必要时人工冬眠，禁用阿司匹林。上述治疗效果不佳时，选用血液透析或血浆置换等。

6. 浸润性突眼的治疗　严重突眼不宜行甲状腺次全切除术，慎用 ^{131}I 治疗。措施：①轻度突眼者，以保护眼睛和控制甲状腺功能亢进症为主；②控制甲状腺功能亢进症首选抗甲状腺药，以防甲状腺功能低下；③早期选用免疫抑制剂及非特异性抗炎药；④对近期的软组织炎症和近期发生的眼肌功能障碍者，行眶部放疗；⑤对重症突眼者，行眼眶减压术。

试题精选

1. 确诊甲状腺功能亢进症的首选实验室检查是
A. 甘油三酯　　　　　　B. 三碘甲状腺原氨酸　　　　C. ß$_1$ 微球蛋白
D. 放射性核素扫描　　　E. B 超
答案：B。

2. 抗甲状腺药物治疗的副作用主要是
A. 皮肤瘙痒　　　　　　B. 味觉丧失　　　　　　C. 中毒性肝炎

D.狼疮样综合征　　　　　　　E.胆汁淤滞综合征
答案：A。

二、糖尿病病人的护理

【辅助检查】

1. 血糖测定　血糖升高是诊断糖尿病主要依据，也是评价疗效主要指标。空腹血糖正常值为 **3.9～6.0mmol/L，空腹血糖≥7.0mmol/L（126mg/d1），和（或）餐后2小时血糖≥11.1mmo1/L（200mg/d1）可确诊本病。**

2. 尿糖测定　尿糖阳性是诊断糖尿病重要线索。若用班氏法测定尿糖，其结果判断及记号分别为：混合液呈蓝色或蓝灰色（一）；浅黄绿色沉淀（＋）；黄绿色沉淀（＋＋）；黄色沉淀（＋＋＋）；橘黄色沉淀（＋＋＋＋）。

3. 口服葡萄糖耐量试验（OGTT）　适用于血糖高于正常范围但又未达糖尿病诊断标准者，或疑有DM倾向者。此试验步骤为：取空腹血标本后，成人饮用含有75g葡萄糖粉或82.5g含1分子水葡萄糖水溶液250～300ml，5分钟内饮完，服糖后0.5小时、1小时、2小时和3小时分别采取血标本。若服用一定量葡萄糖后，血糖升高急剧，2～3小时恢复服糖前水平则为异常。

4. 糖化血红蛋白　反映取血前8～12周血糖水平。

5. 血浆胰岛素和C-肽释放试验　主要用于评价胰岛β细胞功能。

6. 血脂和血、尿酮体　多有血脂异常，如高胆固醇、高甘油三酯及高密度脂蛋白降低等；血尿酮体阳性见于酮症。

7. 血气分析　酮症酸中毒时，pH＜7.30、HCO_3^-＜15mmo1/L。

【治疗要点】糖尿病治疗包括糖尿病教育、饮食治疗、运动锻炼、药物治疗和自我监测，其中**饮食治疗**和**运动锻炼**是基础。

1. 糖尿病教育　糖尿病需终生治疗，取决于病人主动性。向病人及家属讲解糖尿病知识及自我保健方法，使其了解治疗不达标危害，防止并发症的发生和发展，提高病人的生存质量。

2. 饮食治疗　是糖尿病最基本治疗措施，目的在于维持标准体重，保证未成年人的正常生长发育、减轻胰岛负担、降低血糖。饮食治疗以控制总热量为原则，实行低糖、低脂、适当蛋白质、高纤维素、高维生素饮食。特别强调定时、定量。所有糖尿病病人都应严格和长期执行。

3. 运动治疗　适当运动增加胰岛素敏感性，减轻体重，改善血糖情况，对肥胖2型糖尿病尤佳。循序渐进、长期坚持、规律运动是控制糖尿病的基本措施。胰岛素相对不足时运动使肝糖输出增加、血糖升高；胰岛素相对过多时运动使肌肉摄取和利用葡萄糖增加，可诱发低血糖反应。运动宜在餐后，运动量不宜过大，时间不宜过长。

4. 口服降糖药治　分类见表1-15。

表 1-15　口服降糖药分类、作用机制、不良反应

类别	常用药	作用机制	适应证	不良反应	注意事项
磺脲类	优降糖 糖适平	刺激有功能的胰岛 β 细胞分泌胰岛素	2 型糖尿病非肥胖者，饮食和运动控制血糖不理想时	低血糖反应（最常见）、体重增加、皮肤过敏、胃肠道反应	1 型糖尿病禁用，从小剂量开始
格列奈类	瑞格列奈 那格列奈	直接刺激胰岛 β 细胞分泌胰岛素，改善早期胰岛素分泌	2 型糖尿病早期餐后高血糖阶段或餐后高血糖老年人	低血糖发生率低、程度轻且限于餐后，降糖快而短	同磺脲类，主要用于控制餐后高血糖，血糖水平 3 ～ 10mmol/L 时才有作用
双胍类	二甲双胍（格华止）	增加靶组织对胰岛素敏感性，抑制肝糖异生及分解，延缓肠道吸收葡萄糖，促进糖酵解	2 型糖尿病，尤其肥胖及血脂异常、高血压或高胰岛素血症者	乳酸性酸中毒、胃肠道反应、过敏反应	1 型糖尿病不宜单独使用，与胰岛素联合应用减少胰岛素用量和血糖波动
格列酮类	罗格列酮 吡格列酮	增强靶组织对胰岛素敏感性；改善胰岛 β 细胞功能	2 型糖尿病，尤其肥胖、明显胰岛素抵抗者	主要为水肿	心脏病、心衰或肝病者禁用；老年人，1 型糖尿病、酮症酸中毒慎用
α 葡萄糖苷酶抑制剂	阿卡波糖 倍欣	抑制小肠黏膜上皮表面 α 葡萄糖苷酶而延缓碳水化合物吸收	2 型糖尿病，尤其空腹血糖正常（或偏高）而餐后血糖升高者	胃肠道反应	在进食第一口食物后嚼服

　　5. 胰岛素治疗　①适应证：1 型糖尿病；糖尿病急、慢性并发症者；口服降糖药无效的 2 型糖尿病者；糖尿病合并应激或其他情况（如手术、妊娠、分娩、严重感染、心脑血管急症、肝肾疾患等）。②剂型：各类胰岛素制剂类型及作用时间见表 1-16。速效和短效胰岛素主要控制一餐饭后高血糖；中效胰岛素主要控制两餐饭后高血糖，以第二餐为主；长效胰岛素无明显作用高峰，主要提供基础水平胰岛素；预混胰岛素是短效和中效的预混物或速效和长效的混合制剂。③使用原则：胰岛素剂量取决于血糖水平、胰岛 β 细胞功能缺陷程度、胰岛素抵抗程度、饮食和运动状况等。一般小剂量开始，根据血糖水平逐渐调整。

表 1-16　胰岛素制剂类型、药名及注射时间

制剂类型	药　名	注射时间
速效	门冬胰岛素、赖脯胰岛素	三餐前 15 分钟
短效	普通胰岛素（R）	三餐前 30 分钟
中效	低精蛋白胰岛素、慢胰岛素锌混悬液	早晚餐前 1 小时或睡前

续表

制剂类型	药 名	注射时间
长效	甘精胰岛素、地特胰岛素	睡前或任一时刻
预混	优泌林 30R，诺和灵 30、50R	餐前/后即注射
	诺和锐 30	
	优泌乐 25、50	

6. 糖尿病酮症酸中毒的治疗　①补液；②胰岛素治疗；③纠正电解质和酸碱平衡失调：补钾及纠正酸中毒；④避免诱因及防治并发症，如积极抗感染、纠正脱水、休克、心衰、脑水肿等。

7. 其他　胰腺和胰岛细胞移植。

🔲 试题精选

1. 治疗糖尿病的基本措施是

A. 糖尿病教育　　　　　　　B. 运动锻炼　　　　　　　C. 自我监测

D. 药物治疗　　　　　　　　E. 控制饮食

答案：**E**。

2. 诊断糖尿病的标准是空腹血糖值不低于

A. 3.9mmol/L　　　　　　　B. 6.0mmol/L　　　　　　　C. 7.0mmol/L

D. 7.8mmol/L　　　　　　　E. 11.1mmol/L

答案：**C**。

第8单元　风湿性疾病病人的护理

一、系统性红斑狼疮病人的护理

【辅助检查】

1. 血液检查　多数病人有轻至中度贫血，病情活动时血沉多增快，1/3 病人有血小板减少，白细胞计数减少。

2. 免疫学检查　①狼疮细胞。②抗核抗体：是目前 SLE 首选筛查项目，几乎见于所有 SLE 病人，阳性率达 95%，特异性仅为 65%。③抗 Sm 抗体：是 SLE 的标志性抗体，特异性高达 99%，但敏感性仅为 25%。④抗双链 DNA 抗体（抗 dsDNA 抗体）：是 SLE 标志性抗体，多出现在 SLE 活动期。特异性高达 95%，敏感性仅 70%，对确诊 SLE 和判断狼疮的活动性参考价值大。⑤免疫球蛋白与补体。

3. 免疫病理检查　肾穿刺活组织检查对治疗狼疮性肾炎和估计预后有价值。

4. 其他　X 线、超声心动图及 CT 分别有助于早期发现肺、心血管、脑的病变。

【治疗要点】

1. 一般治疗　活动期病人应卧床休息，慢性期或病情稳定者可适当活动，劳逸结合；预防感染；夏天避免日晒。

2. 药物治疗　①糖皮质激素：是目前治疗 SLE 首选药。通常采用泼尼松，每日或隔日顿服，根据病情调整剂量，病情好转后逐渐减量，防止反跳。②非甾体抗炎药：用于无明显血液病变的轻症病人发热、关节、肌肉酸痛时，常用阿司匹林、布洛芬等。③抗疟药：主要治疗盘状狼疮。④其他免疫抑制剂：用于易复发而不能使用激素者，常用环磷酰胺、硫唑嘌呤等。

试题精选

1. 系统性红斑狼疮特异度最高的检查是

A. 抗 Sm 抗体

B. 抗角蛋白抗体谱（＋）

C. 狼疮细胞

D. 抗 rRNP 抗体（＋）

E. 白细胞总数

答案：**A**。

2. 治疗系统性红斑狼疮的首选药物是

A. 羟氯喹　　　　　　B. 避孕药　　　　　　C. 泼尼松

D. 环磷酰胺　　　　　E. 阿司匹林

答案：**C**。

3. 诊断系统性红斑狼疮的特征性依据是

A. 滑膜炎　　　　　　　　　B. 风湿小体

C. 结缔组织纤维蛋白样变性　　D. 软骨炎

E. 苏木紫小体

答案：**E**。

二、类风湿关节炎病人的护理

【辅助检查】

1. 血液检查　轻至中度贫血，白细胞及分类多正常。活动期血沉增快、血小板增多。

2. 免疫学检查　C 反应蛋白增高说明本病的活动性。类风湿因子（RF）在 80％病人中呈阳性，其滴度与本病活动性和严重性成正比。

3. 关节滑液检查　炎症时滑液增多，滑液中白细胞也增多。

4. X 线检查　早期表现为关节周围软组织肿胀，关节附近骨质疏松，稍后关节间隙因软骨的破坏而变得狭窄，晚期则出现关节半脱位和骨性强直畸形。以手指和腕关节的 X 线片最有价值。本项检查对本病的诊断，对关节病变的分期及判断病情变化均很重要。

【治疗要点】早期诊断和尽早合理治疗是本病治疗的关键。

1. 一般治疗　急性期病人应卧床休息，恢复期进行适当的关节功能锻炼，或做理疗，避免关节畸形。

2. 药物治疗 ①非甾体抗炎药，常用药物有阿司匹林、吲哚美辛、布洛芬。②慢作用抗风湿药，常用药物有甲氨蝶呤、雷公藤、硫唑嘌呤、环磷酰胺等。③肾上腺皮质激素：常用泼尼松，30～40mg/d，症状控制后递减，以10mg/d维持，逐渐以非甾体抗炎药代替。

3. 外科手术治疗 关节置换术适用于晚期关节畸形并失去正常功能的大关节。滑膜切除术在一定程度上缓解病情。

试题精选

1. X线检查手指关节间隙变窄或半脱位可确诊为

A. 骨关节病   B. 风湿性关节炎   C. 类风湿性关节炎

D. 系统性红斑狼疮   E. 手指骨折

答案：C。

2. 抗幼年类风湿关节炎治疗的主要药物是

A. 青霉素   B. 链霉素   C. 水杨酸制剂

D. 维生素A   E. 维生素B

答案：C。

第9单元 理化因素所致疾病的护理

一、概论

【急性中毒病人的处理】

1. 迅速确定病人是否中毒及其中毒程度的主要依据

（1）毒物接触史：评估病人职业和中毒史、毒物种类、中毒的过程、表现及治疗经过等。

（2）临床表现：病人突然出现原因不明的症状，如发绀、呕吐、昏迷、休克、晕厥、呼吸困难等，考虑可能中毒；同时评估各系统阳性体征。

（3）毒物检验：尽快直接采集剩余毒物、药物、食物及各种标本，如呕吐物、流涎、胃内容物、血液、尿液、粪便及其他可疑物品等并送检。

（4）辅助检查：监测生化、电解质、血气分析等，做心电图、X线等检查。

（5）鉴别诊断：急性中毒的昏迷需与低血糖反应、糖尿病酮症酸中毒、脑血管意外、癫痫大发作、肝性脑病、尿毒症、脑膜炎、电解质紊乱、脑外伤所致昏迷相鉴别。

2. 立即处理危及生命的情况 如深昏迷、癫痫发作、高热或体温过低、高血压或休克、肺水肿、严重心律失常等。

3. 有效排毒

（1）清除尚未吸收的毒物：①食入性中毒：常用的方法有催吐、洗胃、导泻等。催吐用于神志清醒、合作者；休克、昏迷、服用中枢抑制药或腐蚀性毒物者、严重心脏病、有消化道出血倾向者禁用。洗胃时间一般在服毒后6小时内。强酸或强碱中毒、近期有上消化道出血、胃穿孔者或有此倾向、严重心脏病者、休克者禁用此法。常用胃管洗胃法，病人一般取头低位并左侧卧位，防洗液误入气管。每次注入洗液量 300～500ml，过多可使毒物入肠。一般洗液总量至少 2～5L。注意洗胃液的选用。洗胃后，拔管前由胃管注入导泻药，导泻目的是快速排出已进入肠道毒物，常用 25% 硫酸钠 30～60ml 或 50% 硫酸镁 40～80ml 由胃管灌入，腐蚀性毒物中毒或严重脱水时禁用导泻。②接触性中毒时立即使病人脱离中毒现场；皮肤染毒者用大量清水或肥皂水反复冲洗与毒物接触部位，切忌乙醇擦拭或冲洗液水温过高，以防皮肤血管扩张，加速毒物吸收。眼睛接触毒物时用大量清水或等渗盐水冲洗，冲洗时间不少于 5 分钟，不可用中和性溶液冲洗，以免发生化学反应损伤角膜、结膜，然后给予抗生素眼药水或眼膏，防继发感染。③吸入性中毒：立即脱离现场，移至上风或侧风方向，呼吸新鲜空气，及时清除其呼吸道分泌物，保持呼吸道通畅，吸氧等。

（2）促进已吸收毒物排泄：常用方法有利尿、吸氧、血液透析、血液灌流和血浆置换。

（3）阻止毒物吸收：常用特效解毒剂。有机磷农药中毒解毒用碘解磷定、氯解磷定；吗啡等阿片类中毒解毒剂为纳洛酮；亚硝酸盐、苯胺、硝磷基化合物中毒解毒用亚甲蓝（美蓝）；急性氰化物中毒解毒用亚硝酸钠；急性砷、汞等重金属中毒的解毒剂是二巯丙醇等。

4. 对症处理及支持治疗　针对当时临床表现及时给予对症支持治疗，如给氧、输液、维持电解质及酸碱平衡、抗感染、抗休克等。

■ 试题精选

因毒物引起急性中毒时，首要的处理原则是

A. 停止接触毒物　　　　　　B. 建立静脉通路　　　　　　C. 催吐

D. 洗胃　　　　　　　　　　E. 应用利尿、导泻药物

答案：**A**。

二、急性有机磷农药中毒病人的护理

【辅助检查】①全血胆碱酯酶活力测定：胆碱酯酶活力降至 **70%** 以下；②尿中有机磷农药代谢产物测定；③毒物检测：呕吐物、首次洗胃液、血等。

【治疗要点】

1. 迅速清除毒物　①皮肤黏膜吸收者，脱去其被污染衣服，用清水或肥皂水（忌用热水或乙醇）清洗。若毒物溅入眼内，除敌百虫污染必须用清水冲洗外，其他用 2% 碳酸氢钠溶液或 3% 硼酸溶液清洗，再用生理盐水彻底冲洗，至少持续 10 分钟，再滴入 1% 阿托品 1～2滴。②呼吸道吸入性者，尽快将其移至空气新鲜处，防止吸入毒物。③口服中毒者用清水、生理盐水、2% 的碳酸氢钠溶液（敌百虫禁用）或 1∶5000 的高锰酸钾溶液（对硫磷、乐果、马拉硫磷禁用），反复洗胃。

2. 尽早给予足量特效解毒药　①抗胆碱能药：最常用 **阿托品**。阿托品能阻断乙酰胆碱对副交感神经和中枢神经毒蕈碱样受体的作用，能缓解毒蕈碱样症状、解除平滑肌痉挛、抑制腺体分泌，保持呼吸道通畅，兴奋呼吸中枢，防止肺水肿；但不能恢复胆碱酯酶活力，对烟碱样症状及晚期呼吸肌麻痹无效。使用原则：**早期、适量、快速、反复给药**，直至毒蕈碱样症状消失，迅速达到"阿托品化"，继而给予维持量，逐渐减量或停药，一旦发生阿托品中

毒应及时停药并用毛果芸香碱或新斯的明拮抗。②胆碱酯酶复能剂：常用氯解磷定、碘解磷定和双复磷。该类药物能分解磷酰化胆碱酯酶，恢复胆碱酯酶活力，改善烟碱样症状（如肌束震颤），促使昏迷病人苏醒，但对解除毒蕈碱样症状和呼吸中枢的抑制效果差。因此，轻度中毒时，可仅用胆碱酯酶复能剂；中度以上中毒时，必须联合应用阿托品和复能剂，联用时减少阿托品用量，防止阿托品中毒。

3.对症治疗　有机磷农药中毒者常因肺水肿、呼吸肌麻痹或呼吸中枢抑制而死于**呼吸衰竭**。对呼吸衰竭者应用机械通气辅助呼吸；心脏骤停时立即进行胸外心脏按压、除颤；脑水肿者用脱水剂、糖皮质激素和冬眠治疗等；危重病人可予输血。宜尽早应用抗生素防感染。重度中毒者症状消失后至少继续观察3～5日，一旦症状反复，及时抢救。

试题精选

诊断有机磷农药中毒的特异性实验指标是
A.碳氧血红蛋白测定　　　　B.碱性磷酸酶测定
C.谷丙转氨酶测定　　　　　D.胆碱酯酶活力测定
E.血脂肪酶测定
答案：**D**。

三、急性一氧化碳（CO，煤气）中毒病人的护理

【辅助检查】①血液HbCO测定：是确诊CO中毒特异性指标；②脑电图：见弥漫性低波幅慢波，以额部显著。

【治疗要点】

1.立即脱离中毒环境　将中毒者移至空气新鲜处，保持呼吸道通畅。

2.纠正缺氧　治疗CO中毒最有效的方法是氧疗，最好的给氧方式是**高压氧舱**。危重病人考虑换血疗法或血浆置换。

3.对症治疗　①治疗脑水肿：常用20%甘露醇250ml快速静脉滴注，每日2次，也可用呋塞米、肾上腺皮质激素等药。②降低脑代谢率：对高热者采用各种物理降温方法使肛温保持在37.5℃左右，必要时行**冬眠疗法**。③促进脑细胞功能恢复。④防惊厥：对频繁抽搐者首选**地西泮**，亦可用苯巴比妥钠、水合氯醛等，禁用吗啡。⑤防治并发症及迟发型脑病：纠正休克、水与电解质代谢失衡等，病人从昏迷苏醒后继续休息观察**2周**，以防**迟发性脑病**和心脏并发症的发生。

试题精选

1.确诊一氧化碳中毒最有价值的指标是
A.PaO$_2$升高　　　　　　B.COHb升高
C.PaCO$_2$降低　　　　　D.CO$_2$CP升高
E.氧合血红蛋白降低
答案：**B**。

2. 一氧化碳中毒病人需输注的血液制品是

A. 浓缩红细胞　　　　　B. 洗涤红细胞　　　　　C. 全血
D. 特异性免疫球蛋白　　E. 凝血因子

答案：**A**。

四、中暑病人的护理

【辅助检查】热射病白细胞总数和中性粒细胞比例增高，尿中见蛋白、管型，血尿素氮增高。热痉挛血清氯、钾、钠降低。热衰竭者出现血液浓缩、高钠血症。

【治疗要点】

1. 先兆中暑与轻症中暑　立即脱离高温环境、转移至阴凉通风处休息，予清凉含盐饮料或口服仁丹等。

2. 重症中暑　①热衰竭：纠正血容量不足，静脉滴注生理盐水或葡萄糖液、氯化钾，一般数小时可恢复。②热痉挛：给予**含盐饮料**，肌肉痉挛反复发作时静脉滴注生理盐水或葡萄糖盐水。③热射病：迅速降温是抢救关键，若抢救不及时病死率高达 **5% ~ 30%**。必须物理降温及药物降温并用，降温速度是以 1 小时内病人体温降到肛温 38.0℃ 左右为宜。纠正水、电解质和酸碱平衡紊乱，抽搐时肌内注射地西泮，酌情用抗生素，积极防治脑水肿、肺水肿等并发症。

试题精选

热痉挛病人需要补充的是

A. 维生素 C　　　　　B. 水　　　　　C. 锌
D. 盐　　　　　　　　E. 维生素 A

答案：**D**。

第 10 单元　神经系统疾病病人的护理

一、急性脑血管疾病病人的护理

【辅助检查】①头 CT 或 MRI：头 CT 为急性脑血管病首选检查项目。脑血栓形成 24 小时后可出现**低密度**梗死灶，但小病灶、脑干及小脑梗死，CT 检查可为阴性。脑出血病后立即出现**高密度**影像。MRI 进一步明确诊断。②脑脊液检查：缺血性脑血管病者脑脊液检查正常。出血性脑血管病者的脑脊液压力增高可至 $200mmH_2O$ 以上，脑出血者血液破入脑室可为血性，蛛网膜下腔出血者为血性。③血管造影：可显示脑血管的形态、位置及分布等。DSA 是确诊蛛网膜下腔出血病因（尤其是颅内动脉瘤）最有价值的检查方法。④TCD：可见动脉狭窄、粥样硬化斑块等。⑤其他：血常规、血脂、血糖等，有助于病因诊断。

【治疗要点】

1. 缺血性脑血管疾病　以**抗凝**治疗为主，同时用血管扩张剂，扩容药以改善微循环。

（1）TIA：①病因治疗。②药物治疗：抗血小板聚集药如阿司匹林、双嘧达莫、氯吡格雷等；抗凝药如华法林、低分子肝素等；钙拮抗剂如尼莫地平等；中药治疗如丹参、三七等。③手术和介入治疗：包括动脉血管成形术（PTA）和颈动脉内膜切除术（CEA）等。

（2）脑血栓形成：①早期溶栓：在发病后6小时以内进行，尽快恢复脑缺血区的血液供应是急性期主要治疗原则。②调整血压：急性期血压维持在较平时稍高水平，以改善缺血脑组织灌注。③防治脑水肿：大面积梗死者发病后3～5天脑水肿常达高峰，应用20%甘露醇125～250ml静滴降低颅内压。④抗凝和抗血小板聚集治疗。⑤脑保护治疗：应用血管扩张剂、钙拮抗剂、脑代谢活化剂等。⑥高压氧舱治疗。⑦中医治疗。⑧外科或介入治疗。⑨恢复期：目的是促进神经功能恢复。

（3）脑栓塞：治疗同脑血栓形成，尚须治疗引起栓塞的原发病。

2. 出血性脑血管疾病 主要为降低颅内压和减轻脑水肿、调整血压、止血、防治并发症等。

（1）脑出血：急性期治疗原则是防止再出血、控制脑水肿、维持生命功能及防治并发症。①降颅内压：目的是控制脑水肿，常用有20%甘露醇125～250ml静脉滴注，30分钟滴完，或用甘油果糖等。②调控血压：急性期一般不予降压治疗，当收缩压≥200mmHg或舒张压≥120mmHg时才适当降压。③止血和凝血治疗：对并发消化道出血或凝血障碍者常用6-氨基己酸、氨甲环酸等。④手术治疗：包括开颅血肿清除、脑室穿刺引流等。

（2）蛛网膜下腔出血：治疗原则主要是防止再出血、复发和血管痉挛，降低颅内压，降低死亡率和致残率。

试题精选

诊断急性脑血管病（除蛛网膜下腔出血）首选的检查项目是

A. 血液检查   B. CT 检查   C. MRI 检查
D. X 线检查   E. DSA 检查

答案：**B**。

二、癫痫病人的护理

【辅助检查】①脑电图：是癫痫首选检查项目，对其诊断及分型均有重要意义。典型表现为棘波、尖波、尖—慢波等波形。②实验室检查：血常规、血糖、寄生虫检查等。③影像学检查：头部放射性核素、CT 及 MRI 检查可发现脑部器质性病变、占位性病变及脑萎缩等；脑血管造影（DSA）可发现颅内血管畸形、动脉瘤、颅内占位病变等，有助于作出病因诊断。

【治疗要点】

1. 发作期治疗 保持呼吸道通畅是抢救成功关键，原则上预防外伤、防止并发症。镇静首选地西泮静脉注射。脑水肿者予甘露醇、呋塞米，高热时降温，防治感染。

2. 发作间歇治疗 按时服用抗癫痫药物。用药原则：①半年内发作2次以上者，确诊后立即用药。首次发作或半年以上发作1次者，酌情选用或不用药。②单一用药，一种药物达到最大有效血药浓度仍不能控制发作时加第二种药。③小剂量开始，逐渐增加至最低有效量；④根据癫痫发作的类型、药物不良反应的大小等选择药物。⑤长期规律服药，不可随意减量或停药。一般全面强直－阵挛发作、强直性发作、阵挛性发作停止 4 ～ 5 年后，失神发作完全控制半年后可考虑停药，且停药前应有一个缓慢的减量过程，1 ～ 1.5 年以上不发作者可停药。

3. **常用的抗癫痫药**　包括卡马西平、苯妥英钠、苯巴比妥、丙戊酸钠、氯硝西泮、拉莫三嗪、奥卡西平、左乙拉西坦、加巴喷丁等。强直性发作、部分性发作首选**卡马西平**，全面强直－阵挛性发作、典型失神发作、肌阵挛发作、阵挛发作首选**丙戊酸钠**。

4. **癫痫持续状态治疗**　①迅速控制发作：首选地西泮 10 ～ 20mg 静脉注射，依次还可用 10% 水合氯醛灌肠或静注苯妥英钠或异戊巴比妥钠。②吸氧，保持呼吸道通畅。③保护病人，避免受伤。④防治并发症：脑水肿者快速静滴**甘露醇**；纠正水、电解质及酸碱平衡紊乱；预防控制感染；高热者降温；加强营养等。

5. **病因治疗**　对继发性癫痫有明确病因者应积极治疗原发病，如手术清除颅内血肿、控制感染等。

试题精选

1. 治疗癫痫，最好的给药方法是

A. 不用药　　　　　　　　　B. 单一用药　　　　　　　　　C. 多种联合用药

D. 三种联合用药　　　　　　E. 口服用药加静脉给药

答案：**B**。

2. 为明确癫痫诊断应做的检查是

A. 脑电图检查　　　　　　　B. CT 或 MRI 检查　　　　　　C. 血液检查

D. 脑脊液检查　　　　　　　E. X 线检查

答案：**A**。

三、急性感染性多发性神经炎病人的护理

【辅助检查】脑脊液**蛋白－细胞分离现象**是 GBS 重要特征，即表现为**细胞数正常而蛋白质显著增高**，在病后第 3 周最明显。

【治疗要点】①抢救呼吸麻痹是提高本病治愈率、降低死亡率的关键，及时采取气管插管、气管切开和人工辅助呼吸治疗，正确使用呼吸机。②血浆置换疗法：去除血浆中炎性物质、抗体等。③有条件者尽早滴注免疫球蛋白。④应用糖皮质激素。⑤应用免疫抑制剂，如环磷酰胺。⑥预防感染等并发症。

试题精选

急性感染性多发性神经根神经炎病人脑脊液的典型改变是

A. 蛋白质减少　　　　　　　B. 细胞数增加　　　　　　　　C. 氯化物减少

D. 糖明显减少　　　　　　　E. 蛋白－细胞分离

答案：**E**。

附录 1-A　常见缩写的含义

1. S_1　　第一心音
2. S_2　　第二心音
3. S_3　　第三心音
4. S_4　　第四心音
5. Babinski 征　　巴宾斯基征
6. Kernig 征　　凯尔尼格征
7. Brudzinski 征　　布鲁津斯基征
8. ESR　　红细胞沉降率
9. A/G　　清蛋白与球蛋白比值
10. ALT　　血清丙氨酸氨基转移酶
11. CT　　电子计算机体层摄影
12. MRI　　磁共振成像
13. FT_4　　血清游离甲状腺素
14. FT_3　　游离三碘甲状腺原氨酸
15. AT–Ⅰ　　血管紧张素Ⅰ
16. AT–Ⅱ　　血管紧张素Ⅱ
17. β_2–Mi　　β_2 微球蛋白
18. AFP　　甲胎蛋白
19. COPD　　慢性阻塞性肺疾病
20. PPD　　结核菌素的纯蛋白衍生物
21. Horner 综合征　　颈交感神经麻痹综合征
22. NYHA　　纽约心脏病学会
23. TnT　　肌钙蛋白 T
24. TnI　　肌钙蛋白 I
25. RAS　　肾素血管紧张素系统
26. GU　　胃溃疡
27. DU　　十二指肠溃疡
28. Hp　　幽门螺杆菌
29. SASP　　柳氮磺吡啶

30. GGT2	γ–谷氨酰转肽酶同工酶Ⅱ
31. TACE	肝动脉化疗栓塞
32. CRP	C 反应蛋白
33. GFR	肾小球滤过率
34. Ccr	内生肌酐清除率
35. DIC	弥散性血管内凝血
36. ITP	特发性血小板减少性紫癜
37. PAIgG	血小板相关免疫球蛋白
38. GD	毒性弥漫性甲状腺肿
39. HLA	人类白细胞抗原
40. TBG	甲状腺结合球蛋白
41. TSH	促甲状腺激素
42. TRH	促甲状腺激素释放激素
43. T_3 抑制试验	三碘甲状腺原氨酸抑制试验
44. IDDM	胰岛素依赖型糖尿病
45. NIDDM	非胰岛素依赖型糖尿病
46. DKA	糖尿病酮症酸中毒
47. OGTT	口服葡萄糖耐量试验
48. SLE	系统性红斑狼疮
49. RF	类风湿因子
50. CO	一氧化碳
51. HbCO	碳氧血红蛋白
52. ATP	三磷腺苷
53. GTCS	全身性强直－阵挛发作

附录 1-B　实验室检查正常值

1. 成年人静息呼吸频率	16 ～ 20 次 / 分
2. 成年人正常血压值	收缩压＜18.7kPa（140mmHg），舒张压＜12kPa（90mmHg）
3. 成年人胸廓前后径与左右径比例	1：1.5
4. 成年人静息心率	60 ～ 100 次 / 分
5. 肠鸣音频率	4 ～ 5 次 / 分
6. 瞳孔直径	3 ～ 4mm
7. 成年男性红细胞计数	$(4.0 ～ 5.5) \times 10^{12}$/L
8. 成年女性红细胞计数	$(3.5 ～ 5.0) \times 10^{12}$/L
9. 新生儿红细胞计数	$(5.0 ～ 7.0) \times 10^{12}$/L
10. 成年男性血红蛋白计数	120 ～ 160g/L
11. 成年女性血红蛋白计数	110 ～ 150g/L
12. 新生儿血红蛋白计数	170 ～ 200g/L
13. 成年人白细胞计数	$(4.0 ～ 10.0) \times 10^{9}$/L
14. 成年人网织红细胞计数	$(24 ～ 84) \times 10^{9}$/L
15. 成年男性红细胞沉降率	0 ～ 15mm/h
16. 成年女性红细胞沉降率	0 ～ 20mm/h
17. 血小板计数	$(100 ～ 300) \times 10^{9}$/L
18. 纸片法出血时间	1 ～ 3min
19. 活化法凝血时间	1.14 ～ 2.05min
20. 试管法凝血时间	6 ～ 12min
21. 成年人尿量	1.0 ～ 1.5L/24h
22. 一天中尿比重	1.015 ～ 1.025
23. 尿液 pH	5.5 ～ 7.4
24. 尿中含糖量	0.56 ～ 5.0mmol/L
25. 内生肌酐清除率	80 ～ 120ml/min
26. 血清尿素氮	3.2 ～ 7.1mmol/L
27. 血清肌酐男性	53 ～ 106μmol/L（0.6 ～ 1.2mg/dl）
28. 血清肌酐女性	44 ～ 97μmol/L（0.5 ～ 1.1mg/dl）

29. 日间尿量与夜间尿量之比　　　　（3～4）：1

30. 尿液的最高比重　　　　　　　　＞1.020

31. 血清蛋白总量　　　　　　　　　60～80g/L

32. 血清清蛋白　　　　　　　　　　40～55g/L

33. 血清球蛋白　　　　　　　　　　20～30g/L

34. A/G 比例　　　　　　　　　　（1.5～2.5）：1

35. 血清白蛋白电泳　　　　　　　　61%～71%

36. 血清 α_1 球蛋白电泳　　　　　3%～4%

37. 血清 α_2 球蛋白电泳　　　　　6%～10%

38. 血清 β 球蛋白电泳　　　　　　7%～11%

39. 血清 γ 球蛋白电泳　　　　　　9%～18%

40. 血清总胆红素　　　　　　　　　3.4～17.1μmol/L

41. 血清直接胆红素　　　　　　　　0～4μmol/L

42. 血清丙氨酸氨基转移酶　　　　　35U/L 或＜40U/L

43. 血钾　　　　　　　　　　　　　3.5～5.5mmol/L

44. 血钠　　　　　　　　　　　　　135～145mmol/L

45. 血氯化物　　　　　　　　　　　95～105mmol/L

46. 血钙　　　　　　　　　　　　　2.25～2.75mmol/L

47. 血磷　　　　　　　　　　　　　0.80～1.60mmol/L

48. 血清总胆固醇　　　　　　　　　2.86～5.98mmol/L（110～230mg/dl）

49. 血清三酰甘油　　　　　　　　　0.22～1.21mmol/L（20～110mg/dl）

50. P 波时间　　　　　　　　　　　＜0.12s

51. P–R 间期时间　　　　　　　　　0.12～0.20s

52. QRS 波群时间　　　　　　　　　0.06～0.10s

53. Q–T 间期时间　　　　　　　　　0.32～0.44s

54. 空腹静脉血氨　　　　　　　　　23.5～41.1μmol/L（40～70μg/dl）

55. 血清总甲状腺素　　　　　　　　74～146nmol/L

56. 空腹血糖　　　　　　　　　　　3.9～6.0mmol/L（70～108mg/dl）

第2部分

外科护理学

第1单元　水、电解质、酸碱代谢平衡失调病人的护理

一、水和钠代谢紊乱的护理

（一）等渗性缺水　外科**最常见**的缺水类型。

【辅助检查】血清钠多在正常范围，尿比重增高，动脉血气分析判别酸（碱）中毒。

【治疗要点】为消除原发病，用**等渗盐水和平衡盐溶液**补充血容量，严格遵循定性、定量、定时原则，此外还应补充日需水量2000ml和氯化钠4.5g。尽量选用平衡盐溶液，并注意预防低钾血症。

（二）高渗性缺水

【辅助检查】血红蛋白量、血细胞比容、尿比重均升高，**血清钠＞150mmol/L** 有助于诊断。

【治疗要点】尽早去除病因，**鼓励病人饮水**；不能口服者静脉滴注 5% 葡萄糖溶液或**0.45%低渗盐水**。脱水症状改善，血清钠降低后可适量补充等渗盐水。

（三）低渗性缺水

【辅助检查】**血清钠＜ 135mmol/L，尿比重＜ 1.010**，尿 Na^+、Cl^- 明显减少。

【治疗要点】积极治疗原发病，**轻、中度缺钠者静脉补充 5% 葡萄糖盐溶液**，重度缺钠者先滴注晶体溶液（如等渗盐水），后输胶体溶液（如右旋糖酐溶液），再给高渗盐水（如5% 氯化钠溶液）200 ～ 300ml，以进一步恢复细胞外液的渗透压。大量输注氯化钠时，防止Cl^- 输注过多，**尽量选用平衡盐溶液**。

（四）水中毒

【辅助检查】血红细胞数、血红蛋白量、血细胞比容及血浆渗透压均降低。

【治疗要点】**立即停止水分摄入**，严重者需酌情使用渗透性利尿剂促进水排出。

二、电解质代谢异常的护理

（一）钾代谢异常

【辅助检查】

1. **低钾血症**　血清钾低于 **3.5mmol/L**，如存在失钾性肾病，尿中可见蛋白和管型；心电图改变：T 波低平，Q ～ T 间期延长，可见 U 波。

2. **高钾血症**　血清钾高于 **5.5mmol/L**；心电图改变：早期 T 波高尖，Q ～ T 间期延长，随后出现 QRS 波增宽，P–R 间期延长。

【治疗要点】

1. 低钾血症　重在预防；去除病因；分次补钾；10% 氯化钾静脉补给。

2. 高钾血症　病因治疗；禁钾；降低血清钾浓度；对抗心律失常。

（二）钙代谢异常

【治疗要点】

1. 低钙血症　处理原发病，补充钙剂。给予 10% 葡萄糖酸钙 10 ～ 20ml 或 5% 氯化钙 10ml 静脉注射；需长期补钙时，可口服钙剂和维生素 D；纠正碱中毒有利于提高血中离子钙含量。

2. 高钙血症　处理原发病，促进钙排泄。给予低钙饮食、补液、类固醇等降低血清钙含量。

（三）磷代谢异常

【治疗要点】

1. 低磷血症　治疗原发病：甲状旁腺功能亢进病人应手术治疗；补磷：长期外科营养的病人需重视磷制剂的补充。长期禁食时，每日需静脉补磷 10mmol 以预防低磷。

2. 高磷血症　处理原发病，如治疗肾衰竭等；应用利尿剂加速磷排出，同时应纠正低钙血症。

三、酸碱平衡失调的护理

（一）代谢性酸中毒

【辅助检查】失代偿期 pH<7.35，血 HCO_3^- 下降；代偿期 pH 正常，HCO_3^-、$PaCO_2$、BE 均下降，伴血钾升高。

【治疗要点】

处理原发病；消除病因、纠正缺水后，轻度酸中毒病人可自行纠正，无须应用碱剂；重症酸中毒病人需应用碱剂，**5% 碳酸氢钠最为常用**。也可给予 11.2% 乳酸钠。

（二）代谢性碱中毒

【辅助检查】失代偿期：pH 和 HCO_3^- 增高；代偿期：血浆 pH 正常，HCO_3^-、BE 均增高，可伴血清钾、氯降低。

【治疗要点】积极治疗原发病，解除病因是关键：胃液丢失所致的碱中毒可给予等渗盐水和葡萄糖盐水，已纠正低氯性碱中毒；适当补钾；pH>7.65 的严重病人，及时应用稀释的盐酸溶液或氯化铵溶液。

（三）呼吸性酸中毒

【辅助检查】pH 降低，$PaCO_2$ 增高。

【治疗要点】控制病因，改善通气功能；及时解除梗阻，必要时气管切开；重症病人应适当给予氨丁三醇，增加 HCO_3^- 浓度的同时降低 $PaCO_2$。

（四）呼吸性碱中毒

【辅助检查】pH 增高，$PaCO_2$、HCO_3^- 降低，$PaCO_2$ < 35mmHg。

【治疗要点】治疗原发病；采用面罩吸氧，增加 CO_2 吸入，减少 CO_2 呼出；手足抽搐者给予 10% 葡萄糖酸钙注射液缓慢静推。

试题精选

1. 静脉滴注10%葡萄糖溶液200ml，其中加入10%氯化钾的最大量为

A. 3ml   B. 6ml   C. 9ml

D. 12ml   E. 15ml

答案：**B**。

2. 代谢性酸中毒时，病人的主要化验改变是

A. 血pH↓，HCO_3^-↑

B. 血pH↓，二氧化碳结合力↓

C. 血pH↑，HCO_3^-↓

D. 血pH无变化，二氧化碳结合力↓

E. 血pH↓，二氧化碳结合力无变化

答案：**B**。

3. 患者，男性，40岁。急性腹膜炎2日，不能进食，频繁呕吐，引起等渗性脱水，补液时首先输入的是

A. 右旋糖酐溶液   B. 0.45%低渗盐水   C. 等渗盐水

D. 5%碳酸氢钠溶液   E. 10%氯化钾溶液

答案：**C**。

4. 代谢性酸中毒，首选的药物是

A. 5%碳酸氢钠溶液   B. 5%生理盐水   C. 氯化铵溶液

D. 5%葡萄糖盐水   E. 右旋糖酐溶液

答案：**A**。

第2单元 外科营养支持病人的护理

一、概述

1. 营养状态的评定

（1）健康史：有无慢性消耗性疾病、严重损伤、感染、大手术后等应激状态；有无进食困难、长期禁食或消化吸收障碍。

（2）人体指标测量：①体重：综合反映蛋白质、能量的摄入、利用和储备情况，下降10%就有意义；②体质指数（BMI）：BMI＝体重（kg）/身高（m）^{2}，<18.5kg/m^{2}为消瘦，≥24kg/m^{2}为超重；③三头肌皮褶厚度、上臂肌围，二者临床不常用。

（3）实验室检查：肌酐、内脏蛋白（包括白蛋白、转铁蛋白及前蛋白）、氮平衡、免疫指标等。

2. 营养疗法适应证　近期体重下降超过正常体重10%、血清白蛋白<30g/L、连续一周以上不能进食者、确诊营养不良者等均是营养疗法的适应证；但如病人有体液失调、出凝血

功能障碍以及休克等危重病情时，应优先处理病情，暂不宜行营养疗法。

二、肠内营养

【适应证及禁忌证】

1. 适应证　胃肠功能正常，可经消化道给予营养素者，如①不能经口进食者。②处于高分解状态者。③处于慢性消耗状态者。④肝、肾、肺功能不全及糖不耐受者。⑤经肠外营养至病情稳定者，可逐步过渡到肠内营养。

2. 禁忌证　肠梗阻、消化道活动性出血、严重腹腔感染或肠道炎症、重症腹泻及休克等病人不可进行肠内营养。

三、肠外营养

【适应证】①不能经胃肠道进食者；②处于高分解代谢状态，如大面积烧伤、严重感染者；③消化道需要休息或消化不良者，如肠道炎性疾病等；④需要改善营养状况者，如放化疗期间胃肠道反应重者。

试题精选

1. 不宜应用营养支持的病人是

A. 休克　　　　　　　　B. 连续一周不能进食者　　　C. 近期体重下降＞10%

D. 血清白蛋白小于30g/L　E. 大面积烧伤者

答案：**A**。

2. 经周围静脉实行全胃肠外营养，只适用于短期营养供给，一般不超过

A. 4 天　　　　　　　　B. 8 天　　　　　　　　C. 12 天

D. 14 天　　　　　　　E. 21 天

答案：**D**。

3. 患者，男性，38 岁。肠瘘，行全胃肠外营养疗法，取营养液做细菌培养的频次应为

A. 1 周 1 次　　　　　　B. 5 日 1 次　　　　　　C. 2 日 1 次

D. 每日 1 次　　　　　　E. 每日 3 次

答案：**D**。

第 3 单元　外科休克病人的护理

一、概述

【治疗要点】

1. 一般急救措施：①立即控制大出血；②保持呼吸道通畅；③取休克体位或使用休克裤，以增加回心血量及减轻呼吸困难；④注意保暖、减少搬动、骨折处妥善固定，必要时应用镇痛药。

2. 迅速补充血容量：是纠正组织低灌注和缺氧的关键，原则是早期、及时、快速、足量。迅速建立 1～2 条静脉通路，必要时中心静脉插管，同时测定中心静脉压，根据其变化调节补液量及速度，先输晶体液，增加回心血量，而后输胶体液。

3. 积极处理原发病，需手术者必要时与抗休克同时进行。

4. 纠正酸碱平衡失调。

5. 应用血管活性药物：包括血管扩张剂、血管收缩剂及强心药等，其中血管扩张剂必须在血容量充足的前提下使用。

6. 预防及治疗 DIC：加强血管内凝血的监测，包括出凝血时间延长、3P 试验阳性、血小板减少、凝血酶原时间延长、纤维蛋白减少等。DIC 时，需应用肝素抗凝治疗，用量为1.0mg/kg，每 6 小时一次。

7. 应用皮质类固醇：对于严重休克病人，可使用糖皮质激素如地塞米松。

二、低血容量性休克

【治疗要点】及时补充血容量，快速输入平衡盐溶液，再输入适量胶体溶液，积极治疗病因，控制出血。迅速建立 2 条以上静脉通路，积极快速补充血容量是治疗的关键措施。对存在活动性出血的病人，应迅速控制出血，出血未控制前，平均动脉压维持 50～60mmHg 即可，避免补液过多稀释血液而不利于止血；创伤性休克病人应密切监测其症状和体征，疼痛严重时，适当使用镇痛剂，同时应早期使用抗生素预防感染；骨折病人妥善固定，预防继发损伤；紧急处理危及生命的损伤，如张力性气胸，连枷胸等。

三、感染性休克

【治疗要点】补充血容量与控制感染并重：快速输入平衡盐溶液扩容，遵医嘱应用抗生素。

试题精选

1. 休克的治疗原则中首要的是

A. 扩充血容量   B. 纠正酸中毒   C. 维持呼吸功能正常

D. 保暖   E. 改善微循环

答案：**A**。

2. 低血容量性休克病人首选补液是

A. 等渗盐水   B. 全血   C. 10% 葡萄糖溶液

D. 5% 碳酸氢钠溶液   E. 右旋糖酐

答案：**A**。

3. 感染性休克病人补液应首选

A. 5% 生理盐水   B. 5% 碳酸氢钠溶液   C. 平衡盐溶液

D. 血小板   E. 全血

答案：**C**。

第 4 单元　多器官功能障碍综合征病人的护理

一、急性呼吸窘迫综合征（ARDS）

急性呼吸窘迫综合征（ARDS）是急性肺损伤的严重阶段，是一种临床上以**进行性呼吸困难和难以纠正的低氧血症**为特征的急性呼吸衰竭。

【辅助检查】

1. 动脉血气分析　$PaO_2 < 8kPa$（60mmHg），$PaCO_2 < 4.7kPa$（35mmHg）。

2. X 线　早期无异常或肺纹理增多，进展期出现双肺斑点状或大片状浸润阴影，末期出现肺间质纤维化表现。

【治疗要点】

1. **快速纠正低氧血症，改善肺泡换气功能**　主要方法为**机械通气，选用呼气末正压通气（PEEP）和小潮气量通气治疗**。

2. **维持有效循环，防止液体过量**　准确记录出入量，以较低的循环容量维持机体有效循环，防止肺水肿的发生。

3. 抗感染治疗　全身严重感染及肺部感染会诱发 ARDS，或使已发生的 ARDS 病情加重，因此抗感染治疗非常重要。

4. 充足的营养支持　ARDS 时机体处于高代谢状态，需要补充足够的营养。

二、急性肾衰竭

【辅助检查】

1. 血液检查　可有轻、中度贫血，血尿素氮、肌酐呈进行性升高。血清钾高于 5.5mmol/L，pH < 7.35；血钠正常或偏低，血钙、血氯降低，血清磷升高。

2. 尿液检查　外观多浑浊，尿色深，尿蛋白定性＋～＋＋＋，呈酸性尿；尿比重多在 1.015 以下，且固定。尿沉渣镜检可见肾小管上皮细胞、颗粒管型、上皮细胞管型及少量红细胞、白细胞。

试题精选

对 ARDS 的诊断和病情判断有重要意义的检查是

A. 监测肺活量　　　　　　B. 血流动力学监测　　　　　C. 血气分析

D. 脑电图　　　　　　　　E. 监测肺内分流量

答案：C。

第 5 单元　麻醉病人的护理

一、全身麻醉

【吸入麻醉】将麻醉药经呼吸道吸入肺内并进入血液循环，作用于**中枢神经系统产生麻**

醉效应，称吸入麻醉。优点是安全、有效地使肌肉松弛，痛觉消失；且因药物经肺进出体内，其麻醉深度较其他的麻醉方法更易调节。常用的吸入麻醉药有七氟烷、恩氟烷、异氟烷、氧化亚氮（笑气）等；常用的麻醉镇痛药有吗啡和哌替啶等，哌替啶的镇痛机制与吗啡相同，镇痛强度仅能达到吗啡的十分之一。**阿托品可减少呼吸道分泌物，是吸入性麻醉必不可少的术前用药。**

【静脉麻醉】麻醉药经静脉注入，作用于中枢神经系统产生和维持全麻状态，称静脉麻醉。优点是诱导速度快、对呼吸道无刺激、操作简便、作用时间短。由于静脉麻醉药大多镇痛效果不强，肌肉松弛效果不理想，因此临床上多用于吸入麻醉前的诱导或单纯用于小型手术。常用药物有硫喷妥钠、氯胺酮和异丙酚等。其中氯胺酮有使眼压、颅内压升高的副作用，因此，有颅内压增高、高血压、严重冠心病的病人不宜使用。

【复合麻醉】复合麻醉又称平衡麻醉。为弥补单一的麻醉药及方法的不足，配合2种或2种以上药物或方法，取长补短，尽可能地减少麻醉副反应，以达到最佳麻醉效果。

二、椎管内麻醉

【蛛网膜下隙阻滞】蛛网膜下隙阻滞简称腰麻，将局麻药注入蛛网膜下腔，作用于脊神经根，适用于2～3小时内下腹、盆腔及肛门会阴等部位手术。蛛网膜下腔阻滞术后并发症有**头痛**，发生率为4%～37%，多发生在麻醉消退后的6～24小时，**主要因腰椎穿刺时刺破硬脊膜及蛛网膜**，脑脊液漏出，引起颅内压下降和颅内血管扩张刺激所致；此外，还可发生尿潴留，粘连性蛛网膜炎。

【硬脊膜外阻滞】硬脊膜外阻滞又称硬膜外麻醉，将局麻药注入硬脊膜外间隙，阻滞脊神经根，使其所支配躯干的某一节段产生麻醉作用。硬膜外麻醉通常采用连续给药法，可根据手术需要分次给药。适用于各种腹部、腰部、下肢手术。

三、局部麻醉

局部麻醉简称局麻，将局麻药应用于身体局部组织，阻断该部位感觉神经传导，而运动神经完好或有不同程度阻滞状态。

【局麻药毒性反应的原因与护理】

1. 原因　①局麻药过量；②误入血管；③注射部位血管丰富或未加肾上腺素导致吸收过快；④药物相互作用，如同时使用两种局麻药却未减量；⑤病人全身情况差，机体耐受力降低。

2. 症状　主要为中枢神经及心血管系统的表现。中枢神经毒性表现为口唇舌麻木，头晕耳鸣、视物模糊等；心血管毒性表现为传导阻滞，出现心律失常、血压下降，甚至心脏停搏。

3. 护理　①一旦发生，立即停药，氧气吸入，加强通气，必要时气管插管；②循环功能支持，如尽早使用升压药，心跳骤停时应立即心肺复苏；③抗惊厥，静脉注射地西泮（安定）5～10mg，抽搐者加用2.5%硫喷妥钠缓慢静脉注射。

4. 预防　①一次用药不超过限量；②注药前抽回血；③根据病人情况及部位确定用药量；④如无禁忌，局麻药内可加适量肾上腺素减缓药液吸收；⑤麻醉前给予苯二氮草类或巴比妥类药物，减少局麻药中毒反应发生。

试题精选

1. 局麻药中毒出现严重惊厥，处理时首选的药物是

A. 硫喷妥钠   B. 水合氯醛   C. 卡马西平

D. 苯妥英钠   E. 苯巴比妥钠

答案：**A**。

2. 患者，女性，56 岁。手术前行蛛网膜下隙阻滞，当麻醉穿刺注入药物后，血压迅速下降，其主要原因为

A. 麻药用量过大   B. 麻醉平面过低   C. 交感神经抑制

D. 穿刺部位出血   E. 病人精神过度紧张

答案：**C**。

第 6 单元 复苏病人的护理

概述

【心跳呼吸骤停的临床表现与诊断】只要具备以下其中 3 项即可诊断：①意识突然丧失。②大动脉（颈动脉或股动脉）搏动消失。③呼吸停止。④面色苍白或发绀。⑤瞳孔散大、固定。判断必须迅速准确，心搏骤停出现最早且可靠的临床征象是意识丧失伴大动脉搏动消失。成人检查颈动脉搏动，儿童可检查肱动脉。检查时间不应超过 10 秒，如果 10 秒内没有明确摸到脉搏，应开始心肺复苏。

当心跳呼吸停止后，短时间内机体的细胞还有代谢功能，称临床死亡，及时抢救仍有回生希望。复苏的目的不仅是恢复患者的自主心跳和呼吸，更主要是恢复中枢神经系统的功能，减轻脑损伤。大脑缺血缺氧超过 4～6 分钟，脑组织即可遭受不可逆的损害。因此心搏骤停后必须争分夺秒，在 5 分钟内建立人工呼吸和人工循环，迅速有效地恢复器官的血液灌注和供氧。

试题精选

心跳骤停病人最重要的诊断依据是

A. 无自主呼吸   B. 口唇、面色发绀   C. 颈动脉搏动消失

D. 心音消失   E. 瞳孔散大

答案：**C**。

第 7 单元 外科重症监护（ICU）

概述

【ICU 收治对象】外科所有危重症患者包括：①术后重症或年龄较大的病人，术后有

可能发生意外的高危病人；②严重的多发伤、复合伤；③物理、化学因素导致危急病症者；④有严重并发症的心脑血管急症；⑤全麻后及其他麻醉术中曾出现麻醉中毒的严重创伤病人；⑥严重水、电解质、酸碱失衡的病人；⑦各种原因引起的大出血、昏迷、抽搐等器官系统功能不全者；⑧脏器移植术后需加强护理者；⑨心肺脑复苏后需较长时间支持者等。

试题精选

ICU基础监护的内容包括

A. 瞳孔大小，对光反射情况　　　B. 持续心电图，心率，呼吸监测

C. 血清胆红素　　　D. 血清白蛋白

E. 血肌酐

答案：B。

第8单元　手术室护理工作

概述

1. 手术室的设置、布局和配备

（1）位置：应设置在医院内空气洁净处、自然环境较好的地方，低层建筑的较高层，高层建筑尽量避免顶层或首层，同时要求靠近手术科室，方便接送病人，与医辅科室相邻如化验室、血库等。

（2）手术室分区及设施：①**非洁净区**，设在外侧（污染区），**包括**接收病人区、更衣室、标本室、污物室等。②**准洁净区**，设在中间（清洁区），包括器械室、敷料室、清洁走廊等。③**洁净区**，设在内侧（无菌区），包括手术间、洗手间、无菌物品间、备品间。

（3）手术室的配备：手术间的基本配备包括多功能手术床、大小器械桌、升降台、麻醉机、无影灯、器械药品柜、观片灯、输液轨、脚踏凳、各种扶托及固定病人的物品。

（4）手术间的种类：①分类：手术间分无菌手术间、相对无菌手术间、污染手术间三类，按照细菌浓度又分成Ⅰ～Ⅳ级；②大小：根据手术用途手术间应为 $20 \sim 60 m^2$。

（5）手术间的温、湿度：温度保持在 **$22 \sim 25℃$**；湿度保持在 **$40\% \sim 60\%$**。

2. 手术室的管理　　手术室定期清洁消毒。每日手术前1小时开启净化空调系统，术中持续净化，直至恢复该手术间的洁净级别。每天一个手术室做数台手术时，应先做无菌手术，后做感染手术；同一手术间的两台手术之间自净时间为30分钟。每次手术完毕后和每日工作结束后，均应彻底洗刷地面，清除污染的敷料和杂物等。每周彻底大扫除1次。进入手术室的人员，必须更换手术室的清洁鞋帽、衣裤和口罩，中途离开需穿外出服，换外出鞋。

试题精选

器械护士和巡回护士的共同责任是

A. 配合麻醉，协助输液　　　B. 管理器械台　　　C. 准备用物

D. 协助术者消毒铺巾　　　　　E. 清点器械、敷料

答案：**E**。

第 9 单元　外科感染病人的护理

一、概述

感染是由病原微生物侵入人体生长繁殖引起的炎症反应，包括局部和全身感染。外科感染的特点：①感染大多与手术、损伤有关；②多为多种细菌引起的混合感染；③大部分感染病人有明显而突出的局部症状和体征；④当感染严重，药物不能控制时，需采取手术治疗。

【辅助检查】①实验室检查：白细胞计数及中性粒细胞计数增加，若白细胞总数＞12×10^9/L 或＜4×10^9/L 提示重症感染；②影像学检查：包括 X 线、CT、B 超及 MRI 等。

【治疗要点】

1. *局部治疗*　①患处局部制动、避免受压，抬高患肢，减轻肿胀和疼痛，使炎症局限；②外敷 50%硫酸镁，减轻肿胀；③局部热敷、理疗或红外线照射；④手术治疗。当脓肿形成后及时切开引流使脓液排出。部分感染虽未形成脓肿，但局部炎症重、全身中毒症状明显，也需做局部切开减压并引流，避免感染的扩散。

2. *全身治疗*　①应用抗菌药物及清热解毒类中药；②支持疗法；③对症治疗。

二、浅部软组织的化脓性感染

【治疗要点】

1. *疖*　①尽早促使炎症消退，早期未破溃的炎性结节可采用局部理疗、热敷、外涂药物。发生在上唇周围和鼻部"危险三角区"的疖，禁忌挤压，因病菌易沿内眦静脉和眼静脉进入颅内海绵状静脉窦，引起颅内化脓性海绵状静脉窦炎，病情危重，可危及生命；②脓肿形成后应尽早切开排脓；③合理选用抗菌药物，消除全身炎症反应；同时加强营养支持，注意休息，提高机体抵抗力；④积极治疗相关疾病。

2. *痈*　①早期局部可湿敷 50%硫酸镁；②当局部出现多个脓点，可触及波动感或形成蜂窝状或破溃时，应及时切开引流，采用"＋"或"＋＋"形切口，清除坏死组织，伤口内填纱布填塞止血，唇痈一般不采用此法；③保证充足休息、加强营养支持；④及时使用抗菌药物，后期根据细菌培养及药物敏感实验结果选用抗菌药；⑤综合治疗糖尿病。

3. *急性蜂窝织炎*　①局部治疗：中西药局部湿热敷、理疗；②脓肿尽早切开引流；③及时根据药物敏感试验结果，选用有效抗生素；④给予营养支持；⑤产气性蜂窝组织炎，用 **3%过氧化氢**冲洗伤口和湿敷。

4. *丹毒*　针对原发病的处理；全身应用抗菌药物，如青霉素、黄连解毒汤等；局部可用红外线照射，或用 50%硫酸镁湿敷、抬高患肢。**丹毒属接触性传染病，须采取接触隔离措施。**

5. *管状淋巴管炎及淋巴结炎*　休息、抬高患肢、理疗、脓肿形成后需切开引流、应用抗菌药物。

三、手部急性化脓性感染

【治疗要点】

1. 甲沟炎和脓性指头炎 ①缓解疼痛：患指制动并抬高，减轻局部充血。②脓肿未形成时，给予热敷、理疗、外敷中西药等；甲沟炎脓肿形成应早期切开引流，指头炎一旦出现跳痛、明显肿胀也应及时切开减压，保持引流通畅并合理应用抗生素，不能等到波动出现再手术。③甲下积脓时需剪去脓腔上的指甲或拔除指甲，同时注意避免新生指甲畸形。④保证休息、睡眠及充足营养。

2. 急性化脓性腱鞘炎、滑囊炎和手掌深部间隙感染 早期局部理疗，外敷鱼石脂软膏及金黄散等，患肢前臂和手平置或抬高，以减轻疼痛。感染严重时给予切开引流，并积极应用抗菌药物。

四、全身性感染

全身性感染是由致病菌进入人体血液循环后，在体内生长繁殖或产生毒素引起的严重的全身感染中毒症状，包括脓毒症和菌血症。脓毒症是因致病菌引起的全身性炎症反应。细菌侵入人体后血培养检出病原菌者，称为菌血症。

【辅助检查】血常规白细胞计数明显增高＞（20～30）×10^9/L 或降低，生化检查可见肝肾功能受损，尿常规可见蛋白、血细胞、酮体等，有不同程度的酸中毒，发热时采血进行菌培养，易发现致病菌。

【治疗要点】①积极彻底处理原发感染灶；②早期、足量应用抗生素；③支持疗法：补充血容量、输血、纠正代谢紊乱、充足营养支持、提高机体免疫力；④对症处理：对于高热、烦躁、休克的病人给予积极的处理。

五、特异性感染

【治疗要点】

1. 破伤风

（1）清除毒素来源：注射破伤风抗毒素后彻底清创、敞开伤口、充分引流，并用3%过氧化氢溶液冲洗。

（2）中和游离毒素：早期注射破伤风抗毒素（TAT），用量为2万～5万U，避免剂量过大，用药前应做皮内过敏试验，以免引起过敏反应或血清病。早期肌内注射破伤风人体免疫球蛋白（TIG）有效，剂量为3000～6000U，一般只用一次。

（3）控制并解除肌痉挛：是治疗的关键，目的是使病人镇静，降低其对外界刺激的敏感性，减少痉挛发作。根据病情交替使用镇静药及解痉药。常用药物有10%水合氯醛、苯巴比妥钠、地西泮等。

（4）防治并发症：是降低病人死亡率的重要措施。保持呼吸道通畅，预防窒息，严重者尽早行气管切开，防止代谢紊乱和感染。

2. 气性坏疽 一旦确诊，积极治疗，以挽救病人生命，减少组织坏死，降低截肢率。①彻底手术清创：积极抗休克、防止严重并发症的同时，应彻底清创，广泛、多处病变应切开，创口敞开不予缝合；②抗生素应用：首选大剂量青霉素静脉滴注，其次是大环内酯类、甲硝唑类；③高压氧治疗：提高组织间和血液内的含氧量，增强治疗效果；④全身支持治疗：输血、纠正水电解质紊乱、给予营养支持等。

试题精选

1. 脓肿形成后首要的处理措施是

A. 建立静脉通道　　　　　B. 生理盐水湿敷　　　　　C. 切开引流

D. 冰敷　　　　　　　　　E. 应用抗生素

答案：**C**。

2. 软组织急性化脓性感染，在出现波动前需早期切开引流的是

A. 毛囊炎　　　　　　　　B. 面部疖肿　　　　　　　C. 丹毒

D. 脓性指头炎　　　　　　E. 急性淋巴管炎

答案：**D**。

3. 治疗破伤风的重要环节是

A. 彻底清创　　　　　　　B. 安置休养环境，单人隔离病室

C. 控制并解除痉挛　　　　D. 严密观察病情变化

E. 严格消毒隔离

答案：**C**。

第 10 单元　损伤病人的护理

一、概述

【治疗要点】

1. **全身治疗**　维持呼吸和循环功能、镇静止痛、合理使用抗生素、预防继发性感染，加强营养支持和心理支持。

2. **局部治疗**　①闭合性损伤，单纯软组织损伤者，局部制动、抬高患肢，局部冷敷，12 小时改为热敷，即可自行恢复。如骨折脱位，及时进行复位固定，逐步功能锻炼；如发生重要脏器和组织损伤，应紧急手术。②开放性损伤：及早清创缝合。根据伤口情况选择治疗方法。

伤口按清洁程度分为 3 类：①**清洁伤口**：通常指无菌手术切口。损伤的伤口经清创处理后污染减少，变为清洁伤口，可以直接缝合，一期愈合。②**污染伤口**：指被异物或细菌沾染，但未构成感染的伤口。**伤后 6～8 小时**内清创是最佳时间，清创越早越好，及时清创可达一期缝合。③**感染伤口**：先引流，再更换敷料，是处理感染伤口的基本措施，目的是争取二期愈合。

二、清创术及更换敷料

1. **清创术**　清创最好在伤后 **6～8 小时**实施，为最佳时机。若伤口污染轻，早期应用有效抗生素后，清创缝合时间可延长至伤后 12 小时或更迟；特殊部位伤口如面部、关节附近

及有神经、内脏、大血管等重要组织或有器官暴露的伤口，如果无明显感染征象，尽管伤后时间较长，原则上也应清创、缝合伤口。

2. 换药方法

（1）换药前准备：向病人解释操作目的和方法，取得配合；按无菌操作原则戴口罩、帽子，洗手；了解伤口情况；相关物品准备。

（2）操作：去除伤口敷料，彻底清创，处理伤口，包扎固定，换药后用物整理。

三、烧伤

【治疗要点】

1. 现场救护　迅速脱离致热源、保护创面、保持呼吸道通畅和补液、止痛等措施。

2. 防止休克　**液体疗法是防止休克的主要措施**。补液遵循先晶后胶、先快后慢、交替输入的原则，补液总量的一半在伤后 8 小时内输入。尽量避免口服补液，若病情平稳，口渴明显，在密切监测下，适量服用每升含氯化钠 0.3g 淡盐水、含碳酸氢钠 0.15g 的烧伤饮料，防止发生呕吐和水中毒。

3. 防治感染　正确处理烧伤创面，严格执行无菌操作技术，合理应用抗菌药物。

4. 处理创面　包括初期清创、包扎疗法、暴露疗法和手术疗法。

试题精选

1. 对开放性损伤进行清创术的时限，一般不得超过伤后的

A. 1 ～ 3 小时　　　　　　B. 3 ～ 6 小时　　　　　　C. 6 ～ 8 小时

D. 9 ～ 10 小时　　　　　　E. 11 ～ 12 小时

答案：C。

2. 处理肉芽过度增生的药物是

A. 2% 硝酸银　　　　　　　B. 3% 氯化钠

C. 3% ～ 5% 高渗盐水纱布湿敷　　D. 0.1% 新洁尔灭

E. 75% 乙醇湿敷

答案：A。

3. 大面积烧伤病人早期需大量输液，根据面积计算出的液量（不包括生理需要量）第 1 天第一个 8 小时输入该量的

A. 1/2　　　　　　　　　　B. 1/3　　　　　　　　　　C. 1/5

D. 2/5　　　　　　　　　　E. 3/5

答案：A。

4. 患者，男性，30 岁。因地震房屋坍塌造成多处损伤，现场急救人员检查发现有窒息，腹腔内脏器脱出，股骨闭合性骨折，血压低，四肢冰冷。首先要处理的情况是

A. 窒息　　　　　　　　　　B. 脏器脱出　　　　　　　C. 股骨闭合性骨折

D. 低血压　　　　　　　　　E. 四肢冰冷

答案：A。

第 11 单元　器官移植病人的护理

【器官移植的术前准备】

1. 供者的选择　①供者免疫学方法：ABO 血型相容试验，预存抗体的检测，人类白细胞抗原配型。②供者的非免疫学要求：供者年龄应在 50 岁以下，无心血管、肾和肝等疾病，无全身性感染及局部化脓性疾病。

2. 移植器官的保存　安全有效的器官保存是移植成功的先决条件，因此应遵循低温、预防细胞肿胀和避免生化损伤的原则，可将其置于软性容器中，冷保存液浸没，并以冰块维持 $1 \sim 4℃$ 的保存温度。

3. 受者的准备　①心理准备：了解器官移植相关知识，解除思想顾虑，增强手术成功的信心；②完善术前检查：根据不同移植器官进行相关检查和免疫学检测；③免疫抑制药的应用：根据移植器官种类和受者情况选用免疫抑制剂；④预防感染：遵医嘱预防性应用抗菌药物；⑤其他准备：保持皮肤清洁，预防呼吸道感染，做好饮食和肠道准备，保证充足的睡眠，加强营养，术前测量体重并记录。

4. 病室准备　①病室设施：光线及照明、通风良好，室内备空调、中心供氧及负压吸引、空气层流设备或其他空气消毒设施。②物品准备：灭菌仪器、物品等。③专用药柜：根据移植器官的种类配备相关药品，如止血药、抗生素等。④做好消毒与隔离措施。

试题精选

1. 肾移植术前，组织配型检查项目不包括

A. ABO 血型相容试验　　　　B. HLA 配型　　　　C. 3P 试验

D. PrA 检测　　　　E. 淋巴细胞毒性试验

答案：C。

2. 保存移植器官的灌注液温度是

A. $-4℃$　　　　B. $0℃$　　　　C. $0 \sim 4℃$

D. $4℃$　　　　E. 常温

答案：C。

第 12 单元　肿瘤病人的护理

肿瘤概述

【肿瘤分期】目前临床较常采用的为国际抗癌联盟组织提出的 TNM 分期法：①T 指原发肿瘤，无原发肿瘤为 T_0，有原发肿瘤，依其肿瘤大小分为 T_1、T_2、T_3、T_4；②N 指淋巴结，无区域淋巴结转移为 N_0，有区域淋巴结转移，依其范围分为 N_1、N_2、N_3、N_4；③M 指远处转移，有远处转移为 M_1，无远处转移记为 M_0，临床无法判断肿瘤体积时用 T_x 表示；

④不同 TNM 组合，确定了肿瘤的不同期别。

【辅助检查】**病理学检查是目前肿瘤确诊的最直接而可靠的方法**，包括细胞学检查和活体组织检查。其他方法还有实验室检查、影像学检查、内镜检查等。

【治疗要点】治疗肿瘤有手术治疗、化学治疗、放射治疗、生物治疗、免疫及中医中药治疗等多种方法。**恶性肿瘤应根据病情采取综合治疗，可取得较好疗效。**

1. 良性肿瘤　一般采取手术切除方法。切除的病变组织进行病理检查可确诊。

2. 恶性肿瘤　根据肿瘤部位、来源、分期与病理学检查结果，选择有效合理的综合治疗方法。原则上：①癌前期或原位癌，可用局部手术疗法消除癌组织，绝大多数行切除术；②肿瘤已有转移，但仅局限于附近区域淋巴结时，仍以手术切除为主，辅以放疗和化疗；③肿瘤已有远处转移者，可行姑息性手术治疗，综合应用抗肿瘤药物及其他方法。抗肿瘤药物按传统分类法分为细胞毒素类、抗代谢类、抗生素类、生物碱类、激素类、分子靶向药物及其他如羟基脲和铂类。

试题精选

1. 国际上通用的肿瘤"TNM"分期法，其中"N"表示

A. 有无远处转移　　　　B. 肿瘤大小　　　　C. 脑转移

D. 骨转移　　　　　　　E. 淋巴结

答案：**E**。

2. 抗癌药中属于烷化剂类的是

A. 环磷酰胺　　　　　　B. 阿糖胞苷　　　　C. 5-氟尿嘧啶

D. 长春新碱　　　　　　E. 丝裂霉素

答案：**A**。

第 13 单元　颅内压增高病人的护理

一、颅内压增高

【辅助检查】①头颅 X 线片：慢性颅内压增高者，可见脑回压迹增多、加深，蝶鞍扩大，颅骨局部被破坏或增生，小儿可见骨缝分离；② CT 或 MRI：对判断颅内压增高病因有重要参考价值；③脑血管造影或数字减影血管造影：主要用于疑有脑血管畸形的疾病；④腰椎穿刺：用于测定颅内压，但有明显颅内压增高症状和体征的病人，禁忌腰穿，易引发脑疝。

【治疗要点】

1. 手术治疗　是最根本、最有效的方法，如手术切除颅内肿瘤、清除颅内血肿、处理大片凹陷性骨折等。

2. 非手术治疗　①限制入液量：摄入量应控制在 1500～2000ml/d；②脱水治疗：高渗性脱水剂，可减轻脑水肿、降低颅内压，如 20% 甘露醇注射液；③激素治疗：肾上腺皮质

激素可稳定血 – 脑脊液屏障，改善血管通透性，预防和缓解脑水肿，降低颅内压；④抗感染：伴有颅内感染者，应遵医嘱使用抗菌药；⑤冬眠低温疗法：可降低脑新陈代谢率，减少耗氧。

二、急性脑疝

【治疗要点】关键在于及时发现脑疝症状，立即给予脱水利尿治疗，确诊后尽快手术，祛除病因。

试题精选

1. 颅内压增高明显时，应禁止的检查是
A. CT 检查　　　　　　B. MRI 检查　　　　　　C. 腰椎穿刺
D. DSA　　　　　　　E. 头颅 X 线摄片
答案：**C**。

2. 对颅内高压病人的处理错误的是
A. 抬高床头 15 ～ 30°，以减轻脑水肿
B. 便秘时高压灌肠
C. 应用脱水剂
D. 成人每日补液量不超过 2000ml
E. 高热病人给予有效降温措施
答案：**B**。

3. 当病人出现脑疝时，不宜做的检查是
A. CT 检查　　　　　　B. 腰椎穿刺　　　　　　C. B 超检查
D. 动脉血管造影　　　　E. 血常规
答案：**B**。

第 14 单元　颅脑损伤病人的护理

一、颅骨骨折

【治疗要点】
1. *颅盖骨折*　单纯颅盖骨线形骨折或凹陷性骨折下陷较轻，一般不需要特殊处理。出现下述情况需手术治疗：①**颅内压增高**，CT 检查时中线结构移位、有脑疝可能；②骨折片压迫脑重要部位；③**凹陷深度超过 1cm**；④开放性粉碎性凹陷骨折。

2. *颅底骨折*　本身无须特殊处理，**重点是预防颅内感染**。脑脊液漏属开放性损伤，应使用 TAT 及抗菌药预防感染，若 4 周以上未自行愈合，需行硬脑膜修补术。

二、脑损伤

【治疗要点】
1. 脑震荡　一般卧床休息 1 ～ 2 周，多数病人可恢复正常。适当给予镇静镇痛药物。

2. 脑挫裂伤　①严密观察病情变化，吸氧、保持呼吸道通畅，营养支持，应用抗生素，对症处理；②防治脑水肿，预防并发症；③促进脑功能恢复；④手术治疗。

3. 颅内血肿　<u>确诊后立即采取手术，清除血肿</u>，彻底止血。

■ 试题精选

1. 易引起颅内感染的骨折是

A. 颅盖骨折 　　　　　　　　B. 颅底骨折 　　　　　　　　C. 凹陷性骨折

D. 闭合性骨折 　　　　　　　E. 线性骨折

答案：**B**。

2. 目前治疗脑水肿的脱水剂中，应用最广泛、疗效较好的是

A. 醋氮酰胺 　　　　　　　　B. 20%甘露醇 　　　　　　　C. 氢化可的松

D. 双氢克尿噻 　　　　　　　E. 50%葡萄糖

答案：**B**。

第15单元　颈部疾病病人的护理

一、甲状腺功能亢进症

【外科治疗】

1. 甲状腺大部切除术　<u>是治疗甲状腺功能亢进症的有效方法。①适应证：继发性甲状腺功能亢进症或高功能腺瘤；中度以上原发性甲状腺功能亢进症；腺体较大，尤其是有压迫症状的病人；药物治疗效果不好或不能坚持用药的病人。②禁忌证：症状较轻者；青少年；老年人或有严重器质性疾病，无法耐受手术治疗者。</u>

2. 妊娠妇女　妊娠早、中期具有上述指征者，应考虑手术治疗；妊娠晚期，甲状腺功能亢进症与妊娠的相互影响已不大，可待分娩后再行手术治疗。

二、单纯性甲状腺肿

【治疗要点】20岁以下弥漫性单纯性甲状腺肿，一般不行手术治疗，给予小剂量甲状腺素治疗。当病人出现压迫症状、胸骨后甲状腺肿、巨大甲状腺肿等影响工作生活，结节性甲状腺肿继发甲状腺功能亢进，结节性甲状腺肿疑有癌变需进行甲状腺大部切除术。

■ 试题精选

1. 测定基础代谢率前应禁食的时间为

A. 48小时 　　　　　　　　　B. 36小时 　　　　　　　　　C. 24小时

D. 6小时 　　　　　　　　　　E. 12小时

答案：**E**。

2. 患者，女性，36岁。颈前弥漫性肿大，疑为甲状腺功能亢进症。下列不必要的检查是

A. 基础代谢率 　　　　　　　B. ^{131}I检查 　　　　　　　C. 颈部CT

D. 颈部 X 线　　　　　　　　E. 测血肌酐

答案：**E**。

第 16 单元　乳房疾病病人的护理

一、急性乳腺炎

【辅助检查】白细胞总数及中性粒细胞均明显升高；在波动感明显的部位穿刺有脓性液体，即可确诊。

【治疗要点】

1. 注意休息，停止患侧乳房哺乳，清洁乳头、乳晕，促进排乳（用吸乳器或吸吮），**凡需切开引流者应终止哺乳，可口服溴隐亭、己烯雌酚或肌内注射苯甲酸雌二醇**，至乳汁停止分泌为止。

2. 局部用药　可用 **25% 硫酸镁湿热敷、理疗**。

3. 抗生素治疗　为防治严重感染及败血症，根据细菌培养及药敏选用抗生素，必要时静脉滴注抗生素，注意用药后不可继续哺乳。

4. 中医治疗　服用清热解毒的中药。

5. 脓肿形成应**切开引流**　切口一般以乳头、乳晕为中心呈放射状；乳晕下浅脓肿可沿乳晕做弧形切口；脓肿位于乳房后时，在乳房下部皮肤皱襞 1～2cm 做弧形切口。

二、乳房良性肿块

【治疗要点】

1. 乳房纤维腺瘤　手术切除是唯一有效的方法。

2. 乳管内乳头状瘤　乳管内乳头状瘤因易恶变，应尽快手术切除。

3. 乳腺囊性增生病　定期复查和药物治疗为主。可口服中药，若怀疑癌变可能，应切除并做快速病理检查，切片查到癌细胞者，应按乳腺癌处理。

四、乳腺癌

【治疗要点】**手术治疗为主**，辅以放疗、化疗、内分泌治疗等措施。

1. 手术治疗　**手术治疗是乳腺癌治疗的主要手段**，常见术式：①根治术是将整个患侧乳房、胸大肌、胸小肌及同侧腋窝淋巴脂肪组织整块切除；②扩大根治术是在根治术的基础上，切除患侧的第 2～4 肋软骨及相应的肋间肌，将胸廓内动、静脉及胸骨旁淋巴结一并清除；③改良根治术可保留胸大肌、胸小肌，是目前最常用方式；④全乳切除术：切除整个乳腺，包括腋尾部及胸大肌筋膜；⑤保留乳房的乳腺癌切除术：完整切除肿块及周围 1cm 组织，并行腋窝淋巴结清扫。手术皮肤准备范围为：上自锁骨上，下至脐水平，两侧至腋后线，包括患侧上臂 1/3 和腋窝部，剃腋毛。

2. 放射治疗　手术后进行，防止局部复发。

3. 内分泌治疗　雌激素受体阳性者，可单独或合并内分泌治疗。

4. 化学药物治疗　乳腺癌是实体肿瘤中应用化疗最有效的肿瘤之一。化疗期间应复查肝功能和白细胞，如白细胞计数降至 $3×10^9/L$ 以下，应延长化疗间隔时间，必要时停药。

▣ 试题精选

1. 常用非手术治疗为主的乳房疾病是

A. 乳腺癌早期　　　　　B. 乳黏液腺癌　　　　　C. 导管内乳头状癌

D. 乳小管癌　　　　　　E. 乳腺囊性增生病

答案：E。

2. 乳房检查的最佳时期是

A. 月经前 2～3 天　　　B. 月经前 3～5 天　　　C. 月经前 5～7 天

D. 月经后 5～7 天　　　E. 月经周期的第 7～10 天

答案：E。

第 17 单元　胸部损伤病人的护理

一、肋骨骨折

【辅助检查】胸部 X 线、CT 检查显示肋骨骨折断裂线或断端错位，还可显示出有无气胸、血胸。

【治疗要点】

1. 闭合性单处肋骨骨折　重点是<u>镇痛，呼气末固定胸廓和防治并发症</u>。

2. 闭合性多根多处肋骨骨折　①镇痛、消除或减轻反常呼吸，必要时口服布洛芬、可待因、吗啡等，<u>促使患侧肺复张</u>；②局部固定：加压包扎，可采用牵引固定或厚棉垫加压包扎以消除或减轻反常呼吸；③<u>建立人工气道</u>：不能有效排痰或呼吸衰竭者，行气管插管或气管切开；④应用抗生素，预防感染。

3. 开放性肋骨骨折　除上述处理外，还需彻底清创与分层包扎固定，必要时行胸腔闭式引流术。

二、损伤性气胸

【治疗要点】抢救生命为首要原则。

1. 闭合性气胸　①小量气胸可于 1～2 周自行吸收，无须特殊处理；②大量气胸应行胸膜腔穿刺抽尽积气以减轻肺萎陷，必要时行胸膜腔闭式引流术，排除积气，促进肺及早膨胀；③应用抗生素。

2. 开放性气胸　①紧急封闭伤口，变开放性气胸为闭合性气胸；②安全转运；③住院处理：清创、缝合胸壁伤口，并行胸膜穿刺抽气减压；④预防和处理并发症，纠正休克；⑤剖胸探查：适用于疑有胸腔内器官损伤或进行性出血者。

3. 张力性气胸　①迅速排气减压：紧急时在患侧第 2 肋间与锁骨中点连线处用一粗针头穿刺排气减压，并外接单向活瓣装置或紧急时外接小口塑料袋、气球等；②安置胸腔闭式引流：在积气最高部位放置胸腔引流管，连接水封瓶；③开胸探查：适用于胸腔引流后持续有大量气体溢出、呼吸困难未改善者。

三、损伤性血胸

【治疗要点】

1. 非进行性血胸　小量积血可自行吸收，不必穿刺抽吸；中、大量血胸时行胸膜腔穿刺，抽出积血，需要时置胸膜腔闭式引流，促进肺膨胀，改善呼吸。

2. 进行性血胸　及时补充血容量，防治低血容量性休克；立即剖胸探查、止血。胸膜腔内进行性出血的征象为：①脉搏逐渐增快；②血压短暂回升，又迅速下降；血红蛋白、红细胞计数、血细胞比容持续降低；④胸腔闭式引流血量≥200ml/h，持续时间>3小时。

3. 凝固性血胸　在出血停止后数日内手术清除积液和血块，防止感染或血块机化；已机化的血块应在病情稳定后，早期行血块和纤维组织剥除术；已感染的血胸按脓胸处理。

试题精选

1. 闭合性多根多处肋骨骨折病人首要的急救措施是

A. 镇痛   B. 给氧   C. 立即建立静脉通路

D. 应用抗生素   E. 局部加压包扎固定

答案：**E**。

2. 张力性气胸病人，急救时首先要采取的措施是

A. 闭式胸膜腔引流   B. 胸腔穿刺排气   C. 补充血容量

D. 应用抗生素预防感染   E. 开胸探查

答案：**B**。

3. 患者，女性，20岁。车祸后呼吸窘迫就诊。查体：右胸部饱满，呼吸音消失，叩诊呈鼓音，右胸部有骨擦音、皮下气肿。首要的急救措施是

A. 建立静脉通路   B. 镇静、吸氧、抗感染   C. 迅速排气减压

D. 剖胸探查   E. 气管切开

答案：**C**。

第 18 单元　脓胸病人的护理

一、急性脓胸

【治疗要点】急性脓胸治疗要点包括：①消除病因；②行胸腔穿刺、胸腔闭式引流，尽早排净脓液，促使肺复张；③控制感染；④降温、镇痛、补液等全身支持治疗。

二、慢性脓胸

【治疗要点】

1. 非手术治疗　改善病人全身情况，消除中毒症状、纠正营养不良；积极治疗病因，清除脓腔；使受压的肺复张，恢复肺功能。

2. 手术治疗　目的是清除异物、消灭脓腔、尽力保全和恢复肺功能。常见术式：胸膜纤

维板剥除术、胸廓成形术、胸膜肺切除术、改进引流术等。

第19单元　肺癌病人外科治疗的护理

概述

肺癌多数起源于**支气管黏膜**上皮，因此也称支气管肺癌。

【辅助检查】

1. 痰细胞学检查　是**肺癌普查和诊断**一种简便有效方法。痰中找到癌细胞即可明确诊断。

2. 胸部X线和CT检查　肺部可见块状阴影，边缘不清，周围有毛刺。

3. 纤维支气管镜检查　诊断中心型肺癌阳性率较高，可直接观察到肿瘤，并可取病理学检查及细胞学检查。

4. 其他　纵隔镜及胸腔积液检查。

【治疗要点】以手术治疗为主的综合治疗，结合放射、化学药物、中医中药以及免疫治疗等方法。

1. 手术治疗　目的是彻底切除肺部原发癌肿病灶及局部和纵隔淋巴结，尽可能保留健康的肺组织。目前基本手术方式是肺切除术加淋巴结清扫。

2. 放射治疗　是从局部消除肺癌病灶的一种手段，主要用于处理术后残留病灶和配合化学治疗。**小细胞癌**对放射疗法敏感性较高，鳞癌次之，腺癌最差。

3. 化学治疗　对**小细胞癌**疗效较好，鳞癌次之，腺癌最差。与手术、放射疗法综合应用，防止转移，提高治愈率。

4. 其他　中医中药治疗和免疫治疗。

试题精选

1. 肺癌早期诊断最简单有效的检查方法是

A. MRI　　　　B. 痰脱落细胞学检查　　　C. PET-CT

D. 淋巴结活组织检查　　E. 肿瘤标记物

答案：**B**。

2. 肺癌综合治疗中，主要的治疗方法是

A. 化学治疗　　B. 放射治疗　　　C. 手术治疗

D. 中医中药治疗　　E. 免疫治疗

答案：**C**。

3. 患者，女性，45岁。肺癌术后化疗，当血白细胞降至$3×10^9$/L首要处理措施是

A. 大量输血　　B. 停用抗癌药　　　C. 少量输注血小板

D. 少量输血　　E. 暂不处理

答案：**B**。

第 20 单元　食管癌病人的护理

食管癌

【辅助检查】

1. 影像学检查　①食管吞钡造影检查是主要诊断手段。②CT 及超声内镜检查：可用于判断食管癌的浸润层次、向外扩展深度以及有无转移等。

2. 脱落细胞学检查　适用于普查，早期病变阳性率可达 90%～95%。

3. 纤维食管镜检查　可直视肿块部位、大小及取活组织做病理学检查。

【治疗要点】

1. 手术治疗　首选方法　全身情况和心肺功能良好、无明显远处转移征象者，可考虑手术治疗。对晚期食管癌、不能根治或放射治疗、进食有困难者，可行姑息性减状手术。

2. 放射疗法　与手术治疗综合应用。术前放疗使瘤体缩小后，间隔 2～3 周再手术。单独应用适用于食管颈段、胸上段癌或有手术禁忌，尚可耐受放疗的病人。

3. 化学药物治疗　食管癌对化疗药物敏感性差，与其他方法联合应用，可增强疗效。

试题精选

食管癌普查的检查方法是

A. 彩超　　　　　　　　　B. MRI 检查　　　　　　　　C. X 线钡餐检查

D. 脱落细胞学检查　　　　E. 纤维食管镜检查

答案：D。

第 21 单元　心脏疾病病人的护理

一、概述

【心脏疾病的特殊检查方法】

1. 心导管检查术　目的：①诊断心内畸形；②测量心血管各部位的压力；③在各部位采血标本，测量血氧饱和度，以明确异常分流；④其他：可做心血管造影、计算心排出量等。

2. 心血管造影术　可显示心脏和大血管的形态及其缺损情况。

3. 冠状动脉造影术　可明确冠状动脉分支是否有畸形和狭窄，了解交通支分布情况，是诊断冠心病及明确有无手术指征的重要检查方法。检查前，做好碘过敏试验。

二、冠状动脉粥样硬化性心脏病

【治疗要点】冠状动脉造影是冠心病外科诊疗的主要依据。冠心病可通过手术重建血流通道，改善心肌供血，消除症状，延长寿命。冠状动脉旁路移植术（CABG）为常用的手术方式。

第22单元　腹外疝病人的护理

一、概述

【治疗要点】手术治疗为主。

二、腹股沟疝

【治疗要点】

1.腹股沟斜疝

（1）非手术治疗：主要适用于**1岁以下婴儿，采用棉线束带法或绷带压深环法，防止疝块突出**；年老体弱或伴有其他严重疾病而不能手术者可采用**医用疝带压迫法**。

（2）嵌顿性疝的处理：**嵌顿时间在3～4小时，无腹部局部压痛或腹肌紧张等腹膜刺激征者、年老体弱或伴有其他严重疾病而估计肠袢尚未绞窄坏死者，可行手法复位**。除以上情况，嵌顿性疝需紧急手术治疗，防止疝内容物坏死，并解除伴发的肠梗阻。若手法复位失败，或**发生绞窄性疝，需立即手术治疗**。

（3）手术治疗：包括传统疝修补术（疝囊高位结扎术、加强或修补腹股沟管管壁）、无张力疝修补术和经腹腔镜疝修补术。

2.腹股沟直疝　主要是手术修补。

三、股疝

【治疗要点】确诊为股疝后应及时手术治疗。对于嵌顿性或绞窄性股疝，需紧急手术。

四、其他腹外疝

【治疗要点】

1.脐疝　小儿2岁之前可采取非手术治疗。满2岁后，若脐环直径仍＞1.5cm，则可手术治疗。原则上，5岁以上儿童脐疝及成人脐疝均采取手术疗法。

2.切口疝　以手术修补为主。

🔲 试题精选

1.原则上，脐疝非手术治疗适应年龄为

A.1.5岁以下　　　　　B.2.5岁以下　　　　　C.3.5岁以下

D.4岁以下　　　　　E.5岁以下

答案：**E**。

2.患者，男性，68岁。腹股沟斜疝发生嵌顿5小时来院诊治。诉腹部绞痛、腹胀、呕吐。查体：肿块紧张发硬、压痛明显，不能回纳腹腔，腹膜刺激征明显。目前最主要的处理是

A.禁食禁水　　　　　B.紧急手术　　　　　C.解痉、镇痛

D.足量抗生素治疗　　E.继续观察，暂不处理

答案：**B**。

3. 患儿，男，1 岁。腹股沟斜疝，医生建议采取非手术治疗措施，原因是

A. 小儿耐受力差不宜手术　　B. 易产生术后并发症　　C. 易产生麻醉副反应

D. 有自愈可能性　　E. 手术复发率高

答案：**D**。

第 23 单元　急性腹膜炎病人的护理

一、急性腹膜炎

【辅助检查】白细胞计数及中性粒细胞比例升高；腹部 X 线检查，可见多个**小液平面**为肠麻痹征象，空腔脏器穿孔时立位平片可见**膈下游离气体**；B 超示腹腔内有不等量的积液。

【治疗要点】绝大多数继发性腹膜炎病人需进行手术治疗；病情较轻或病程超过 24 小时，腹部症状减轻或炎症局限或有严重心、肺等脏器疾病、出现休克、不能耐受手术者，给予半卧位，禁食和胃肠减压，纠正水、电解质紊乱，镇静止痛、吸氧、应用抗生素和营养支持等非手术治疗措施。

二、腹腔脓肿

【治疗要点】

1. 膈下脓肿　小的膈下脓肿采用非手术治疗方法可吸收；脓肿较大者，行手术或定位引流治疗。

2. 盆腔脓肿　脓肿较小或未形成前可应用抗生素，辅以热水坐浴等非手术治疗的方法，脓肿较大者须手术切开引流。

3. 肠间脓肿　①非手术治疗：应用抗生素、物理热透及全身支持治疗，如脓肿炎症较局限并与腹壁贴近时，可采用 B 超引导下经皮穿刺置管引流术；②手术治疗：非手术治疗无效或已发生肠梗阻时，应考虑手术治疗解除梗阻，清除脓液并行引流术。

试题精选

1. 关于腹膜炎的治疗原则，不正确的是

A. 缓解疼痛　　B. 探查明确病因　　C. 处理原发病灶

D. 清理腹腔　　E. 腹腔引流

答案：**A**。

2. 腹膜炎标志性体征是

A. 腹痛、腹胀、肠鸣音亢进　　B. 压痛、反跳痛、腹肌紧张　　C. 腹胀、腹泻、反跳痛

D. 恶心、呕吐、腹泻　　E. 发热、腹痛、呕吐

答案：**B**。

3. 诊断盆腔脓肿最可靠的依据是

A. 黏液便　　B. 直肠刺激征

C. 直肠指检可触及波动感　　　D. 体温下降后又升高　　　E. 直肠前壁穿刺有脓液

答案：**E**。

4. 急性盆腔脓肿的主要治疗方法是

A. 饮食疗法　　　　　　　　　B. 手术治疗　　　　　　　　　C. 运动锻炼

D. 抗生素治疗　　　　　　　　E. 中药疗法

答案：**D**。

第 24 单元　腹部损伤病人的护理

一、概述

【辅助检查】

1. **实验室检查**　实质脏器损伤时红细胞、血红蛋白、血细胞比容等数值下降；空腔脏器损伤时白细胞、中性粒细胞比例明显升高；胰腺、胃、十二指肠损伤时血尿淀粉酶可升高；泌尿系损伤时有血尿。

2. **影像学检查**　B 超是诊断腹部实质性脏器损伤的检查方法；X 线检查可辨别有无空腔脏器损伤；CT 检查对实质脏器损伤的诊断比 B 超更准确。

3. **诊断性腹腔穿刺术**　是对穿刺抽得液体观察其性状，借以判断受损脏器的性质，诊断阳性率可达 90% 左右。诊断性腹腔穿刺术：①若抽出不凝固血液，提示为实质性脏器或大血管破裂，因腹膜的脱纤维作用使血液不凝固；②若抽得血液迅速凝固，多为误入血管所致；③胰腺或胃、十二指肠受损，穿刺液中淀粉酶含量增高。

【治疗要点】

现场急救：首先处理威胁生命的损伤。危急病人先进行心肺复苏，其次要控制明显的外出血、开放性气胸等，并保持气道通畅、输液、抗休克。**腹部损伤内脏脱出时不能强行还纳回腹腔**；病情不明时禁用**镇痛药**，确诊后使用镇痛药减轻损伤导致的不良刺激，**防止疼痛剧烈引起神经源性休克**。

治疗分为手术治疗和非手术治疗两类。非手术治疗措施包括：不随便搬动伤者，以免加重伤情，密切观察病情变化；输血、补液，防治休克；应用广谱抗生素，预防腹腔感染；禁食、胃肠减压。已确诊为腹腔脏器破裂者，应及时手术治疗，未能确诊者可行剖腹探查，必要时在积极抗休克的同时进行手术。

二、常见实质性脏器损伤

【治疗要点】

1. **脾破裂**　未发生休克或发生易纠正的一过性休克、损伤比较局限、无其他腹腔脏器合并伤者，可在严密观察血压、脉搏、腹部体征等指标下行非手术治疗。观察中如发现有继发性出血或有其他脏器损伤，应紧急手术处理。手术方式有保留脾脏术及脾切除术两种。

2. **肝破裂**　**肝破裂以手术治疗为主**，原则是彻底清创、止血、消除胆汁外漏和建立通畅的引流。

三、常见空腔脏器损伤

【治疗要点】

1. 小肠破裂 小肠破裂一旦确诊应立即手术治疗。

2. 结肠破裂 结肠壁薄、血液供应差、细菌数量大。除少数裂口小、腹腔污染轻、全身情况良好的病人可以考虑一期修补或一期结肠切除吻合（限于右半结肠），大部分病人应先行肠造口术或肠外置术处理，**3～4个月待病人情况好转，再关闭瘘口。**

试题精选

1. 行腹腔穿刺，抽出不凝血液，应考虑为

A. 绞窄性肠梗阻　　　　　　　B. 腹膜后血肿　　　　　　C. 肝破裂

D. 阑尾炎穿孔　　　　　　　　E. 膀胱破裂

答案：**C**。

2. 下列疾病中，立位腹部透视可见膈下游离气体的是

A. 胃穿孔　　　　　　　　　　B. 肝癌破裂出血　　　　　C. 阑尾炎穿孔

D. 机械性肠梗阻　　　　　　　E. 脾破裂

答案：**A**。

3. 腹部损伤并发出血性休克时，最重要的处理原则是

A. 应用广谱抗生素　　　　　　B. 及时手术探查　　　　　C. 密切观察病情

D. 补充血容量　　　　　　　　E. 保温

答案：**D**。

4. 患者，男性，27 岁。闭合性腹部损伤 1 小时，腹痛，BP70/50mmHg，P120 次 / 分，腹腔抽出不凝固血液，目前主要的处理原则是

A. 密切监测生命体征　　　　　B. 禁食，持续胃肠减压　　C. 输血输液抗休克

D. 剖腹探查　　　　　　　　　E. 抗休克同时剖腹探查

答案：**E**。

第 25 单元 胃、十二指肠疾病病人的护理

一、胃、十二指肠溃疡的外科治疗

【辅助检查】①胃镜：是确诊胃十二指肠溃疡的首选检查方法，可明确溃疡部位。②X线钡剂：可在胃、十二指肠部位显示一周围光滑、整齐的**龛影**。

二、胃癌

【辅助检查】**纤维胃镜**检查是诊断早期胃癌的有效方法；**X** 线钡剂检查确诊率达 86.2%，可发现较小而表浅的病变，可见龛影或充盈缺损，造影剂为硫酸钡，不需要做过敏试验；粪

便隐血试验常呈持续阳性。

【治疗要点】**早期发现、早期诊断和早期治疗**是提高胃癌疗效的关键。**手术治疗**是治疗胃癌的首选方法，也是目前治愈胃癌的唯一方法。中晚期胃癌辅以化疗、放疗及免疫治疗提高疗效。手术治疗包括根治性手术和姑息性手术。

试题精选

1. 下列关于胃穿孔的表述正确的是
A. 肠鸣音亢进　　　　　　　B. 可见膈下游离气体　　　　C. 无腹膜刺激征表现
D. 肠管扩张　　　　　　　　E. 胃内有液平面
答案：**B**。

2. <u>不属于</u>胃十二指肠溃疡手术治疗适应证的是
A. 内科治疗3个月以上仍不愈合者
B. 溃疡巨大（直径＞2.5cm）　　C. 胃十二指肠复合性溃疡
D. 癌变　　　　　　　　　　　E. 经常反酸
答案：**E**。

3. 毕Ⅱ式胃大部切除术，与胃残端相吻合的是
A. 回肠远端　　　　　　　　B. 十二指肠　　　　　　　　C. 空肠
D. 盲肠　　　　　　　　　　E. 回肠近端
答案：**C**。

4. 诊断早期胃癌的最有效方法是
A. 纤维胃镜　　　　　　　　B. MRI　　　　　　　　　　C. B超
D. 血尿常规　　　　　　　　E. 粪便隐血试验
答案：**A**。

第26单元　肠疾病病人的护理

一、阑尾炎病人的护理

【辅助检查】
1. 实验室检查　白细胞和中性粒细胞比例增高，白细胞发生核左移。
2. 影像学检查　腹部X线片可见盲肠扩张和气液平面；B超检查可发现肿大的阑尾或脓肿；CT检查有助于阑尾周围脓肿的诊断。

【治疗要点】
1. 急性阑尾炎　非手术治疗和手术治疗。非手术治疗适用于早期单纯性阑尾炎、阑尾周围脓肿或有手术禁忌证者。措施包括禁食、补液、镇痛及全身应用抗生素治疗等。阑尾周围脓肿先使用抗生素控制症状，待肿块缩小、**体温正常后3个月后**行手术切除。

2. 慢性阑尾炎　手术切除，并行病理检查。

二、肠梗阻

【辅助检查】因脱水和血液浓缩，血红蛋白、血细胞比容和尿比重均升高；绞窄性肠梗阻可有白细胞计数及中性粒细胞比例显著增加。呕吐物和粪便检查有大量红细胞或潜血试验阳性，提示肠管有血运障碍；肠梗阻时 X 线可见多个阶梯状排列气 – 液平面及胀气肠袢。

【治疗要点】原则是解除梗阻和纠正因梗阻引起的全身性生理紊乱。非手术治疗包括禁食、胃肠减压、纠正水电解质及酸碱平衡失调、防治感染、酌情使用解痉镇静剂；呕吐频繁的病人，要注意补钾。症状无缓解需行手术治疗。

三、肠瘘

【辅助检查】实验室检查白细胞及中性粒细胞比例升高；生化检查低钾、低钠。特殊检查：口服染料或药用炭是最简便实用的检查手段，适用于肠外瘘形成初期，可初步判断瘘的部位和瘘口大小。

【治疗要点】

1. 非手术治疗　包括：补液，加强营养支持，纠正水、电解质及酸碱平衡平衡失调。控制感染，依据药物敏感试验结果应用抗生素。双套管行负压引流。瘘管比较直的单个瘘，可用胶片进行封堵处理。

2. 手术治疗　早期腹腔引流术，肠段部分切除吻合术和瘘口造口术等。

四、大肠癌

【辅助检查】

1. 直肠指检　是直肠癌最简单有效的检查方法。指检可查出癌肿部位，距肛缘距离，癌肿大小、形态、与周围脏器关系等。

2. 实验室检查　①粪便隐血试验：可作为高危人群的初筛及普查方法，持续阳性者进一步检查。②血清癌胚抗原测定（CEA）：主要用于预测结肠癌的预后和监测复发。

3. 影像学检查　X 线气钡双重造影检查能发现较小的结肠病变；腔内 B 超检查和 CT 检查帮助了解有无转移。

4. 内镜检查　是诊断大肠癌最有效、可靠的方法。能为直肠癌定性诊断的是病理检查。

【治疗要点】手术切除是大肠癌的主要治疗方法。

1. 结肠癌　结肠癌根治术、姑息性手术和并发肠梗阻时紧急处理。非手术治疗主要是化疗和中医药治疗。

2. 直肠癌　常见直肠癌根治性手术有：①经腹直肠癌切除术（即 Dixon 手术）：适用于癌肿距齿状线 5cm 以上者，保留正常肛门。②经腹会阴联合直肠癌根治术（即 Miles 手术）：适用于癌肿距肛门 7cm 之内，于左下腹行永久性乙状结肠或结肠造口。

3. 姑息性手术　适用于不能根治的晚期大肠癌病人，缓解症状，延长生存时间，包括短路手术或结肠造口术等。

试题精选

1. 急性阑尾炎最典型的表现为

A. 腹膜刺激征   B. 右下腹包块   C. 恶心呕吐

D. 右下腹固定压痛   E. 寒战高热

答案：**D**。

2. 怀疑盆腔位阑尾炎者，需要进行的检查是

A. 结肠充气试验   B. 腰大肌试验   C. 麦氏点深压痛

D. 闭孔内肌试验   E. 直肠指诊

答案：**E**。

3. 一经确诊需及时手术治疗的肠梗阻是

A. 单纯性肠梗阻   B. 肠扭转   C. 痉挛性肠梗阻

D. 机械性肠梗阻   E. 蛔虫性肠梗阻

答案：**B**。

4. 诊断结肠癌相关的指标是

A. 癌胚抗原   B. 甲胎蛋白   C. 鳞状细胞相关抗原

D. 血、尿淀粉酶   E. 血脂肪酶

答案：**A**。

5. 患儿，女，2岁。突发腹痛，阵发性发作，伴恶心呕吐，少量血便，右腹触及腊肠样肿物，最有助于诊断的检查是

A. 粪便隐血试验   B. 腹部平片   C. 呕吐物检查

D. 空气灌肠造影   E. CT检查

答案：**D**。

6. 患儿，男，1岁。断乳后7天突发阵发性剧烈腹痛，哭闹不止，腹部可扪及腊肠形、稍有压痛的腹部肿块，怀疑为肠套叠。以下措施中不妥的是

A. 禁食   B. 胃肠减压   C. 给吗啡镇痛

D. 空气灌肠   E. 复位失败，应立即手术

答案：**C**。

第27单元　直肠肛管疾病病人的护理

一、常见直肠肛管良性疾病

【治疗要点】

1. 肛裂　可分为手术治疗和非手术治疗。非手术治疗包括口服缓泻药、坐浴和扩肛疗法；手术治疗适用于经久不愈、非手术治疗无效的陈旧性肛裂。陈旧性肛裂术后创口不缝合，经坐浴、换药直至愈合。

2. 直肠肛管周围脓肿　脓肿未形成前可用抗生素控制感染；局部理疗，热水坐浴；口服

缓泻药以减少病人排便时疼痛。脓肿形成后应尽早切开引流。

3. 肛瘘　手术切开或切除瘘管。常见手术方法有瘘管切开术、肛瘘切除术和挂线疗法。低位单纯肛瘘适用于瘘管切开术或肛瘘切除术。**高位肛瘘以挂线疗法为主**。挂线疗法可避免肛管直肠环被切断所引起的肛门失禁。

4. 痔　非手术治疗措施包括改变饮食和不良排便习惯、热水坐浴、注射疗法和胶圈套扎疗法。适用于Ⅰ～Ⅱ度内痔；手术治疗适用于痔脱出严重，非手术治疗效果不佳时，可采用痔切除术，适用于Ⅱ～Ⅳ度内痔和混合痔的治疗；血栓性外痔可先采用局部热敷，消炎止痛药外敷的方法，若无效行血栓性外痔剥离术。

试题精选

1. 下列直肠肛管疾病中禁忌做直肠指诊的是

A. 混合痔　　　　　　　　　　B. 直肠癌　　　　　　　　　　C. 肛瘘

D. 肛门周围脓肿　　　　　　　E. 肛裂

答案：**E**。

2. 病人行肛瘘切除术后，每日需行温水坐浴和换药，合理的安排顺序是

A. 先换药，再坐浴　　　　　　　B. 清晨先温水坐浴，再排便

C. 先排便，再换药　　　　　　　D. 先坐浴，再换药，后排便

E. 先排便，再坐浴，后换药

答案：**E**。

第 28 单元　门静脉高压症病人的护理

一、门静脉高压症

【辅助检查】

1. 实验室检查　血常规检查：脾功能亢进者白细胞和血小板计数减少，严重时全血细胞减少。肝功能检查出现血清胆红素增高、低蛋白血症、白/球比倒置。

2. 影像学检查　食管吞钡 X 线检查：钡剂充盈时，食管呈虫蚀状改变；排空时曲张静脉呈蚯蚓状或串珠状负影。B超了解肝硬化、脾肿大程度及有无腹水等。胃镜检查确定曲张静脉程度。

【治疗要点】因 85%～90% 门静脉高压症是由肝硬化所致，故治疗以内科治疗为主。外科治疗主要是预防和控制食管、胃底静脉曲张破裂引起的急性上消化道出血，其次是解除或改善脾大伴脾功能亢进和治疗顽固性腹水。手术方法一类是分流术，另一类是断流术。

1. 分流术　使门静脉系统主干及其主要分支与腔静脉及其主要分支血管进行吻合，可降低门静脉压力，防治大出血较为理想，但术后肝性脑病发生率高，已被弃用。

2. 断流术　阻断门奇静脉间反常血流，同时切除脾，达到止血目的。最有效手术方式是脾切除加贲门周围血管离断术，急诊手术常用，优点是手术简单、并发症少、病人恢复快、

保证肝供血。

3. 上消化道大出血紧急处理　①非手术治疗：立即输液、输血补足血容量；使用止血药物；三腔二囊管压迫止血：是治疗食管胃底曲张静脉破裂出血简单而有效的方法。原理是利用充气的气囊分别压迫胃贲门和食管下段破裂曲张的静脉止血。②手术治疗：一般采用胃底静脉结扎术。

试题精选

1. 门静脉高压症的实验室检查结果中，错误的是
A. 血清胆红素升高　　　　　B. 白细胞计数减少
C. 血小板增多　　　　　　　D. 血红蛋白和血细胞比容下降
E. 血浆白蛋白明显下降
答案：**C**。

2. 门静脉高压症手术治疗属断流术的术式是
A. 门腔静脉吻合术　　　　　B. 近端脾肾静脉分流术
C. 桥式"H"形分流术　　　　D. Warren 术
E. 脾切除加贲门周围血管离断术
答案：**E**。

第 29 单元　肝疾病病人的护理

一、原发性肝癌
【辅助检查】

1. 实验室检查　血清甲胎蛋白（AFP）测定：可用于普查，有助于发现无症状的早期病人。目前 AFP 诊断标准为：**AFP ≥ 400μg/L 且持续 4 周或 AFP ≥ 200μg/L 且持续 8 周**，并排除妊娠、活动性肝炎、肝硬化、生殖腺胚胎性肿瘤等，可考虑为肝细胞癌，是目前诊断原发性肝癌最常用、最重要的方法。肝功能及病毒性肝炎检查：肝功能异常及乙肝标志物阳性提示有原发性肝癌的肝病基础。

2. 影像学检查　B 超、CT 及 MRI 等。B 型超声检查是目前肝癌定位检查中首选的方法，能发现直径为 1 ～ 3cm 或更小病变，可显示肿瘤部位、大小、形态及肝静脉或门静脉有无栓塞等；CT 和 MRI 检查可检出直径 1.0cm 左右的微小肝癌，并显示肿瘤与周围脏器和重要血管的关系。

3. 腹腔镜和肝穿刺检查　腹腔镜可直接显示肝表面情况；在 B 超引导下行细针肝穿刺活检，可明确诊断。

【鉴别诊断】

1. 继发性肝癌　肝血源丰富，全身其他系统的恶性肿瘤可经血液、淋巴液或直接蔓延而转移至肝，最多见的是消化道癌肿。继发性肝癌病人先有肝外原发性癌肿的表现且 AFP 多阴性。

2. **肝硬化**　病情发展缓慢，肝可不大或略大，质地坚硬，表面较平或有小结，边缘整齐。AFP 阴性，放射性核素扫描及 B 超均能进行鉴别。

3. **肝脓肿**　尤其是阿米巴性肝脓肿，临床表现难与原发性肝癌鉴别。B 超检查常可发现脓肿的液性病灶。诊断性肝穿刺有助于确诊。

【治疗要点】早期手术切除是目前治疗肝癌最有效的方法。

1. **手术治疗**　肝切除术适应证：①全身状态良好，心、肺、肾等重要脏器功能无严重障碍，肝功能代偿良好，转氨酶和凝血酶原时间基本正常；②肿瘤局限于肝的一叶或半肝以内无严重肝硬化；③第一、第二肝门及下腔静脉未受侵犯。常见术式包括肝叶切除、半肝切除、肝三叶切除、局部肝段切除等。

2. **中、晚期肝癌经手术探查后不能切除者可行**　①肝固有动脉或肝右（左）动脉结扎；②肝动脉栓塞化疗（TACE）：是一种介入治疗，即经股动脉达肝动脉做选择性肝动脉插管，经导管注入栓塞剂（常用碘油和吸收性明胶海绵）和抗癌药物（常选用氟尿嘧啶、丝裂霉素）；③肝动脉伴脐静脉插管滴注化疗药物；④激光气化或液氮冷冻治疗；⑤肝移植术等。

3. **非手术治疗**　包括局部消融治疗、放射治疗、生物免疫治疗、中医中药治疗和系统化疗。

二、肝脓肿

（一）细菌性肝脓肿

【辅助检查】实验室检查白细胞计数及中性粒细胞增多；**B 超检查为首选方法，在肝内可显示 1 ～ 2cm 液性病灶**；肝功能试验可出现不同程度的肝损害；X 线显示右叶脓肿可见右膈肌升高，肝影增大或局限性隆起，有时有胸腔积液；肝扫描、CT 及选择性肝动脉造影对诊断肝脓肿存在和定位有一定价值；诊断性肝穿刺抽脓，抽出黄白色脓液，是确诊的重要手段。

【治疗要点】早期诊断、积极治疗。①全身支持疗法：肠内外营养支持，纠正水和电解质及酸碱平衡失调及护肝治疗；②抗生素治疗：大剂量联合应用，在未确定病原菌之前，可**首选**针对于大肠埃希菌和金黄色葡萄球菌的**青霉素**；③手术治疗：适用于脓肿较大或已并发腹膜炎、脓胸的慢性肝脓肿者；④中医中药治疗：以清热解毒为主，多与抗生素和手术治疗配合应用。

（二）阿米巴性肝脓肿

【治疗要点】

1. **非手术治疗**　主要应用抗阿米巴药物治疗，包括甲硝唑、氯喹、依米丁、环丙沙星等，必要时经皮肝穿刺抽脓引流及加强营养支持，防止继发感染。

2. **手术治疗**　手术切开引流适应证：经抗阿米巴药物治疗及穿刺抽脓，而脓腔未缩小或高热不退者；巨大脓肿（直径＞10cm）或脓肿位置表浅者；脓肿合并细菌感染，经治疗不能控制者；脓肿已穿破胸、腹腔或邻近脏器；脓肿位于肝左外叶，有穿破心包的危险者。切开后持续负压闭式引流。

试题精选

1. 对原发性肝癌最有意义的检测是

A. 血清白蛋白　　　　　　　B. 肝功能　　　　　　　　C. 甲胎蛋白

D. 血清酶

E. 动脉血酮体比测定

答案：C。

2. 原发性肝癌非手术治疗的首选方法是

A. 免疫疗法

B. 药物治疗

C. 肝动脉化疗栓塞治疗

D. 中医治疗

E. 饮食治疗

答案：C。

第 30 单元　胆道疾病病人的护理

一、胆道疾病的特殊检查及护理

【超声】 **B 超是诊断胆道疾病的首选方法**，适用于胆囊结石、胆囊炎、肿瘤和囊性病变等，具有无创、简便、可重复，经济且准确率高的特点；**检查前禁食 12 小时、禁水 4 小时**，保证胆囊、胆管内充盈胆汁。

【放射学检查】

1. 内镜逆行胰胆管造影（ERCP） 在纤维十二指肠镜直视下，通过十二指肠乳头将导管插入胆管和胰管内进行造影，可直接观察十二指肠及乳头情况，也可显示胆道和胰管梗阻的部位。ERCP 可诱发急性胰腺炎和胆管炎。

（1）检查前注意事项：①禁食 6 ～ 8 小时；②检查开始前 15 ～ 20 分钟肌内注射地西泮 5 ～ 10mg、山莨菪碱 10mg 及哌替啶 50mg，以松弛十二指肠括约肌；③碘过敏试验。

（2）检查后注意事项：①禁食 2 ～ 4 小时；②观察病人体温及腹部体征；③造影后 3 小时及第二日晨检测血清淀粉酶。

2. 经皮肝穿刺胆管造影（PTC） 经皮肤穿刺将导管送入肝胆管内，注入造影剂使肝内外导管显影的方法，为有创检查，可发生胆瘘、出血、胆道感染等并发症。

（1）检查前：①评估凝血酶原及血小板计数，有出血倾向的注射维生素 K_1；②检查前 1 日晚口服缓泻剂和灌肠；③禁食 4 ～ 6 小时；④碘过敏试验。

（2）检查后：①禁食 2 小时；平卧 4 ～ 6 小时；卧床休息 24 小时，避免增加腹压。②严密观察生命体征和腹部体征。③遵医嘱使用抗生素和止血药。

【CT】 对胆道系统和肝胰等脏器的占位病变做出较准确的判断。①检查前 2 天开始进少渣、产气少的食物；②检查前 1 天做碘过敏试验；③做腹部检查，于检查前 30 分钟口服 1.5% ～ 3% 泛影葡胺溶液 500 ～ 800ml，临检查前再口服 200ml；④备好急救器械及药品。

【核素显像扫描】 可动态观察肝内外胆管和肝病变，有助于黄疸的鉴别诊断。正常情况下，胆道和胆囊多在 15 ～ 30 分钟显影，最长不应超过 60 分钟。胆道梗阻时显像时间延迟。胆囊不显像者，不再行脂肪餐试验。

【十二指肠引流（经皮肝穿刺置管引流 /PTCD）】 对严重梗阻性黄疸病人实行 PTC 后，再置管与肝胆管内引流减压，既可防止 PTC 外漏胆汁导致腹膜炎的危险，又可暂时缓解梗阻性黄疸，改善肝功能，为择期手术做好术前准备。此外，对胆管炎病人，还可通过引流导

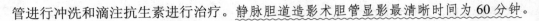

管进行冲洗和滴注抗生素进行治疗。静脉胆道造影术胆管显影最清晰时间为 60 分钟。

二、胆石症和胆道感染

（一）胆囊结石及急性胆囊炎

【辅助检查】①实验室检查：白细胞总数及中性粒细胞增高；② B 超：胆囊结石首选，诊断率可达 100%。可见胆囊增大，胆囊壁增厚。

【治疗要点】

病情较轻者给予禁食，补液，控制感染，解痉镇痛等治疗。胆囊切除是胆囊结石的首选方法。手术方式首选腹腔镜胆囊切除术（LC）。

急性单纯性胆囊炎一般采取的治疗措施是禁食、输液、抗感染、解痉、营养支持等方法。如病情不缓解，或已诊断为急性化脓性、坏疽性或穿孔性胆囊炎，则行胆囊切除术。

（二）胆管结石及胆管炎

【辅助检查】首选 B 超，可发现结石；血常规白细胞及中性粒细胞增高，血清胆红素升高。

【治疗要点】①肝外胆管结石以手术治疗为主。首选胆总管切开取石术＋T 形管引流，此法可保留 Oddi 括约肌功能，减少胆管残留结石的发生；还可通过 T 形管做胆管造影、胆道镜检查，以明确胆管内有无残余结石和观察胆道的恢复情况。②肝内胆管结石：无症状可不治疗，定期复查。症状反复发作应手术治疗。

（三）急性梗阻性化脓性胆管炎

【辅助检查】①实验室检查：白细胞计数及中性粒细胞均明显升高，血小板计数降低，凝血酶原时间延长；血氧分压明显下降；血清胆红素、尿胆红素增高；② B 超：可以及时了解肝内外胆管扩张情况，胆道梗阻部位和病变的性质。

【治疗要点】需在积极抗休克的基础上紧急手术，解除胆道梗阻并减压引流。非手术治疗措施包括：补液扩容、纠正水、电解质和酸碱失衡、抗感染治疗、降温和应用解痉止痛药等，禁用吗啡，以免引起 Oddi 括约肌痉挛。手术治疗选择胆总管切开减压＋T 形管引流术。

三、胆道蛔虫病

【治疗要点】多数经抗感染、利胆及驱虫等非手术治疗可治愈，少数胆道梗阻难以解除的病人才考虑手术治疗。非手术治疗：遵医嘱应用阿托品、山莨菪碱（654-2）解痉镇痛药物，必要时给予哌替啶；发作期还可将食醋、乌梅汤、33% 硫酸镁或氧气经胃管注入，达到驱虫的目的。驱虫药应在清晨空腹或晚上临睡前服用，服药后注意观察是否有蛔虫排除。

试题精选

1. 用于胆道疾病检查的首选方法是

A. B 超　　　　　　　　　　B. CT　　　　　　　　　C. 腹部平片

D. 胆道镜检查　　　　　　　E. 胆管造影

答案：A。

2. 适合做腹腔镜胆囊切除术的是

A. 胆道蛔虫病　　　　　　B. 无症状的胆囊结石　　　　C. 慢性胆囊炎

D. 急性胆囊炎经非手术治疗症状缓解

E. 单发胆囊息肉，直径＜1cm

答案：C。

3. 急性重症胆管炎的有效治疗方法是

A. 胃肠减压   B. 解痉镇痛   C. 手术

D. 抗休克，同时手术   E. 补充血容量

答案：D。

4. 胆道蛔虫症引起腹部剧痛时，蛔虫常在

A. 空肠   B. 回肠   C. 胆总管内

D. 胆囊内   E. 肝总管内

答案：C。

5. 患者，女性，30 岁。反复出现右季肋部胀痛，并伴寒战、高热，为明确诊断首选的检查是

A. 内镜检查   B. B 超   C. 血、尿淀粉酶

D. X 线钡餐检查   E. 诊断性腹腔穿刺

答案：B。

第 31 单元　胰腺疾病病人的护理

一、急性胰腺炎

【辅助检查】

1. **血、尿淀粉酶测定**　是主要诊断手段。血清淀粉酶在发病 2 小时后开始升高，24 小时达高峰，持续 4～5 天；尿淀粉酶在发病 24 小时后开始升高，48 小时达高峰，持续 1～2 周；超过血清淀粉酶（正常值 40～180U/dl）或尿淀粉酶（正常值 80～300U/dl）正常值 3 倍以上具有诊断价值。

2. 血清脂肪酶升高（正常值 0.2～1.5mg/dl）。

3. 血清钙降低（正常值不低于 2.0mmol/L）。

4. CT 和 MRI 是急性胰腺炎重要诊断方法，可以鉴别水肿型和坏死型。

【治疗要点】

1. **非手术治疗**　是急性胰腺炎的基础治疗，适用于急性胰腺炎初期、轻型及无感染的病人。目的是减少胰液分泌，预防感染及并发症发生。包括：①禁食禁饮、胃肠减压；②静脉补液、给予糖皮质激素抗炎、抗休克；③使用胰酶抑制药及抑制胰腺外分泌的药物；④镇痛、解痉；⑤营养支持；⑥早期使用抗生素和甲硝唑预防感染；⑦中药治疗。

2. **手术治疗**　适用于出血坏死性胰腺炎、胆源性胰腺炎、急性胰腺炎非手术治疗无效者。常用的手术方式是胰腺及胰周坏死组织清除引流术。

二、胰腺癌和壶腹部癌

【辅助检查】

1. 实验室检查 淀粉酶升高；空腹或餐后血糖升高；血清胆红素一般多在 13.68μmol/L 以上；胰头癌病人粪便隐血试验 85% ～ 100% 为阳性。

2. 免疫学检查 常用的肿瘤标志物有糖链抗原（CA19-9）、癌胚抗原和胰胚抗原等，其中 **CA19-9 是最常用的辅助诊断和随访项目**。

3. 影像学检查 B 超是首选检查方法，可发现直径≥2.0cm 的胰腺癌；CT 是检查胰腺癌的重要手段，可以显示肿瘤与邻近血管关系和转移情况；MRI 显示胰腺肿块效果比 CT 更好，诊断胰腺癌的敏感性和特异性较高。

【治疗要点】**手术切除**是治疗胰腺癌和壶腹部癌最有效的方法，可行胰十二指肠切除术，切除范围包括胃 1/2 远侧部分、全十二指肠、胰头部、空肠近端约 10cm 以及胆管十二指肠壶腹后段以下部分；再进行消化道重建，并联合其他疗法综合治疗。

胰头癌临床表现出现时表示癌肿已发展到一定程度，往往有浸润或转移，故切除率低。壶腹部癌手术效果好于胰头癌。

试题精选

1. 有关急性胰腺炎病人尿淀粉酶与血清淀粉酶描述正确的是

A. 两者同时增高
B. 尿淀粉酶无改变，血清淀粉酶增高
C. 血清淀粉酶先增高
D. 尿淀粉酶降低
E. 尿淀粉酶先降低后增高

答案：**C**。

2. 能有效抑制胰腺分泌的药物是

A. 解痉药
B. 镇痛药
C. 抗生素
D. 抗胆碱药
E. 生长抑素

答案：**E**。

3. 壶腹部癌的辅助检查，可直接窥视并可活检的方法是

A. 肠钡餐造影
B. 放射性核素扫描
C. 内镜超声
D. ERCP
E. MRCP

答案：**D**。

4. 患者，女，54 岁。腹部隐痛，消瘦，乏力，全身黄染，瘙痒 1 个月。查体：腹软，右上腹轻压痛，可触及包块，肝肋下 5cm，质中，胆囊及肝脏未触及。初步诊断应考虑是

A. 胃癌
B. 肝癌
C. 肾肿瘤
D. 胰头及壶腹癌
E. 结肠癌

答案：**D**。

第32单元　外科急腹症病人的护理

急腹症

【辅助检查】

1. 实验室检查　血红蛋白和红细胞计数降低提示腹腔内出血；白细胞及中性粒细胞升高提示有感染；血、尿淀粉酶升高表示可能有急性胰腺炎；血尿提示可能有泌尿系统损伤。

2. 影像学检查　X线检查可诊断消化道穿孔、肠梗阻；B超、CT和MRI检查可诊断腹腔实质脏器损伤；腹腔穿刺可根据抽出液的性质来判断脏器受损情况。

【治疗要点】

1. 非手术治疗　包括禁食、胃肠减压、输液、解痉和抗生素治疗。适用于：①诊断明确，病情较轻者；②诊断不明，但病情稳定，无明显腹膜炎体征者。

2. 手术治疗　适用于：①诊断明确，需立即手术治疗者；②诊断不明，但病情危重、腹痛和腹膜炎体征加重、全身中毒症状明显者。

3. 其他　未能确诊并发严重休克者，可在抗休克治疗同时进行剖腹探查，注意防治感染。

试题精选

1. 肝破裂时进行腹腔穿刺，穿刺液的性质为

A. 淡黄色澄清液体　　　B. 血腥味脓液　　　C. 棕褐色脓液
D. 粉红色泡沫状液体　　E. 不凝固血液

答案：E。

2. 急腹症病人"四禁"中不包括

A. 禁食禁饮　　　B. 禁服泻药　　　C. 禁用镇痛药
D. 禁止灌肠　　　E. 禁止导尿

答案：E。

第33单元　周围血管疾病病人的护理

一、下肢静脉曲张

【辅助检查】下肢静脉造影检查是诊断下肢静脉疾病的最可靠方法。临床常用静脉瓣膜功能试验有以下几种。

1. 深静脉通畅试验　又称波氏实验，用来检查深静脉是否通畅。病人取站立位，于腹股沟下方缚扎止血带压迫大隐静脉，待静脉充盈后，嘱病人用力踢腿或下蹲10余次，若曲张静脉空虚萎陷或减轻，表示深静脉通畅；反之表示深静脉不通畅。

2. **大隐静脉瓣膜功能试验**　可检查静脉瓣膜功能。先让病人平卧，下肢抬高，使下肢静脉排空，在大腿根部缚扎止血带压迫大隐静脉，然后嘱病人站立，松开止血带，若曲张静脉自下而上逐渐充盈，时间超过 30 秒，提示大隐静脉瓣膜功能正常；若曲张静脉自上而下迅速充盈，提示大隐静脉瓣膜功能不全。

3. **交通静脉瓣膜功能试验**　病人仰卧，抬高下肢，在大腿根部扎止血带，先从足趾向上至腘窝缠第 1 根弹力绷带，再自止血带处向下缠第 2 根弹力绷带；嘱病人站立，在向下解开第 1 根弹力绷带的同时，向下缠第 2 根弹力绷带，如果在两根绷带之间的间隙内出现曲张静脉，提示交通静脉瓣膜功能不全。

【治疗要点】

1. **非手术治疗**　适用于：①病变局限，症状较轻或局部无症状者；②妊娠期妇女；③年老体弱或重要脏器功能不良而不能耐受手术者。

非手术治疗的主要措施有：①采用弹力绷带包扎或穿弹力袜，使曲张的静脉处于萎陷状态。②硬化剂注射疗法：适用于局部轻度或手术后残留的静脉曲张。通常用 5% 鱼肝油酸钠 1～2ml，细针注射曲张静脉，手指按压注射静脉两端 2 分钟，随后用绷带加压包扎 3～6 周，其间避免长时间站立，但应鼓励行走。

2. **手术治疗**　手术是治疗下肢静脉曲张根本方法，最常用手术方法为大隐静脉和（或）小隐静脉高位结扎＋剥脱术。适用于深静脉通畅，无手术禁忌者。

二、血栓闭塞性脉管炎

【辅助检查】

1. **一般检查**　①测定跛行距离和跛行时间；②测定皮肤温度：若双侧肢体对应部位皮肤温度相差 **2℃以上**，提示皮温降低侧动脉**血流减少**；③肢体抬高试验。让病人平卧，下肢抬高 45°，持续 60 秒后观察皮肤色泽变化，若出现足趾皮肤呈苍白、自觉麻木疼痛为阳性，提示动脉供血不足。继续嘱病人坐起，下肢自然下垂于床旁，正常人 10 秒皮肤色泽恢复正常，若超过 45 秒皮肤色泽不恢复或色泽不均匀，进一步提示动脉供血不足。

2. **特殊检查**　①多普勒超声检查，可判断主干静脉是否阻塞。②电阻抗血流测定。③数字剪影血管造影（DSA），直接显示下肢静脉形态、有无血栓存在、血栓位置、范围和侧支循环通畅情况。④放射性核素检查，用于诊断早期血栓。

【治疗要点】

1. **非手术治疗**　①一般治疗：禁烟，防止受冷、受潮和外伤。肢体保暖但不应使用热疗，以免增加组织需氧量而加重症状。②疼痛管理：疼痛严重者应用镇痛和镇静药，适当使用吗啡或哌替啶镇痛。为预防药物成瘾，减少镇痛药物的用量可采用普鲁卡因股动脉内注射及腰交感神经封闭术。腰交感神经封闭术效果明显者，应及时行腰交感神经节切除术。③药物治疗：中药治疗、血管扩张药和抗血小板药物和抗生素治疗。④高压氧：提高血氧含量，改善组织缺氧。

2. **手术治疗**　常用术式有：①腰交感神经节切除术；②动脉重建术；③分期动、静脉转流术；④游离血管蒂大网膜移植术；⑤截肢术。

试题精选

1. 下肢静脉曲张检查时，病人平卧，下肢抬高，在大腿根部扎止血带，病人站立，立即松开止血带，若曲张静脉迅速充盈，提示

A. 深静脉通畅　　　　　　　　B. 大隐静脉通畅　　　　　　C. 交通静脉通畅

D. 交通静脉瓣功能正常　　　　E. 大隐静脉瓣功能异常

答案：**E**。

2. 区别原发性和继发性下肢静脉曲张的检查方法是

A. 波氏试验　　　　　　　　　B. Buerger 试验

C. 大隐静脉瓣膜功能试验　　　D. 交通静脉瓣膜功能试验

E. 下肢静脉测压

答案：**A**。

3. 血栓闭塞性脉管炎病人的一般治疗要点中，错误的是

A. 防止受凉　　　　　　　　　B. 严禁吸烟　　　　　　　　C. 局部热敷

D. 高压氧疗，改善缺氧　　　　E. 避免外伤

答案：**C**。

第 34 单元　泌尿、男性生殖系统疾病的主要症状和检查

一、辅助检查及护理

【实验室检查】

1. 尿液检查

（1）尿液收集：尿常规检查以**新鲜中段尿**为宜。男性包皮过长者，需翻开包皮、清洁阴茎头后收集。女性月经期应避采集尿标本。尿培养以**清洁中段尿**为佳，女性亦可采用导尿的尿标本。耻骨上膀胱穿刺留取标本是无污染的，结果最为准确。

（2）尿三杯试验：判断镜下血尿或脓尿的来源及病变部位。以排尿最初 5～10ml 尿为第一杯，以排尿最后 5～10ml 为第三杯，中间部分为第二杯。第一杯尿液异常，提示病变在尿道；第三杯尿液异常，提示病变在后尿道、膀胱颈部或三角区；三杯尿液均异常，提示病变在膀胱或以上部位。

（3）尿细菌学检查：革兰染色尿沉渣涂片检查，可初步判断细菌种类。尿沉渣抗酸染色涂片检查或结核菌培养有助于泌尿系结核的诊断。清洁中段尿培养，若菌落数超过 $10^5/L$，提示为尿路感染；菌落数为 $10^4/L$ 可能为污染，应重新培养；有尿路感染症状的病人，菌落数超过 $10^2/L$ 就有意义。

（4）尿细胞学检查：用于初筛肿瘤或术后随访。

（5）膀胱肿瘤抗原：通过定性或定量方法，测定尿中有无肿瘤相关抗原，定性方法结果若为阳性，提示有上皮性肿瘤存在，可做筛查或随访。

2. 肾功能检查

（1）尿比重测定：最简单的肾功能测定方法，反映肾浓缩和排泄废物的能力。正常尿比重 1.010 ～ 1.030，尿比重固定或接近 1.010，提示肾浓缩功能受损严重。

（2）血肌酐和血尿素氮测定：用于判定肾小球滤过功能，也可判断病情和预后。

（3）内生肌酐清除率：用于测定肾小球滤过功能，24 小时内生肌酐清除率正常为 90 ～ 120ml/min。

3. 前列腺液检查　正常前列腺液为淡乳白色，较稀薄，涂片镜检可见多量卵磷脂小体，白细胞不超过 10 个 / 高倍视野。可用于前列腺炎的诊断。

4. 精液检查　用于分析精液颜色、量、pH、稠度、精子状况及精浆生化。检查前 5 天应禁欲。精子计数每毫升不少于 2000 万，活动度超过 60%，正常形态精子量超过 60%。

5. 前列腺特异性抗原（PSA）　具有组织特异性，是目前最常用的前列腺癌生物学标记。正常男性血清 PSA＜4ng/ml，如＞10ng/ml 应高度怀疑前列腺癌。

【器械检查】

1. 导尿　用于诊断和治疗。适应证：①采集尿培养标本；②诊断性检查，测定膀胱容量、压力和残余尿量；③解除尿潴留，持续引流尿液。急性尿道炎者禁忌导尿。

2. 尿道探查　用于扩张狭窄尿道。急性尿道炎者禁忌尿道探查。

3. 尿道膀胱镜　表面麻醉下，经尿道将膀胱镜插入膀胱内。可直接显示尿道及膀胱内有无异常，可用活检钳取活体组织做病理检查。禁忌证：①尿道狭窄；②急性膀胱炎；③膀胱容量＜50ml。

4. 输尿管肾镜　椎管麻醉下，将输尿管镜经尿道、膀胱置入输尿管和肾盂，可直视输尿管、肾盂内有无病变。禁忌证：①全身出血性疾病；②病变以下输尿管梗阻；③前列腺增生。

5. 尿流动力学测定　用于诊断下尿路梗阻性疾病、神经源性排尿功能异常、尿失禁及遗尿症。禁忌证：①感染急性期；②严重膀胱内出血。

6. 前列腺细针穿刺活检　诊断前列腺癌最可靠的方法，判断前列腺结节或其他良恶性病变。

【影像学检查】

1. B 超检查　无创性检查。广泛用于泌尿外科疾病筛选、诊断、介入治疗和随访。

2. X 线检查　①尿路平片（KUB）：是泌尿系统常用的初查方法。摄片前须做肠道准备。②排泄性尿路造影（IVU）：静脉注射有机碘造影剂，分别于注射后 5 分钟、15 分钟、30 分钟、45 分钟摄片，可显示尿路形态，有无扩张、推移、压迫和充盈缺损情况等；造影前应做碘过敏试验，禁食禁水，行肠道准备。③逆行肾盂造影：经尿道、膀胱行输尿管插管注入有机碘造影剂，能清晰显示肾盂和输尿管形态。禁忌证为急性尿路感染及尿道狭窄。造影前行肠道准备，操作中动作轻柔、严格执行无菌操作，避免损伤。④经皮肾穿刺造影：需在 B 超引导下进行。⑤膀胱造影：经导尿管注入有机碘造影剂，可显示膀胱形态和病变。⑥肾动脉造影：经股动脉穿刺插管至肾动脉开口上方，注入造影剂，可显示双肾动脉、腹主动脉及其分支。⑦淋巴造影：经足背或阴茎淋巴管注入碘苯酯，可见腹股沟、盆腔、腹膜后淋巴管和淋巴结，用于诊断膀胱癌、睾丸肿瘤、阴茎癌、前列腺癌的淋巴结转移和淋巴系统梗阻，以及乳糜尿病人的淋巴通路。

3. 放射性核素检查　①肾图：是一种分侧肾功能试验，反映尿路通畅及尿排出速率；②肾显像：能显示肾形态、大小及有无占位；③肾上腺显像：对肾上腺疾病有诊断价值。

4. CT　了解肾损伤范围和程度，鉴别实质性或囊性疾病。

5. MRI　组织分辨力更高、无须造影剂、无创性，用于泌尿、男性生殖系肿瘤诊断和分期。

试题精选

1. 下列情况中，可进行膀胱镜检查的是

A. 急性膀胱炎 B. 膀胱结石 C. 膀胱容量＜50ml

D. 严重的心功能不全 E. 尿道狭窄

答案：**B**。

2. 患者，男性，55岁。半年来经常发生肾绞痛、血尿，拟做静脉肾盂造影。造影前的准备中错误的是

A. 造影前做肠道准备 B. 造影前禁食、禁水

C. 鼓励饮水，加速代谢 D. 检查前排尽尿液

E. 妊娠、甲状腺功能亢进症者禁做此项检查

答案：**C**。

3. 患者，男性，57岁。排尿困难3个月。B超检查可见前列腺增大，血清总PSA为20ng/ml。为明确诊断，最可靠的检查方法为

A. 前列腺CT测定 B. 尿素氮测定 C. 尿肌酐测定

D. 前列腺穿刺活检 E. 前列腺液病理检查

答案：**D**。

第35单元　泌尿系损伤病人的护理

一、肾损伤

【辅助检查】辅助检查包括：①实验室检查：尿常规见大量红细胞，有活动性出血时血红蛋白、血细胞比容降低；②B超、CT检查：了解肾损害程度和部位；③排泄性尿路造影检查：可评估肾损伤的范围、程度及对侧肾功能。

【治疗要点】

1. 紧急处理　有大出血、休克病人应迅速抢救，维持生命体征的稳定。

2. 非手术治疗　肾挫伤、轻型肾裂伤多数采取非手术治疗，包括：①绝对卧床休息2～4周，因过早、过多活动可引起再度出血，**病情稳定后3个月内不宜参加重体力劳动或剧烈运动**；②观察生命体征、尿色、尿量变化；③对症治疗，给予止血、补液、输血、抗感染治疗；④合理运用镇痛、镇静和止血药。

3. 手术治疗　凡开放性损伤、严重肾裂伤、肾破裂、肾盂破裂、肾蒂损伤者均须及早手

术。肾损伤非手术治疗期间出现以下情况者，需手术治疗：①经抗休克治疗生命体征未见好转，提示有内出血；②血尿逐渐加重，血红蛋白、血细胞比容持续下降；③腰、腹部肿块明显增大；④有腹腔脏器损伤可能。

二、膀胱损伤

【辅助检查】尿常规可见镜下红细胞布满视野、肉眼血尿；腹部 X 线平片发现骨盆或其他骨折；膀胱造影见造影剂漏至膀胱外；**导尿试验是确定膀胱破裂简单有效的检查方法：经导尿管注入膀胱生理盐水 200ml，5 分钟后吸出，若液体出入量差异很大，提示膀胱破裂。**

【治疗要点】处理原则是尿流改道，充分引流外渗部位的尿液，尽早闭合缺损膀胱壁。①紧急处理：给予补液、输血、止血、镇痛等抗休克治疗，尽早使用广谱抗生素；②膀胱挫伤或轻度膀胱损伤，膀胱造影时仅有少量尿外渗，采取非手术治疗，留置导尿管持续引流尿液 7～10 天，破口往往可自愈；③手术治疗；④积极治疗并发症。

三、尿道损伤

【辅助检查】辅助检查包括：①导尿试验：可检查尿道是否连续、完整。若膀胱插入顺利，说明尿道连续且完整，如一次插入困难，不要勉强再插，以免加重创伤和导致感染。②X 线检查：是尿道损伤首选检查，尿道造影可显示尿道损伤程度及部位，尿道断裂可有造影剂外渗，尿道挫伤则无外渗征象。

【治疗要点】

1. 紧急处理　立即压迫会阴部止血，抗休克治疗。尿潴留紧急行耻骨上膀胱穿刺或造瘘术。

2. 尿道挫伤及轻度裂伤　如症状轻、尿道连续性存在者，一般不需要治疗，必要时插导尿管引流 7 天。

3. 尿道裂伤　需尿管引流 1 周，如导尿失败，应立即行经会阴尿道修补，并留置导尿 2～3 周，严重者行膀胱造瘘术。尿潴留不宜导尿或未能立即手术者，可行耻骨上膀胱穿刺引流。

4. 尿道断裂　应急行经会阴尿道修补术或断端吻合术，并留置导尿 2～3 周。

5. 积极处理并发症　尿道狭窄是尿道损伤最常见的并发症，为预防尿道狭窄，待病人拔除尿管后定期做尿道扩张术，对已发生尿道狭窄的病人应给予手术治疗；发生尿道直肠瘘的病人，应 3 个月后再施行修补术。

试题精选

1. 尿道损伤伴骨盆骨折病人的常用检查是

A. 尿常规　　　　　　　　B. 血常规　　　　　　　　C. 尿细菌培养

D. 尿道 X 线摄片　　　　　E. 逆行尿道造影

答案：**D**。

2. 患者，女性，35 岁。下腹外伤，疑是膀胱破裂，简单有效的确认方法是

A. 剖腹探查　　　　　　　B. B 超　　　　　　　　　C. 膀胱造影

D.膀胱注水试验　　　　　　E.腹部触诊

答案：**D**。

第36单元　泌尿系统结石病人的护理

一、上尿路结石

【辅助检查】

1. 实验室检查　尿常规检查可见镜下血尿，伴感染时有脓尿。行尿细菌培养，血和尿钙、磷、肾功能测定，必要时做钙负荷试验。

2. 影像学诊断　①X线：确定结石位置；②排泄性尿路造影：显示结石所致的尿路形态、肾功能的改变，透X线尿酸结石可见充盈缺损；③逆行肾盂造影：常用于其他方法不能确诊时，可发现X线不显影的结石；④B超：能显示结石的特殊声影，发现X线平片不能显示的小结石和透X线结石，还能显示肾实质萎缩情况和肾积水；⑤CT。

3. 输尿管肾镜检查　适用于其他方法不能确诊或同时需要进行治疗者。

【治疗要点】

1. 非手术治疗　结石**直径＜0.6cm**，光滑，无尿路梗阻，无感染，纯尿酸及胱氨酸结石，可采用非手术治疗。**直径＜0.4cm**光滑的结石，大多数能自行排出，病人可做跳跃运动，促进结石排出。疑为上尿路结石时，应注意观察每次排出的尿液和有无结石排出。非手术治疗包括：①水化疗法：是预防结石形成和延缓结石增长最简单有效的方法。每日饮水**2500～4000ml**，保持每天尿量在**2000ml以上**。②饮食调节：根据结石成分、生活习惯适当调节饮食。③控制感染。④调节尿pH：口服枸橼酸钾、碳酸氢钠等碱化尿液，可治疗与尿酸和胱氨酸相关的结石；口服氯化铵可使尿液酸化，有利于防治感染性结石生长。⑤中药和针灸。⑥肾绞痛的治疗：发作时立即解痉、止痛。可肌内注射黄体酮、阿托品、哌替啶或局部应用利多卡因封闭。

2. 体外冲击波碎石（ESWL）　大多数上尿路结石均可用此法。但结石远端尿路梗阻、妊娠、出血性疾病、血肌酐≥265μmol/L、严重心脑血管疾病、安置心脏起搏器、急性尿路感染、育龄妇女下段输尿管结石等禁忌使用。过于肥胖不易聚焦，或严重骨、关节畸形影响碎石体位者等禁忌。**最适宜于直径＜2.5cm**的结石。治疗后常见并发症有肾绞痛、血尿、梗阻或感染。若需重复治疗，间隔时间不少于**7天**。

3. 手术治疗　①内镜取石或碎石术：包括输尿管镜取石或碎石术；经皮肾镜取石或碎石术；腹腔镜输尿管取石；②开放手术：主要有肾盂切开取石术、肾实质切开取石术等。

二、膀胱结石

【辅助检查】①X线：能显示绝大多数结石；②B超：能显示膀胱区结石声影，也可同时发现有无前列腺增生；③**膀胱镜：可直接看见结石，甚至发现病因**；④肛检：可触及较大结石。

【治疗要点】①经尿道膀胱镜取石或碎石；②耻骨上膀胱切开取石术；③膀胱感染严重

时，应用广谱抗生素治疗。

三、尿道结石

【辅助检查】X 线及超声检查能明确诊断。B 超检查可以发现 X 线平片不能显示的小结石和透 X 线结石。

【治疗要点】①结石位于尿道舟状窝时，可通过注入无菌液状石蜡，推挤、钩取或钳出；②前尿道结石可在麻醉下压迫结石近端尿道后，注入无菌液状石蜡，轻轻向远端推挤，取出结石；③后尿道结石用尿道探条将结石推入膀胱，再按膀胱结石处理。

试题精选

输尿管结石病人绞痛发作时，最重要处理方法是

A. 碱化尿液　　　　　　B. 应用抗生素　　　　　　C. 解痉止痛

D. 变换体位　　　　　　E. 体外冲击波碎石

答案：C。

第 37 单元　肾结核病人的护理

概述

【辅助检查】

1. 尿液检查　呈酸性尿，镜下可见脓细胞、白细胞、红细胞及少量蛋白。尿结核杆菌培养对诊断肾结核有决定意义。

2. 影像学检查　①腹部 X 线：了解有无钙化及钙化部位；②静脉尿路造影：诊断肾结核的标准方法，可见肾盏破坏，边缘不整呈虫蚀样改变；③CT 及 MRT；④B 超：适用于中晚期病例，可初步确定病变部位。

3. 膀胱镜检查　可直接观察膀胱黏膜情况。膀胱挛缩或急性膀胱炎时，不宜行膀胱镜检查。

【治疗要点】

1. 抗结核药物治疗　适用于早期肾结核，常用异烟肼、利福平、吡嗪酰胺、乙胺丁醇。

2. 支持治疗　加强营养、生活规律、注意休息、保持心情愉快。

3. 手术治疗　肾切除手术前必须充分抗结核治疗至少 2 周，保留肾的手术前则应用药物 6 周，术后继续抗结核治疗 6 个月以上。手术方式包括：①肾切除术；②部分肾切除术；③挛缩膀胱的手术治疗；④解除输尿管狭窄手术。

试题精选

肾结核病人手术前抗结核治疗一般不少于

A. 3 天　　　　　　B. 7 天　　　　　　C. 10 天

D. 12 天　　　　　　E. 14 天

答案：E。

第38单元 泌尿系统梗阻病人的护理

一、良性前列腺增生

【辅助检查】①直肠指诊：是诊断前列腺增生简单易行的方法，可触及增大的前列腺；②尿流率检查：最大尿流率<15ml/s，提示排尿不畅，<10ml/s，则梗阻严重，必须手术治疗；③超声及膀胱镜检查：超声可直接测定前列腺体积及残余尿量，合并有血尿时需做膀胱镜检查以排除膀胱肿瘤；④PSA（血清前列腺特异抗原）测定：是目前鉴别前列腺增生和前列腺癌的重要指标，前列腺硬、有结节或体积过大时，应查血清PSA，正常值<4ng/L。

【治疗要点】①紧急处理：发生尿潴留时给予导尿治疗。②药物治疗：如特拉唑嗪、哌唑嗪等。③手术治疗：**手术治疗**是理想的治疗方法。残余尿量>50ml；反复出现尿潴留史；无尿路感染；心肺功能正常可耐受手术者，应考虑手术治疗。常用手术方式包括经尿道前列腺切除术、耻骨上经膀胱前列腺切除术、耻骨后前列腺切除术。④其他治疗：激光治疗、经尿道气囊高压扩张术、前列腺尿道支架网等。

二、急性尿潴留

【治疗要点】**解除病因，恢复排尿，必要时先导尿。**①非手术治疗：病因处理，如尿道结石、尿道口狭窄、低血钾等经病因处理后可恢复排尿。②手术治疗：对不能插入导尿管者，可急行耻骨上膀胱穿刺抽出尿液。对需长期留置导尿者行耻骨上膀胱造口术。

试题精选

1.患者，男性，66岁。前列腺增生多年，逐年加重，拟手术治疗，昨日入院，今测得残余尿60ml，该病人残余尿的正常值是

A. 0ml   B. 20ml   C. 25ml
D. 55ml   E. 65ml
答案：**A**。

2.患者，男性，70岁。尿频、进行性排尿困难3年，无心肺疾病，BP150/100mmHg，诊断为良性前列腺增生，残余尿量150ml。最适合的治疗方法是

A. 观察随访   B. 激光治疗   C. 抗雄激素药
D. 经尿道前列腺电切术   E. 应用植物类药
答案：**D**。

第39单元 泌尿系统肿瘤病人的护理

一、肾癌

【辅助检查】①B超：目前作为普查肾肿瘤的方法，可发现早期1cm以上的肿瘤。②X

线：肾盂排泄造影、逆行性尿路造影、肾动脉造影，可见肾盏肾盂变形、拉长、变窄，边缘不规则，移位或充盈缺损。③ CT 及 MRI：CT 是诊断肾癌最可靠的影像学方法。④肾动脉造影：造影可显示肿瘤新生血管。

【治疗要点】①根治性肾切除术：为首选治疗方法。手术切除范围包括患肾、肾周脂肪组织、同侧肾上腺、近段输尿管、肾门旁淋巴结。术前需行肾动脉栓塞治疗可减少术中出血；术后配合放射和化学治疗可显著提高手术存活率。②免疫治疗：对预防和治疗转移癌有一定疗效。

二、膀胱癌

【辅助检查】

1. 影像学检查　①膀胱镜下取活组织做病理检查是最重要的检查手段，是诊断膀胱癌最直接、可靠的方法；②膀胱造影和静脉肾盂造影，可见充盈缺损；③ B 超、CT 和 MRI 检查可看到肿瘤的位置、大小。

2. 尿脱落细胞检查　取病人新鲜尿液，发现脱落的肿瘤细胞，作为初筛手段。

【治疗要点】以手术治疗为主的综合治疗。①手术治疗：包括经尿道膀胱肿瘤切除术，膀胱部分切除术和根治性膀胱全切术。②化学治疗：有全身化疗和膀胱灌注化疗。对于保留膀胱的病人，术后定期行膀胱灌注化疗。每周灌注 1 次，共 8 次，以后每个月 1 次，共 1～2 年。灌注时插导尿管排空膀胱，以蒸馏水或等渗盐水稀释药液灌入膀胱后取平、俯、左、右侧卧位，每 15 分钟轮换体位 1 次，共 2 小时。③其他辅助治疗，包括免疫治疗和放射治疗。

三、前列腺癌

【辅助检查】①实验室检查：血清前列腺特异性抗原可作为诊断前列腺癌的初筛方法，正常血清 PSA＜4ng/ml，前列腺癌伴有血清 PSA 升高，极度升高多数有转移病灶。②直肠指检可发现前列腺结节，质硬。③ B 超、CT 及 MRI 对诊断前列腺癌的范围有重要意义；经直肠 B 超穿刺活检准确率高。

【治疗要点】前列腺手术中偶然发现的小病灶可暂不处理，应严密随诊；局限在前列腺内 T2 期前的癌可行前列腺根治术；去势治疗，用手术或药物的方法，使体内雄激素浓度处于去势水平，起到治疗前列腺癌的目的。T3、T4 期前列腺癌行去势治疗；内分泌治疗失败者采取化疗。

试题精选

（1—2 题共用备选答案）

A. 尿道探查　　　　　　B. 输尿管镜　　　　　　C. 放射性核素检查
D. B 超检查　　　　　　E. 膀胱镜检查

1. 诊断膀胱癌最直接、可靠的检查是
2. 早期诊断肾癌的常用检查是
答案：1. E。2. D。

第 40 单元　骨科病人的一般护理

一、牵引术与护理

1. 牵引术　骨科常用的治疗方法，在骨折部位利用牵引力和反牵引力作用达到复位和维持复位固定的治疗方法。

（1）目的和作用：①骨折、关节脱位的复位及固定；②矫形治疗；③缓解肌肉痉挛，防止畸形；④患肢制动，减轻疼痛，预防骨骼病变。

（2）分类：①皮牵引：操作简便易行、无创，损伤小，<u>牵引重量一般不超过 5kg</u>。②骨牵引：切开皮肤，将不锈钢针穿入骨骼的坚硬部位通过牵引钢针直接牵引骨骼，力量大，可较长时间牵引，为有创性，可发生感染。<u>牵引重量一般为身体重量的 1/10 ～ 1/7</u>。③兜带牵引：将宽厚布按局部体形制成各种吊带进行牵引，常用有枕颌带牵引和骨盆悬吊牵引。

2. 护理　①协助病人做好生活护理。②保持牵引的有效性：观察肢体血管、神经功能。观察牵引的有效性，每日测量肢体长度，两侧对比，防止牵引力量不足或过度牵引。做好固定，保持对抗牵引力，床尾抬高 15 ～ 30cm 以对抗牵引力，牵引重锤勿着地。③做好皮肤护理：<u>牵引针孔每日滴 75% 乙醇两次</u>；及时擦去针眼处分泌物，每日消毒；牵引针若向一侧偏移，消毒后调整，发生感染充分引流，严重时拔出钢针，改变牵引位置。注意肢体保暖，保持皮肤清洁、局部按摩，防止压疮。④指导功能锻炼，预防关节僵硬和足下垂。

二、石膏绷带术与护理

【石膏绷带术】石膏绷带是常用的外固定材料之一，适用于骨关节损伤及术后的固定。常用的石膏类型可分为石膏托，石膏夹板，固定躯干的石膏，如石膏床、石膏围腰、石膏背心、石膏围领及特殊类型石膏，如肩人字石膏、髋人字石膏等。

操作方法：①做好做操前物品和病人准备工作。②浸泡石膏后制作石膏条，平放水桶，完全浸泡；包石膏绷带，术者右手握石膏卷从肢体近端向远端滚动，切忌拉紧，左手配合将石膏绷带抹平，肢端外露。<u>操作全过程严禁手指按压石膏，防止术后压疮</u>。③修理、包边、开窗、标记日期。

第 41 单元　骨与关节损伤病人的护理

一、骨折概述

【辅助检查】①<u>诊断骨折的常规检查为 **X 线检查**</u>，可以了解骨折部位、类型及移位；② CT 和 MRI：可更准确地显示结构复杂的骨折，如颅骨骨折、脊椎骨折等；③骨扫描：可确定骨折的性质及并发症。

【骨折的诊断】损伤病史结合临床表现和辅助检查，尤其是骨折特有体征。

【治疗要点】<u>复位，固定，功能锻炼</u>。复位是骨折治疗的首要步骤，包括手法复位和手术复位。手法复位适用于大多数骨折，是闭合性骨折最常用的复位方法。常用固定方法有：①<u>外</u>

固定：小夹板固定、石膏绷带、持续牵引等；②内固定：切开复位后，应用内固定物，如钢针、髓内钉等将骨折段固定在解剖复位的位置上。

二、常见的四肢骨折

【治疗要点】

1. 锁骨骨折　三角巾悬吊 3 周，移位骨折应手法复位，保持双肩后伸挺身位"8"字绷带固定。

2. 肱骨髁上骨折　①肿胀轻，无血管、神经损伤者，可行局麻下手法复位，再用石膏托固定 4 ～ 5 周。②伤后时间较长，局部组织肿胀，用尺骨鹰嘴悬吊牵引，待 3 ～ 5 日肿胀消退后再行手法复位。③手法复位失败或有血管神经损伤者行手术治疗。

3. 桡骨远端骨折　伸直型骨折：手法复位外固定，小夹板或石膏绷带固定在屈腕、尺偏、旋前位；对严重粉碎骨折、手法复位失败者需手术复位内固定。屈曲型骨折处理原则相同，复位手法相反。

4. 股骨颈骨折　无明显移位骨折需持续牵引，穿防旋鞋。有骨折移位和内收型骨折需手术治疗，术后 3 个月内避免下蹲、坐沙发、跷二郎腿等动作。

5. 股骨干骨折　3 岁以内儿童行垂直悬吊牵引。成人股骨干骨折闭合复位后可采用骨牵引，骨牵引重量为体重的 1/10 ～ 1/7。非手术治疗失败、合并血管神经损伤或多处骨折的病人采用手术治疗。

6. 胫腓骨干骨折　稳定骨折进行手法复位外固定；不稳定骨折采用骨牵引复位治疗；手法复位失败、严重的开放性或粉碎性骨折病人行手术治疗。

三、脊椎骨折及脊髓损伤病人的护理

（一）脊椎骨折

【辅助检查】CT、X 线（首选检查）、MR 检查。

【治疗要点】单纯胸腰椎体压缩不到 1/5 者，仰卧硬板床，骨折部位加厚枕，使脊柱过伸。3 天后开始腰背肌锻炼，伤后第 3 个月可少许下床活动；单纯胸腰椎体压缩超过 1/5 的年轻病人，可用两桌法或双踝悬吊法过仰复位，石膏背心固定约 3 个月。颈椎稳定型骨折采用颌枕带卧位牵引，复位后石膏固定 3 个月。颈椎压缩明显或双侧椎间关节脱位时采用持续颅骨牵引复位，复位后再牵引 2 ～ 3 周，石膏固定 3 个月。爆破型骨折无神经症状，经 CT 检查确定无骨折片挤入椎管内者，可用双踝悬吊法复位；对有神经症状和骨折片挤入椎管内导致损伤严重的病人，切开复位内固定治疗。

（二）脊髓损伤

【辅助检查】实验室检查、X 线检查、脊髓造影，CT 及 MR 可显示脊髓受压和椎管内软组织情况。

【治疗要点】非手术治疗：固定并制动，解除脊髓受压，减轻脊髓水肿和继发性损伤，可应用激素治疗；手术治疗。

四、骨盆骨折

【辅助检查】CT、X 线检查。

【治疗要点】优先处理危及生命的症状，随后处理骨折。①非手术治疗：卧床休息，采用**骨盆兜带悬吊**牵引。②手术治疗：采用外固定支架固定术或钢板内固定术。

五、关节脱位

（一）概述

【辅助检查】**X线检查显示脱位类型**及有无骨折。

【治疗要点】手法复位，越早进行越好，之后固定2～3周，期间功能锻炼。

（二）肩关节脱位

【辅助检查】X线片显示脱位类型及有无合并骨折。

【治疗要点】手法复位后固定3～4周。

（三）肘关节脱位

【辅助检查】X线检查明确脱位方向及有无骨折。

【治疗要点】尽早手法复位，手法复位失败者手术切开复位。

（四）髋关节脱位

【辅助检查】X线检查可明确诊断，必要时做CT检查。

【治疗要点】脱位24小时内、麻醉状态下行闭合复位；手法复位失败者行手术复位。复位后置患肢于伸直、外展中立位，皮牵引或穿丁字鞋固定2～3周，严禁屈曲、内收、内旋动作，以防再次脱位。固定期间做股四头肌等长收缩，4周后扶双拐下地，髋关节脱位严重时可导致股骨头坏死，3个月内患肢不负重，以防股骨头坏死。

六、断指再植

【治疗要点】

1. 现场急救　包括止血、无菌敷料包扎、断肢保存和快速转运。

2. 断肢保存　对离断的肢体现场不做无菌处理，严禁冲洗、浸泡、涂药，保存上根据运送距离而定。运送距离近尽快用无菌或清洁敷料包裹离断的肢体，运送距离远的，在此基础上干燥冷藏保存，保持在4℃左右。避免肢体与冰块直接接触而冻伤。

试题精选

1. 诊断骨折最可靠、最常用的方法是

A. CT检查 　　　　　　B. MRI检查 　　　　　　C. 局部压痛

D. X线检查 　　　　　　E. B超检查

答案：**D**。

2. 鉴别肱骨髁上骨折与肘关节脱位，主要检查

A. 患肢短缩 　　　　　　B. 有无畸形

C. 肘后三角关系是否正常 　　　　　　D. 有无运动障碍

E. 有无神经血管损伤

答案：**C**。

3. 开放性骨折最重要的治疗措施是

A. 早期彻底清创 　　　　　　B. 包扎止血 　　　　　　C. 抬高患肢

D. 妥善固定 　　　　　　E. 镇静止痛

答案：**A**。

4. 诊断关节脱位最可靠的方法是

A. 畸形 　　　　　　　　B. 弹性固定 　　　　　　　　C. 关节盂空虚

D. 功能障碍 　　　　　　E. X 线检查

答案：**E**。

5. 断离肢体的现场处理方法正确的是

A. 塑料薄膜包裹后冷冻

B. 无菌或清洁敷料包裹后干燥冷藏

C. 过氧化氢溶液冲洗后用无菌敷料包裹冷藏

D. 抗生素灌注后用无菌敷料包裹冷冻

E. 无菌处理后浸润于 4℃左右的生理盐水中

答案：**B**。

6. 患者，女性，30 岁。颈椎骨折行持续颅骨牵引复位，其牵引重量是

A. 1 ～ 2kg 　　　　　　B. 3 ～ 5kg 　　　　　　C. 4 ～ 6kg

D. 6 ～ 8kg 　　　　　　E. 8 ～ 10kg

答案：**B**。

第 42 单元　常见骨关节感染病人的护理

一、化脓性骨髓炎

【辅助检查】急性血源性化脓性骨髓炎实验室检查血白细胞及中性粒细胞明显增高；红细胞沉降率加快。早期 X 线检查无改变，至少 2 周后才有所表现；慢性血源性化脓性骨髓炎 X 线检查显示骨骼增粗、变形、骨质硬化、骨髓腔不规则，可显示脓腔和密度增高的死骨。

【治疗要点】急性血源性化脓性骨髓炎治疗：①抗感染治疗：早期联合广谱应用大剂量抗生素，随后依据细菌培养结果选择性应用。②全身支持疗法：高热病人降温，保持体液平衡增加营养供给。③局部制动，抬高患肢、促进回流。防止肢体挛缩和病理性骨折。④手术治疗：早期非手术治疗 48 ～ 72 小时无效时应手术治疗，目的是引流脓液、减轻毒血症症状，防止急性骨髓炎转变为慢性骨髓炎。手术方式分为局部钻孔引流术或开窗减压引流，于骨髓腔内置管应用抗生素溶液持续冲洗引流。慢性骨髓炎以手术治疗为主。

二、化脓性关节炎

【辅助检查】实验室检查血白细胞增高，中性粒细胞比例升高，红细胞沉降率加快。关节腔穿刺抽脓，细菌培养可为阳性。X 线检查关节面毛糙，可见骨质破坏增生、呈虫蚀样改变，严重者可有骨性强直。

【治疗要点】

1. 非手术治疗　①早期应用广谱抗生素，随后依据细菌培养结果进行选择；②局部关节

腔穿刺减压术或者关节腔灌洗；③牵引或石膏固定患肢制动。

2. 手术治疗　行关节切开引流术及关节矫形术。

三、骨与关节结核

（一）概述

【辅助检查】结核活动期实验室检查<u>血红细胞沉降率加快</u>。寒性脓肿穿刺抽脓，抗酸染色可查到结核菌。X线检查早期影像改变不明显，发病6～8周后可见钙化病灶，病情进一步发展，可显示边界清楚的囊性病变。CT与MR可发现早期微小病变。

【治疗要点】

1. 非手术治疗　主要为全身支持疗法，注意休息，加强营养；应用抗结核药物，遵循早期、联合、适量、规律和全程的原则，一般用药2年；局部患肢制动。

2. 手术治疗　包括脓肿切开引流、病灶清除术等。

（二）常见骨关节结核

【辅助检查】

1. 脊柱结核　X线检查早期有椎体骨质疏松、间隙变窄；CT检查可发现小的脓肿；MR检查可发现早期病变。

2. 髋关节结核　X线检查早期可见骨质疏松，关节囊肿胀，后期出现关节腔变窄和骨质不规则破坏，死骨、空洞、股骨头破坏或消失，可伴病理性脱位。CT及MR检查可发现早期微小病变。

3. 膝关节结核　X线检查早期可见局限性骨质疏松；病期长者关节间隙变窄，边缘性骨腐蚀；后期关节间隙消失，关节半脱位等。CT及MR检查可以发现早期病变。<u>关节镜检查</u>对早期滑膜结核有重要的诊断价值，可取病理同时行镜下滑膜切除术。

【治疗要点】

1. 脊柱结核　脊柱结核治疗目的是清除病灶，尽快恢复神经功能和防止脊柱畸形。包括：①非手术治疗：全身抗结核治疗、加强营养及局部制动；②手术治疗：脓肿切开、病灶清除术及矫形手术。

2. 髋关节结核　早期治疗和综合治疗是髋关节结核的治疗原则。单纯滑膜结核行关节腔穿刺注入抗结核药物；单纯骨结核及早行病灶清除术；全关节结核早期行病灶清除术，晚期行病灶清除术加髋关节融合术。对于静止病变，可做关节融合术或全关节置换术。有明显畸形者可行截骨术矫形。

3. 膝关节结核　单纯滑膜结核行关节穿刺抽液，注入<u>抗结核药物</u>，效果不佳者，可行滑膜切除术，单纯骨结核病灶清除术后植骨。<u>全关节结核早期病人行病灶清除术，对15岁以上关节破坏严重并有畸形的病人，术后行关节加压融合术。</u>

试题精选

急性血源性骨髓炎病人的X线片发现异常的最早时间为发病后的

A. 1周　　　　　　　　　　B. 2周　　　　　　　　　　C. 3周
D. 4周　　　　　　　　　　E. 5周

答案：B。

第 43 单元　骨肿瘤病人的护理

一、概述

【辅助检查】

1. X 线检查　对骨肿瘤诊断有重要价值。恶性骨肿瘤可见 **Codman 三角**，多见于骨肉瘤；"葱皮样"改变见于尤因肉瘤；若骨肿瘤生长迅速，肿瘤骨与反应骨可呈"日光射线"形态；骨巨细胞瘤发生溶骨性破坏可出现"肥皂泡"样改变。

2. 实验室检查　血钙、血磷、酸性磷酸酶和碱性磷酸酶升高。

3. 病理检查　病理活检或穿刺活检可确诊骨肿瘤。

【治疗要点】 良性骨肿瘤一般采取手术切除。恶性骨肿瘤采取以手术为主的综合治疗，包括手术、化疗及放疗、免疫及中药治疗，最大限度争取既切除肿瘤又保全肢体。

二、常见骨肿瘤

（一）骨软骨瘤

【辅助检查】 X 线检查见长骨干骺端骨性突起，基底部可见窄小蒂或扁宽无蒂。

【治疗要点】 无症状者，一般无须治疗，应定期随访。若肿瘤过大，需手术切除。

（二）骨巨细胞瘤

【辅助检查】 X 线检查显示骨端偏心性溶骨性破坏，骨皮质变薄、膨胀，呈"肥皂泡"样改变，无骨膜反应。

【治疗要点】 以手术治疗为主，本病对化疗不敏感，对手术困难者可试行放疗。

（三）骨肉瘤

【辅助检查】 X 线片上可见 Codman 三角，并出现"日光射线"形态。

【治疗要点】 以手术为主的综合治疗，明确诊断后，及时辅助化疗，行根治性瘤段切除、假体植入的保肢手术或截肢手术，术后继续大剂量化疗。

试题精选

患者，女性，25 岁。诊断为股骨下端恶性肿瘤，高位截肢术后，残肢端的包扎主要选用

A. 人字形包扎法　　　　　　B. 回反形法　　　　　　　C.8 字形法

D. 疏松螺旋包扎法　　　　　E. 环形法

答案：**B**。

第 44 单元　腰腿痛及颈肩痛病人的护理

一、腰椎间盘突出症

【辅助检查】 X 线平片显示椎间隙狭窄，腰椎侧突等；CT 检查可见椎间盘突出的大小和方向；MRI 可显示椎管形态，椎间盘有无病变及神经根和脊髓受压情况。

【治疗要点】

1. 非手术治疗　①绝对卧床休息。症状初次发作时，**应绝对卧硬板床，一般卧床 3 周**。②持续牵引。③硬膜外注射皮质激素。④理疗、推拿和按摩，可缓解肌肉痉挛及疼痛，减轻椎间盘压力，减轻对神经根的压迫。

2. 手术治疗　非手术治疗无效，可手术治疗行腰椎间盘突出物摘除术、人工椎间盘置换术或经皮穿刺髓核摘除术。

二、颈椎病

【辅助检查】 X 线检查可见颈椎生理前凸消失、椎间隙狭窄、椎体前后缘骨赘形成、椎间孔变窄及后纵韧带骨化等；CT 或 MRI 可见椎间盘突出、椎管矢状径缩小，脊髓受压表现。

【治疗要点】

1. 非手术治疗　神经根型、椎动脉型和交感神经型颈椎病以非手术治疗为主，包括①牵引：枕颌带牵引。②颈托和围领：利于增加稳定性。③推拿按摩：缓解肌肉痉挛，改善局部血液循环。**脊髓型颈椎病禁用此法**。④理疗药物。⑤高位硬脊膜外封闭。

2. 手术治疗　手术治疗无效、反复发作或脊髓型颈椎病压迫症状进行性加重者可手术治疗。

试题精选

1. 直腿抬高试验阳性指下肢应抬高

A. 60°以内　　　　B. 65°以内　　　　C. 70°以内

D. 80°以内　　　　E. 90°以内

答案：A。

2. 不适用于中央型腰椎间盘突出症治疗的是

A. 髓核化学溶解法　　B. 持续骨盆带牵引　　C. 经皮电神经刺激治疗

D. 理疗、推拿和按摩　　E. 手术治疗

答案：D。

附录 2-A　常见缩写的含义

1. TNA		全营养混合液
2. DIC		弥散性血管内凝血
3. ARDS		急性呼吸窘迫综合征
4. SIRS		全身炎症反应综合征
5. MODS		多器官功能障碍综合征
6. PEEP		呼气终末正压通气
7. MODF		多脏器功能不全综合征
8. MAP		平衡动脉压
9. CVP		中心静脉压
10. PAWP		肺动脉楔压
11. SB		标准碳酸氢盐
12. AB		实际碳酸氢盐
13. BB		缓冲碱
14. BE		剩余碱
15. AG		阴离子间隙
16. Ccr		内生肌酐清除率
17. TAT		破伤风抗毒素
18. TIG		破伤风人体免疫球蛋白
19. Dixon 手术		经腹直肠癌切除术
20. Miles 手术		经腹会阴联合直肠癌根治术
21. AFP		甲胎蛋白
22. ALP		碱性磷酸酶
23. PTC		经皮肝穿刺胆道造影
24. ERCP		经内镜逆行胰胆管造影
25. PTCD		经皮肝穿刺置管引流
26. SCA		选择性腹腔动脉造影

27. Perthes 试验　　　　　　深静脉回流试验
28. CA19-9　　　　　　　　糖链抗原
29. Trendelenburg 试验　　　浅静脉及交通支瓣膜功能试验
30. PSA　　　　　　　　　　前列腺特异性抗原
31. KUB　　　　　　　　　　尿路平片
32. IVP　　　　　　　　　　排泄性尿路造影
33. ESWL　　　　　　　　　体外冲击波碎石术
34. TURP　　　　　　　　　经尿道前列腺切除术
35. TUVP　　　　　　　　　经尿道前列腺汽化切除术
36. BTA　　　　　　　　　　膀胱肿瘤抗原
37. Colles　　　　　　　　　桡骨远端伸直型骨折
38. Smith　　　　　　　　　桡骨远端屈曲型骨折

附录 2-B　实验室检查正常值

1. 血清钾	$3.5 \sim 5.5mmol/L$
2. 血清钠	$135 \sim 145mmol/L$
3. 血浆渗透压	$280 \sim 310mmol/L$
4. 血浆 pH	$7.35 \sim 7.45$
5. 血清钙	$2.25 \sim 2.75mmol/L$
6. 血清镁	$0.7 \sim 1.1mmol/L$
7. 血清磷	$0.96 \sim 1.62mmol/L$
8. 中心静脉压	$5 \sim 12cmH_2O$（$0.49 \sim 1.18kPa$）
9. 体质指数	$18.5 \sim 24$
10. 平衡动脉压	$10.9 \sim 13.6kPa$
11. 肺动脉楔压	$0.8 \sim 1.6kPa$
12. 潮气量	$400 \sim 500ml$
13. 肺活量	$65 \sim 75ml/kg$
14. 无效腔气量 / 潮气量	$0.25 \sim 0.4$
15. 肺内分流量	$3\% \sim 5\%$
16. 动脉血氧分压	$12.7 \sim 13.3kPa$（$80 \sim 100mmHg$）
17. 动脉二氧化碳分压	$4.5 \sim 6kPa$（$34 \sim 45mmHg$）
18. 血氧饱和度	$0.96 \sim 1$
19. M 缓冲碱	$6 \sim 7.3kPa$（$45 \sim 55mmHg$）
20. 尿量	$1000 \sim 2000ml/24$ 小时
21. 内生肌酐清除率	$80 \sim 120ml/min$
22. 成年人颅内压	$0.7 \sim 2.0kPa$（$70 \sim 200mmH_2O$）
23. 儿童颅内压	$0.5 \sim 1.0kPa$（$50 \sim 100mmH_2O$）
24. 胸膜腔内压	$-0.98 \sim -0.78kPa$（$-10 \sim -8cmH_2O$）
25. 肝门静脉压力	$1.27 \sim 2.35kPa$（$13 \sim 24cmH_2O$）
26. 血清 PSA	$<4ng/L$
27. 血清 AFP	$<20\mu g/L$

第3部分

妇产科护理学

第1单元　妊娠期妇女的护理

妊娠诊断

临床上将妊娠分为三个时期：早期妊娠（妊娠13周末以前）、中期妊娠（妊娠第14～27周末）和晚期妊娠（妊娠第28周及其后）。

【早期妊娠诊断】停经是妊娠最早和最重要的症状。育龄妇女如平素月经周期规律，出现月经过期10天或以上时，应首先考虑妊娠的可能。但应与非妊娠性停经相鉴别。约半数妇女在停经6周左右有晨起恶心、呕吐、食欲减退等早孕反应。妊娠早期增大子宫压迫膀胱引起尿频，妊娠12周后子宫超出盆腔尿频现象消失。妊娠后会出现乳房增大，乳头乳晕着色。妊娠6～8周时，子宫颈和阴道黏膜充血并呈紫蓝色，阴道检查子宫随停经月份而逐渐增大，子宫峡部极软，子宫体与子宫颈似不相连，称黑加征。妊娠12周时可在耻骨联合上方触及子宫。采用免疫学方法测定血或尿中hCG含量，阳性可协助诊断早期妊娠。超声是检查早期妊娠快速准确的方法。停经6周时，超声显示妊娠囊并可见胚芽和原始心管搏动。停经9～14周B型超声检查可以排除无脑儿等严重的胎儿畸形。基础体温测定双相型体温的妇女，停经后高温相持续18天不下降者，早孕的可能性大，如高温相持续3周以上，则早孕可能性更大。宫颈黏液少、黏稠。镜下不见羊齿植物叶状结晶，则早孕的可能性大。

【中、晚期妊娠诊断】孕妇可在妊娠18～20周时自觉胎动（正常为每小时3～5次），在此期间可通过听诊器在腹壁听到胎心音，平均每分钟110～160次。妊娠20周以后，可以经腹壁触到子宫壁和胎体。

不同妊娠周数的子宫底高度及子宫长度见表3-1。

表3-1　不同妊娠周数的子宫底高度及子宫长度

妊娠周数	手测子宫底高度	尺测子宫底平均高度（cm）
满12周	耻骨联合上2～3横指	
满16周	脐耻之间	
满20周	脐下1横指	18（15.3～21.4）
满24周	脐上1横指	24（22.0～25.1）
满28周	脐上3横指	26（22.4～29.0）
满32周	脐与剑突之间	29（25.3～32.0）
满36周	剑突下2横指	32（29.8～34.5）
满40周	脐与剑突之间或略高	33（30.0～35.3）

试题精选

1. 早期妊娠快速、准确的诊断方法是

A. 妊娠试验　　　　　　　B. B 超检查　　　　　　　C. 妇科检查

D. 基础体温测定　　　　　E. 腹部检查

答案：**B**。

2. 患者，女性，25 岁。既往月经不规律，就诊原因为自己无意中摸到腹部有包块。查尿妊娠反应（＋），可听到胎心，手测子宫底高度在脐耻之间，估计孕周为

A. 8 周末　　　　　　　　B. 12 周末　　　　　　　C. 15 周末

D. 16 周末　　　　　　　E. 20 周末

答案：**D**。

第 2 单元　分娩期妇女的护理

一、影响分娩的因素

【精神心理状态】分娩对产妇而言，是一种持久而强烈的应激过程。产妇的情绪变化会使机体产生一系列变化，如心率加快、呼吸急促，出现宫口扩张缓慢、胎先露下降受阻、产程延长等。在分娩过程中，产科工作者应采取针对性措施，消除产妇焦虑和恐惧的心理状态，顺利通过分娩全过程。

二、正常分娩妇女的护理

【先兆临产】

1. 假临产。

2. 胎儿下降感。

3. 见红是分娩即将开始的标志。正式临产前 1～2 天，阴道内流出少量血性黏液或血性白带，称为见红。

【临产诊断】临产的标志为有规律且逐渐增强的宫缩（持续 30 秒或以上，间歇 5～6 分钟），伴进行性宫颈管消失、宫口扩张和胎先露下降。

【产程分期】

1. **第一产程**　即宫颈扩张期，是从**规律宫缩**开始至**宫口开全**；初产妇和经产妇分别需 11～12 小时和 6～8 小时。

2. **第二产程**　即胎儿娩出期，是从宫口**开全**至胎儿**娩出**；初产妇需经历 1～2 小时，经产妇需数分钟至 1 小时。

3. **第三产程**　即胎盘娩出期，是从**胎儿娩出**至**胎盘胎膜娩出**；需经历 5～15 分钟，不应超过 30 分钟。

试题精选

（1—2题共用备选答案）

A. 从规律宫缩至子宫颈扩张　　B. 从宫颈口开全到胎儿娩出

C. 从有规律性宫缩到宫口开全　D. 从有规律性宫缩到胎儿娩出

E. 从宫颈扩张3cm至宫口全开

1. 第一产程指

2. 第二产程指

答案：**1. C。2. B。**

第3单元　产褥期妇女的护理

产褥期妇女的护理

【辅助检查】产后常规检查，发热时进行血、尿常规检查及药物敏感试验等。

试题精选

产妇产后发热时，条件允许的情况下最好做

A. 超声波检查　　　　　　B. 尿常规　　　　　　　　C. 分泌物涂片检查

D. 细菌培养　　　　　　　E. 药物敏感试验

答案：**E。**

第4单元　胎儿宫内窘迫及新生儿窒息的护理

一、胎儿宫内窘迫的护理

【辅助检查】

1. 电子胎儿监护　胎心率＞160次/分或＜110次/分，出现胎心晚期减速、变异减速和（或）基线缺乏变异，均表示胎儿窘迫。

2. 胎儿生物物理评分　5～7分提示可能胎儿窘迫。

3. 胎盘功能检查　血尿雌三醇、妊娠特异性β_1糖蛋白、人胎盘生乳素测定。

4. 胎儿头皮血血气分析　pH＜7.20（酸中毒）。

5. 羊膜镜检查　羊水混浊呈黄染至深褐色。

6. 超声多普勒血流测定　子宫动脉、胎儿大脑中动脉和胎儿脐动脉的血流测定。

【治疗要点】积极纠正缺氧状态。急性胎儿窘迫者，积极寻找病因并进行宫内复苏；病情紧迫或宫内复苏无效行剖宫产。慢性胎儿窘迫者，应根据胎儿成熟度、孕周和缺氧程度决定处理方案。

二、新生儿窒息的护理

【辅助检查】

1. Apgar 评分检查。

2. 血气分析可有 $PaCO_2$ 升高，PaO_2 降低，pH 下降。

3. 生化检查血清钾、钠、钙、镁及血糖。

【治疗要点】以预防为主，估计胎儿娩出后有窒息的危险时应做好复苏准备。一旦发生应立即实施新生儿复苏计划，以降低新生儿死亡率，预防远期后遗症。

试题精选

1. 孕妇在妊娠末期出现胎儿窘迫，其 24 小时尿雌三醇值测定一般低于

A. 8mg　　　　　　　　B. 10mg　　　　　　　　C. 12mg

D. 16mg　　　　　　　　E. 18mg

答案：**B**。

2. 新生儿窒息紧急处理首先应

A. 建立静脉通道　　　　B. 体外胸廓按压　　　　C. 注意保暖

D. 氧气吸入　　　　　　E. 清理呼吸道

答案：**E**。

3. 患者，女性，23岁。初产妇，孕 39^{+3} 周，阴道流血 2 小时入院。产检：无宫缩，胎心 180 次 / 分，宫口未开，臀先露，羊水Ⅲ度粪染。进一步的处理是

A. 自然分娩　　　　　　B. 预防出血　　　　　　C. 产钳助产

D. 立即剖宫产　　　　　E. 监测胎心变化

答案：**D**。

第 5 单元　妊娠期并发症妇女的护理

一、流产

【辅助检查】

1. 妇科检查　了解宫颈口是否扩张，羊膜是否破裂，有无妊娠产物堵塞于宫颈口；子宫大小与停经周数是否相符，有无压痛等，并检查双侧附件有无肿块、增厚及压痛。

2. 辅助检查　连续测定血绒毛膜促性腺激素（hCG）、胎盘生乳素（HPL）和孕激素等动态变化，如测定的结果低于正常值，提示将要流产。

3. B 型超声检查　可显示有无胎囊、胎动、胎心等。

【治疗要点】

1. 先兆流产　卧床休息，减少刺激；必要时给予对胎儿损害小的镇静剂；若黄体功能不足，可每日肌注黄体酮20mg，利于保胎；及时了解胚胎发育情况，避免盲目保胎。

2. 难免流产　确诊后，应尽早使妊娠产物完全排出，防止感染和出血。

3. 不全流产　确诊后，应行吸宫术或钳刮术以清除宫腔内残留组织。

4. 完全流产　如无感染，不需要特殊处理。

5. 稽留流产（过期流产）　及时将胎儿及胎盘排出，防止发生凝血机制障碍及 DIC（弥散性血管内凝血）；处理前应常规查凝血功能。

6. 复发性流产　应明确病因学诊断，有针对性采取个性化治疗，并对保胎成功者进行胎儿宫内发育监测及新生儿出生缺陷筛查。

7. 流产合并感染　控制感染的同时尽快清除宫内残留物。

二、异位妊娠

【辅助检查】

1. 腹部检查　输卵管妊娠流产或破裂者，下腹压痛、反跳痛明显，患侧为甚，可有轻度肌紧张，出血量多时叩诊有移动性浊音，出血时间长可在下腹部触及软性肿块。

2. 盆腔检查　输卵管妊娠流产或破裂者阴道后穹隆饱满，有触痛。宫颈抬举痛或摇摆痛明显，是输卵管妊娠的主要体征之一，子宫稍大而软。

3. 阴道后穹隆穿刺　是较可靠的诊断方法，经阴道后穹隆穿刺抽出直肠子宫陷凹内的血液为暗红色不凝血。

4. 妊娠试验　动态观察血 β–hCG 的变化对诊断极为重要，阳性率达 80% ～ 90%，但阴性不能完全排除异位妊娠。

5. 超声诊断　B 超检查示宫腔内无妊娠产物，有助于诊断，简单可靠，结合临床表现和β–hCG 测定结果更有助于确定诊断。

6. 腹腔镜检查　适用于输卵管妊娠尚未破裂或流产者，但腹腔内大量出血或伴有休克者，禁做腹腔镜检查。

7. 子宫内膜病理检查　仅适用于阴道出血量较多的病人，目的在于排除宫内妊娠流产。

【治疗要点】以**手术治疗**为主，其次是**药物**治疗。

三、妊娠期高血压疾病

【辅助检查】

1. 尿常规检查　根据镜检出现的管型判断**肾功能受损**状况；根据蛋白定量确定病情严重程度。

2. 血液检查　①测定血细胞比容、血红蛋白、血浆和全血黏度以了解血液浓缩程度；②重症病人应测定凝血时间和血小板计数，必要时测定凝血酶原时间、纤维蛋白原和鱼精蛋白副凝试验（3P 试验）等来了解有无凝血功能异常；③测定血电解质及 CO_2 结合力，以及时了解有无水、电解质及酸碱失衡。

3. 肝、肾功能检查　可进行谷丙转氨酶、血尿素氮、肌酐和尿酸等测定。

4. 眼底检查　**眼底小动脉痉挛**是反映妊娠期高血压疾病严重程度的一项重要参考指标。眼底动静脉血管比例可由正常的 2∶3 变为 1∶2 甚至 1∶4，或出现视网膜水肿、渗出、出血，甚至视网膜剥离和一时性失明。

5. 其他检查　如胎盘功能、胎儿成熟度检查、心电图、超声心动图等，视病情而定。

【治疗要点】镇静、解痉、降压、利尿，适时终止妊娠，预防**子痫**发生，降低孕产妇和新生儿病率、病死率及严重后遗症的发生。

1. 轻度　加强产前检查，观察病情变化，以休息、饮食调节为主，采取左侧卧位，预防发展成重症。

2. 子痫前期　需住院治疗，治疗原则为解痉、降压、镇静，合理扩容及利尿，适时终止妊娠。常用的药物有：①解痉药物：首选**硫酸镁**。②镇静药物：常用**地西泮和冬眠合剂**。适用于硫酸镁有禁忌或疗效不明显时，但分娩时应慎用，以免药物通过胎盘导致对胎儿的神经系统产生抑制作用。③降压药物：仅适用于血压过高，特别是舒张压高的病人，舒张压≥110mmHg 或平均动脉压≥140mmHg 者。常用卡托普利等。④扩容药物：仅用于低蛋白血症、贫血的病人，常用人血白蛋白、全血等。⑤利尿药物：一般不主张用。仅用于全身性水肿、急性心力衰竭、脑水肿、肺水肿、血容量过高且伴有潜在水肿者。用药过程中应严密监测病人的水和电解质平衡情况以及药物的不良反应。常用药物有呋塞米、甘露醇。⑥适时终止妊娠：是彻底治疗妊娠期高血压疾病的重要手段。

3. 子痫病人的处理　控制抽搐，纠正缺氧和酸中毒，在控制抽搐、血压的基础上终止妊娠。

四、前置胎盘

【辅助检查】

1. 超声检查　B 型超声是有效、安全的首选检查方法，可清晰看到子宫壁、胎先露、宫颈以及胎盘的位置，可根据胎盘下缘与宫颈内口的关系确定前置胎盘的类型。

2. 产后检查胎盘及胎膜　胎盘的前置部分可附着陈旧血块，呈**黑紫色**，胎膜破口距胎盘边缘距离<7cm。

3. 其他　电子胎儿监护、血常规、凝血功能检查。

【治疗要点】制止出血，纠正贫血，防止感染。通过综合判断前置胎盘的类型、阴道流血量、胎儿宫内情况及妊娠周数和是否临产，给予相应治疗。通过期待疗法在孕妇和胎儿安全的前提下延长妊娠周数，提高胎儿的存活率。

五、胎盘早剥

【辅助检查】

1. 胎儿电子监护　可出现胎心基线变异消失、变异减速、晚期减速、胎心过慢等。

2. B 超　协助了解胎盘的位置和早剥的类型。

3. 实验室检查　主要了解病人贫血程度及凝血功能。

【治疗要点】早期识别，积极纠正休克，及时终止妊娠，防治并发症。

六、早产

【治疗要点】若胎膜未破且胎儿存活，无胎儿窘迫，通过休息和药物治疗控制宫缩，尽量维持妊娠至足月；若胎膜已破，早产已不可避免时，则应预防新生儿合并症以提高早产儿存活率。

七、过期妊娠

【治疗要点】产前处理：确诊后应根据胎盘功能、胎儿大小、宫颈成熟度综合分析，选择恰当的分娩方式。

八、羊水量过多

【治疗要点】

1. 羊水过多合并胎儿畸形　及时终止妊娠。

2. 羊水过多合并正常胎儿　应根据病因积极治疗，严重者可经腹行羊膜腔穿刺放羊水，缓解压迫症状。

九、羊水量过少

【治疗要点】

1. 合并胎儿畸形者应尽早终止妊娠。

2. 胎儿正常应积极寻找病因，尽量延长孕周。

3. 未足月胎肺不成熟者可采用增加饮水量、羊膜腔液体灌注、静脉补液等方法增加羊水量。

🔳 试题精选

1. 一旦确诊难免流产，应采取的措施正确的是

A. 给予黄体酮 20mg 肌注　　　B. 应用危害小的镇静剂

C. 及时超声检查　　　　　　　D. 促使胚胎及胎盘组织完全排出

E. 不需要特殊处理

答案：**D**。

2. 诊断输卵管妊娠最简单可靠的辅助检查方法是

A. 子宫内膜病理检查　　　B. 宫腔镜检查　　　　　C. 盆腔检查

D. 阴道后穹窿穿刺　　　　E. 血绒毛膜促性腺激素（HCG）测定

答案：**D**。

3. 治疗子痫前期的首选药物是

A. 硫酸镁　　　　　　　B. 卡托普利　　　　　　C. 氯丙嗪

D. 肾上腺素　　　　　　E. 肼屈嗪

答案：**A**。

4. 重度妊娠高血压综合征 24 小时尿蛋白定量超过

A. 1g　　　　　　　　　B. 2g　　　　　　　　　C. 3g

D. 4g　　　　　　　　　E. 5g

答案：**E**。

5. 诊断前置胎盘，安全且有效的首选方法是

A. 阴道检查　　　　　　B. B 超检查　　　　　　C. 三合诊检查

D. 阴道镜检查　　　　　　　　E. 宫腔镜检查

答案：**B**。

6. 治疗胎盘早剥时，应在纠正休克的同时

A. 预防急性肾衰竭　　　　　　B. 及时终止妊娠　　　　　　C. 改善凝血功能

D. 及时预防感染　　　　　　　E. 预防产后出血

答案：**B**。

第 6 单元　妊娠期合并症妇女的护理

一、心脏病

【辅助检查】心电图检查（识别心律失常、心肌缺血）、24 小时动态心电（识别阵发性、间歇性心律失常或隐匿性心肌缺血）、X 线检查（显示是否有心腔扩大）、超声心动图检查（反映心瓣膜结构和功能）、胎儿电子监护仪、无应激试验、胎动评估、预测胎儿宫内储备能力、心肌酶学和肌钙蛋白检测（提示有无心肌损伤）、脑钠肽检测（心衰筛查和判断预后的指标）。

【治疗要点】

1. 非孕期　根据心脏病的种类、病变程度、心功能等情况，进行妊娠风险咨询与评估，判断能否妊娠，不宜妊娠者应指导严格避孕。

2. 妊娠期　①凡不适合妊娠者，应于**妊娠 12 周前**行人工流产，顽固性心力衰竭者应在心内、心外科、麻醉科、重症等科室的共同密切配合和监护下行剖宫产终止妊娠。妊娠 12 周以上者根据心功能、妊娠风险分级、医疗技术水平、病人及家属意愿和对疾病风险了解程度进行综合判断和分层管理。②对继续妊娠者，定期孕期保健和产前检查，动态监测心功能，减轻心脏负担，预防心力衰竭发生，适时终止妊娠。

3. 分娩期　①心功能 I～II 级，胎位正常，胎儿不大，宫颈条件较好者，在严密监护下可经阴道分娩，第二产程时需助产。②心功能III～IV级，胎儿偏大，宫颈条件不佳，合并有其他并发症者，可选择剖宫产终止妊娠。

4. 产褥期　①产后 3 天，尤其 24 小时内，注意心力衰竭。应绝对卧床休息，密切观察生命体征的变化。②抗生素预防感染直至产后 1 周。心功能III级或以上者不宜哺乳。

二、病毒性肝炎

【辅助检查】

1. 肝功能检查。

2. 肝炎病毒血清学检查：甲、乙、丙、丁、戊型肝炎病毒抗原或抗体。

3. 凝血及胎盘功能检查。

4. 影像学检查：B 型超声、核磁检查。

【治疗要点】女性患肝炎最佳的受孕时机是肝功能正常、血清 HBV DNA 低水平、肝脏 B 型超声无特殊改变。妊娠合并轻型肝炎的病人与非孕期的肝炎病人处理原则相同：主要是

保肝、对症和支持疗法。对重症肝炎病人，应预防**肝性脑病、DIC及肾功能衰竭**，限制蛋白摄入（**每日应＜0.5g/kg**），保持大便通畅。治疗期间严密监测病人的凝血功能和肝功能，病情好转可继续妊娠；治疗效果不好及病情恶化应考虑终止妊娠，分娩方式由产科指征决定。

三、糖尿病

【辅助检查】

1. 孕前糖尿病的诊断　首次检查达到以下任何一项标准即可诊断：空腹血糖（FPG）≥7.0mmol/L；75g口服葡萄糖耐量试验（OGTT），服糖后2小时血糖≥11.1mmol/L；伴有典型的高血糖症状或高血糖危象，同时随机血糖≥11.1mmol/L；糖化血红蛋白（HbA1c）≥6.5%。

2. 妊娠24～28周首次就诊时　对尚未诊断为糖尿病的孕妇实施75g OGTT检测：至少禁食8小时，取空腹血，再用300ml水冲75g葡萄糖（5分钟内口服），服糖后1小时、2小时、3小时取血，检测空腹（5.1mmol/L）、1小时（10.0mmol/L）、2小时（8.5mmol/L）、3小时（6.7 mmol/L）的血糖值，其中任何一点血糖达到或超过上述标准即诊断为GDM。

3. 具有GDM高危因素的孕妇　建议妊娠24～28周进行空腹血糖检测，FPG≥5.1mmol/L，可诊断GDM；4.4mmol/L≤FPG＜5.1mmol/L，尽早做OGTT；FPG＜4.4mmol/L，可暂不行OGTT。

4. 胎儿监测　胎儿超声心动图，无应激试验、肝功能测定

5. 其他检查　肝功能检查，24小时尿蛋白定量，尿酮体、眼底等相关检查。

【治疗要点】加强孕期的母儿监护，严格控制血糖在正常值范围，选择正确分娩方式，减少并发症发生。

1. 判断糖尿病程度，确定妊娠可能性。

2. 允许妊娠者在内分泌科、产科、营养科的密切监护指导下，使血糖控制在正常或接近正常的范围，选择正确的分娩方式，防止发生并发症。

四、贫血

【辅助检查】

1. 外周血象：为小细胞低血红蛋白性贫血，血红蛋白＜110g/L，血细胞比容＜0.30或红细胞计数＜$3.5×10^{12}$/L可诊断为妊娠期贫血。

2. 血清铁测定。

3. 骨髓检查。

【治疗要点】补充铁剂、输血，治疗并发症；积极预防产后出血和感染。

试题精选

1. 心脏病病人，决定是否适宜妊娠最重要的依据是

A. 孕妇年龄　　　　　　　B. 心脏病变部位　　　　　　C. 心脏病的种类

D. 心功能分级　　　　　　E. 症状严重程度

答案：D。

2. 妊娠合并病毒性肝炎，临近产期有出血倾向可用

A. 缩宫素　　　　　B. 维生素 K$_1$　　　　　C. 维生素 C
D. 麦角新碱　　　　E. 肝素
答案：**B**。

第 7 单元　异常分娩的护理

一、产力异常

【对母儿的影响】

1. **子宫收缩乏力**　产妇体力过度消耗，增加手术产儿率，易引起泌尿生殖道瘘等产伤、产后大出血和产后感染；胎儿易发生胎儿窘迫甚至胎死宫内，且新生儿颅内出血发病率和死亡率增加。

2. **子宫收缩过强**　可致初产妇宫颈、阴道及会阴撕裂伤、子宫破裂、产褥感染、胎儿窘迫、新生儿窒息、新生儿颅内出血、骨折、外伤甚至死亡。

【治疗原则】

1. **协调性宫缩乏力**　临产后如头盆不称，经评估无法经阴道分娩者，应及时行剖宫产术；无胎位异常和头盆不称，经评估能经阴道分娩时，可使用缩宫素加强宫缩。

2. **不协调性宫缩乏力**　处理原则是调节子宫收缩，恢复正常节律性及极性。按医嘱给予适当的镇静剂，如哌替啶 100mg 等。在宫缩恢复为协调前，严禁应用缩宫素。

3. **协调性宫缩过强**　注意预防急产，发生急产后进行抢救。

4. **不协调性宫缩过强**　应立即停用缩宫素，停止阴道内操作，给予宫缩抑制药。若仍不缓解，应立即行剖宫产术。

二、产道异常

【对母儿的影响】

1. **对母体的影响**　产道异常可导致产程延长或停滞；胎膜早破及手术助产增加感染机会；可引起生殖道瘘和内出血；严重梗阻性难产可导致子宫破裂，危及产妇生命。

2. **对胎儿及新生儿的影响**　易导致胎儿宫内窘迫、颅内出血、新生儿窒息、胎死宫内、新生儿产伤及感染甚至胎儿死亡。

【治疗要点】明确狭窄骨盆类别和程度，了解胎位、胎儿大小、胎心率、宫口扩张及胎先露下降程度、是否破膜及产程进展，结合年龄、产次、既往史进行综合判断，决定合理的分娩方式。轻度头盆不称可以试产，骨盆入口狭窄试产应使宫口扩张 3～4cm 以上，出现宫缩乏力可用缩宫素加强宫缩（一般不用镇静、镇痛剂，少肛查，禁灌肠），试产 2～4 小时无进展应行剖宫产。

三、胎位、胎儿发育异常

【臀先露的治疗要点】臀先露是最常见的异常胎位。治疗要点：定期产检，妊娠 30 周以前顺其自然；妊娠 30 周后胎位仍不正常者，则给予矫治。若矫治失败，提前 1 周住院待产以决定分娩方式。

【胎儿发育异常】

1. 巨大胎儿　是指胎儿出生体重达到或超过 4kg 者。多见于经产妇、父母身体高大、孕妇患轻型糖尿病和过期妊娠等情况。临床表现为妊娠期子宫增大速度快，妊娠后期孕妇自觉腹部及肋两侧胀痛，并可出现呼吸困难等症状。

2. 脑积水　胎头颅腔内、脑室内外有 500 ～ 3000ml 脑脊液潴留，使胎儿头颅体积增大，颅缝增宽，囟门增大。表现为明显头盆不称，跨耻征（＋），如处理不及时可导致子宫破裂。

试题精选

1. 孕妇分娩过程中，出现不协调性子宫收缩乏力，正确的处理是

A. 针刺三阴交、关元等穴位　　B. 肌注哌替啶（杜冷丁）

C. 阴道助产　　　　　　　　　D. 胎头吸引术

E. 即刻剖宫产

答案：**B**。

2. 梗阻性原因导致的难产，治疗原则是

A. 加强宫缩　　　　　　　　　B. 给予心理支持

C. 立即行剖宫产　　　　　　　D. 矫正胎位

E. 对因纠正子宫痉挛性狭窄环

答案：**C**。

第 8 单元　分娩期并发症妇女的护理

一、胎膜早破（PROM）

【辅助检查】

1. 阴道液酸碱度检查　正常阴道液 pH 为 4.5 ～ 5.5，羊水 pH 为 7.0 ～ 7.5，胎膜破裂后阴道液 pH 升高。

2. 阴道液涂片检查　阴道液干燥片检查有**羊齿植物叶状结晶**出现为羊水。

3. 羊水培养　在超声引导下行羊膜腔穿刺抽取羊水检查是产前辅助诊断绒毛膜羊膜炎的重要方法（羊膜镜检查：可直视胎先露部，看不到前羊膜囊即可诊断为胎膜早破）。

【对母儿影响】

1. 孕妇容易发生羊水过少、诱发早产、羊膜腔感染、胎盘早剥、产后出血。

2. 胎儿容易发生脐带脱垂、绒毛膜羊膜炎、胎儿窘迫、胎儿及新生儿颅内出血及新生儿呼吸窘迫综合征和新生儿吸入性肺炎。

【治疗要点】重点在于防止出现脐带脱垂及感染。妊娠不足 24 周者应终止妊娠；妊娠 28 ～ 35 周者，若胎肺不成熟，须排除绒毛膜羊膜炎，无感染征象、无胎儿窘迫时行期待治疗；若胎肺成熟或明显感染时应终止妊娠。妊娠已超过 36 周、出现胎儿窘迫者应终止妊娠。

二、产后出血

【治疗要点】针对出血原因，迅速止血；补充血容量；纠正失血性休克；防治感染。

三、羊水栓塞

【治疗要点】立即抢救产妇，主要原则是抗过敏、纠正呼吸循环功能衰竭和改善低氧血症；抗休克，纠正弥散性血管内凝血，防止肾衰竭及感染。

试题精选

1. 胎膜早破的诊断要点除外
A. 阴道持续性流液
B. 羊膜镜检查可直视胎先露部
C. 羊水涂片镜检可见羊齿状结晶
D. 阴道排液酸碱试纸检查呈弱酸性
E. 羊水涂片染色可见毳毛
答案：**D**。

2. 胎膜早破产妇卧床休息时应采取最恰当的体位是
A. 膝胸卧位　　　　　　　B. 俯卧位　　　　　　　C. 右侧卧位
D. 左侧卧位　　　　　　　E. 头高足低位
答案：**D**。

3. 有关羊水栓塞的处理，错误的是
A. 纠正呼吸循环衰竭　　　B. 抗过敏　　　　　　　C. 抗休克
D. 纠正缺氧　　　　　　　E. 等待自然分娩
答案：**E**。

4. 患者，女性，36岁。经产妇，足月自然分娩，第三产程结束后，出现间歇性阴道流血，量较多，血液凝固，检查子宫宫体柔软，进一步的处理原则是
A. 加强宫缩　　　　　　　B. 结扎盆腔血管
C. 鼓励产妇进食，加强营养　　D. 清除残留胎盘
E. 嘱产妇排空膀胱
答案：**A**。

5. 患者，女性，32岁。妊娠38^{+5}周时临产，第一产程破膜后宫缩仍乏力，遵医嘱给予催产素2.5U＋5%GS500ml静脉滴注，病人突然出现呛咳、气急、呼吸困难、发绀，医生考虑是羊水栓塞。此时最佳处理是
A. 取半卧位，充分休息　　　B. 停止滴注催产素　　　C. 剖宫产结束分娩
D. 给予抗过敏药物　　　　　E. 纠正心力衰竭消水肿
答案：**C**。

第9单元　产后并发症妇女的护理

一、产褥感染

【治疗要点】支持疗法，加强营养，纠正水、电解质紊乱，增强全身抵抗力，给予抗生素。感染严重者，首选广谱高效抗生素等综合治疗，必要时短期加用肾上腺皮质激素，以提高机体应激能力。会阴伤口或腹部切口感染应及时切开引流，对盆腔脓肿要经腹或阴道后穹隆切开引流；血栓性静脉炎在应用大量抗生素的同时可加用肝素钠、尿激酶；严重感染治疗无效者，出现不能控制的出血、败血症和脓毒血症应行子宫切除术。

二、晚期产后出血

【治疗要点】少量或中等量的阴道出血，应采取支持疗法及药物治疗（广谱抗生素和子宫收缩药）；怀疑有宫内残留或胎盘附着部位复旧不良者应尽早行刮宫术，但应操作轻柔，做好备血及剖宫手术的准备，刮出物应及时送病理检查；阴道流血较多者，可做剖腹探查，若是肿瘤应做相应处理；怀疑有剖宫产术后子宫切口裂开者，应严密监测病情变化。

三、产后心理障碍

【治疗要点】心理治疗，避免不良精神刺激，减少心理压力；重症产后抑郁者需住院治疗，必要时药物治疗。其中心理治疗是产后抑郁症的重要治疗手段（包括心理支持、咨询和社会干预），药物治疗为辅，尽量选用不进入乳汁的抗抑郁药。

试题精选

1. 对疑有胎盘胎膜残留或胎盘附着部位复旧不全的产妇，首要的治疗措施是

A. 应用镇静剂　　　　　　　　B. 应用抗生素　　　　　　　　C. 剖腹探查
D. 行刮宫术　　　　　　　　　E. 切除子宫

答案：D。

2. 患者，女性，26岁。胎膜早破，足月顺产后第5天。查体：体温37.9℃，下腹疼痛，恶露浑浊，有臭味，宫底平脐，宫体压痛。白细胞计数升高，中性粒细胞80%。最主要的处理原则是

A. 注意保暖　　　　　　　　　B. 充分休息　　　　　　　　　C. 控制感染
D. 高热护理　　　　　　　　　E. 取半卧位，多饮水

答案：C。

第10单元　妇科护理病历

【病史内容】

1. 一般项目　护理对象的个人资料、入院日期、入院方式等。

2. 主诉　产科常见的主诉为停经、停经后阴道流血和（或）下腹部疼痛不适、见红、产

后热伴下腹疼痛。妇科常见的主诉有外阴瘙痒、阴道出血、白带异常（正常为**蛋清样或白色稀糊状**）、下腹痛、下腹部肿块、闭经、不孕等。

3. 现病史　是病史的主要组成部分，包括发病的时间、发病的原因、可能的诱因、病情的发展经过、就医经过、采取的护理措施和效果。

4. 月经史　询问初潮年龄，月经周期，经期持续时间，经量多少，有无痛经，末次月经用 LMP 表示，再前次月经日期用 PMP 表示。

5. 婚育史　足月产、早产、流产及现存子女数，可用数字简写为：足 – 早 – 流 – 存或孕 × 产 ×。

6. 既往史　既往健康状况，曾患过何种疾病及过敏史。

7. 个人史　睡眠、生活方式、饮食营养状况、卫生习惯、个人特殊嗜好等。

8. 家族史　了解病人家庭成员的健康状况。

试题精选

1. 有关妇科双合诊检查，错误的是

A. 操作前涂擦润滑剂　　　　　B. 月经期应避免检查

C. 适用于所有妇科病人　　　　D. 用具一定消毒，防止交叉感染

E. 是妇科最常用检查方法

答案：**C**。

2. 患者，女性，22 岁。未婚，跑步时突发下腹痛，可触及腹部包块，就诊后正确的妇科检查方法是

A. 直肠 – 腹部诊　　　　B. 阴道窥器检查　　　　C. 三合诊

D. 双合诊　　　　E. 骨盆测量

答案：**A**。

第 11 单元　女性生殖系统炎症病人的护理

一、外阴部炎症

【治疗要点】

1. 外阴炎　积极寻找病因并对症处理，加强局部治疗。

2. 前庭大腺炎　做细菌培养和药敏，确定病原体选用抗生素。脓肿形成后，可切开引流并做造口术，是治疗前庭大腺囊肿最简单有效的方法。

二、阴道炎症

（一）滴虫性阴道炎

【辅助检查】可用**生理盐水悬滴法**检查阴道分泌物中的阴道毛滴虫。

【治疗要点】切断传染途径，杀灭阴道毛滴虫。全身用药以甲硝唑和替硝唑为主：甲硝唑 2g，单次口服；替代方案为甲硝唑 400mg，每日 2 次，连服 7 天。

（二）外阴阴道假丝酵母菌病（VVC）

【辅助检查】可通过10%氢氧化钾湿片在显微镜下查找芽胞和假菌丝，也可通过白细胞检查和pH测定。单纯感染时时pH<4.5，白细胞不增加。

【治疗要点】消除诱因，及时停用广谱抗生素、皮质激素及雌激素等药物，根据病人情况选择用药途径和用药疗程。

（三）萎缩性阴道炎

【治疗要点】抗生素抑制细菌生长，补充雌激素增加阴道抵抗力。1%乳酸液或0.1%～0.5%醋酸液冲洗阴道，冲洗后用甲硝唑200mg或诺氟沙星100mg放入阴道深部，1次/天，连用7～10天。也可全身或局部应用**雌激素，乳腺癌和子宫内膜癌者慎用**。

三、子宫颈炎症

【治疗要点】急性者主要用抗生素药物治疗；慢性者临床最常用物理治疗，包括激光治疗、冷冻治疗、红外线凝结疗法及微波疗法等，为期3～4周，病变较重者，需6～8周。

四、盆腔炎症

【治疗要点】

1. 急性盆腔炎　经验性、广谱性、及时、个体化的抗生素治疗，必要时手术治疗，也可配合药物治疗、中药治疗等，同时增强机体抵抗力。

2. 盆腔炎性疾病后遗症　采用综合性方案治疗，同时增加局部和全身的抵抗力。中药治疗可清热利湿、活血化瘀；**物理治疗**可促进盆腔局部血液循环，提高新陈代谢，有利于炎症吸收和消退；另有西药治疗（抗生素、透明质酸酶）、手术治疗。不孕妇女选择辅助生殖技术达到受孕目的。

五、尖锐湿疣

【治疗要点】

1. 妊娠36周前，病灶小且位于外阴者，可通过局部药物治疗（80%～90%三氯醋酸涂擦局部病灶）；病灶大且有蒂，可行物理及手术治疗。应注意配偶或性伴侣需同时治疗。

2. 妊娠近足月或足月且病灶在外阴者，可在冷冻或手术切除病灶后经阴道分娩。病灶广泛或巨大病灶者应行剖宫产结束分娩。

六、淋病

【治疗要点】尽早彻底治疗，及时、足量、规范用药。首选第三代头孢菌素（头孢曲松钠），合并沙眼衣原体感染加用阿奇霉素等，配偶或性伴侣同时治疗。

七、梅毒

【治疗要点】早期诊断，及时治疗。首选青霉素，用药足量，疗程规则。妊娠合并梅毒者应治疗孕妇梅毒，预防和治疗先天梅毒。配偶或性伴侣同时检查治疗。

八、获得性免疫缺陷综合征

【治疗要点】主要为抗病毒及对症治疗。目前暂无治愈方法。

试题精选

1. 滴虫阴道炎行阴道灌洗，应选用的溶液是
　A. 2% 醋酸　　　　　　　B. 生理盐水　　　　　　　C. 1% 乳酸
　D. 50% 三氯醋酸　　　　 E. 4% 碳酸氢钠
　答案：C。

2. 念珠菌性阴道炎病人阴道冲洗液应选择
　A. 0.02% 碘伏　　　　　　B. 2%～4% 碳酸氢钠　　　C. 1% 醋酸
　D. 0.9% 氯化钠　　　　　 E. 50% 乙醇
　答案：B。

3. 子宫颈炎症最常用的治疗方法是
　A. 手术治疗　　　　　　　B. 局部上药　　　　　　　C. 化学治疗
　D. 物理治疗　　　　　　　E. 中药治疗
　答案：D。

4. 淋病治疗首选
　A. 庆大霉素　　　　　　　B. 链霉素　　　　　　　　C. 罗红霉素
　D. 头孢曲松　　　　　　　E. 克林霉素
　答案：D。

5. 患者，女性，36 岁。自觉外阴瘙痒 1 周，有豆渣样白带。查体：阴道黏膜红肿，附有白色膜状物，易剥离。引起该病的病原体为
　A. 阴道毛滴虫　　　　　　B. 大肠埃希菌　　　　　　C. 疱疹病毒
　D. 白色假丝酵母菌　　　　E. 衣原体
　答案：D。

第 12 单元　女性生殖内分泌疾病病人的护理

一、排卵障碍性异常子宫出血

【辅助检查】

1. 诊断性刮宫　月经前或月经来潮 6 小时内刮宫，以止血及明确子宫内膜病理诊断。子宫内膜不规则脱落者应在月经期第 5～6 天进行，不规则或大量出血可随时诊刮。

2. 宫腔镜检查　直接观察子宫内膜情况并可取病理组织进行确诊。

3. 基础体温测定　测定排卵的简易方法。①单相提示无排卵。黄体功能不足者呈双相型，但高温相＜11 天。②子宫内膜不规则脱落者基础体温呈双相型，但下降缓慢。③宫颈黏液结晶检查：经前出现羊齿植物叶状结晶，提示无排卵。④阴道脱落细胞涂片。⑤激素测定。

【治疗要点】止血、纠正贫血、调整月经周期并防治感染。

1. 无排卵性异常子宫出血 青春期以止血、调整周期为主，有生育要求者需促排卵治疗；绝经过渡期以止血、减少经量、调整周期及防止子宫内膜病变为主。①止血：首选性激素，还可选择刮宫术（急性大出血的病人，立即有效的止血措施）。常使用的性激素药物主要有：孕激素（药物性刮宫或子宫内膜脱落法），即用孕激素使处于持续增生的子宫内膜转化为分泌期，停药后出现撤药性出血；雌激素（子宫内膜修复法），短期内修复创面而止血；复方短效口服避孕药，适用于长期严重的无排卵型功血；高效合成孕激素，不适用于青春期病人。②刮宫术：针对急性大出血、有子宫内膜癌高危因素、绝经过渡期或病程较长的生育期病人。③辅助治疗：包括应用一般止血药、使用雄激素减轻盆腔充血和增强子宫平滑肌及子宫血管张力、矫正凝血功能和贫血、预防和控制感染。④应用性激素止血后，调整月经周期。

2. 黄体功能异常 ①黄体功能不足：促卵泡发育和诱发排卵，促进黄体形成；选用天然黄体酮制剂补充黄体分泌孕酮的不足；降低催乳素水平，改善黄体功能。②子宫内膜不规则脱落：口服或肌注孕激素类药物使黄体及时萎缩，内膜按时脱落；也可肌注绒毛膜促性腺激素促进黄体功能；无生育要求者口服避孕药调整周期。

二、闭经

【辅助检查】

1. 宫腔镜检查 精确诊断宫腔粘连。

2. 子宫输卵管碘油造影 检查有无宫腔病变和宫腔粘连。

3. 药物撤退试验 ①孕激素试验：评估内源性雌激素水平。②雌孕激素序贯试验：服用足量雌激素20～30日后加服孕激素，停药后出现撤退性出血，提示子宫内膜正常，可排除子宫性闭经；若为阴性需重复试验，仍无出血可诊断为子宫性闭经。

4. 血清激素测定 应在停用雌孕激素至少2周后进行激素测定。

5. 垂体兴奋试验 即GnRH刺激试验，了解垂体对GnRH的反应性。

6. 影像学检查 盆腔超声、子宫输卵管造影、CT或MRI、静脉肾盂造影等。

7. 腹腔镜检查 直接观察卵巢、子宫。

8. 其他 染色体检查等。

【治疗要点】针对病因治疗，改善全身健康状况，进行心理治疗和相应激素治疗。激素治疗包括性激素补充治疗（雌孕激素补充治疗）和其他治疗（溴隐亭、肾上腺皮质激素、甲状腺素、辅助生殖技术、手术治疗）。

三、痛经

【治疗要点】对症治疗为主，避免精神刺激和过度疲劳，配合中医中药治疗。

四、绝经综合征

【治疗要点】缓解近期症状，早期发现，预防骨质疏松、动脉硬化。

试题精选

1. 了解未婚女性卵巢功能最简便的方法是

A. 阴道镜检查　　　　　　B. 基础体温测定　　　　　　C. 子宫镜检查

D. 阴道脱落细胞检查　　　E. 激素测定

答案：**B**。

2. 青春期功血病人遵医嘱首选的治疗是

A. 止血　　　　　　　　　B. 调整周期　　　　　　　　C. 防治感染

D. 子宫内膜去除术　　　　E. 恢复卵巢功能

答案：**A**。

3. 常用于闭经的辅助检查除外

A. 基础体温测定　　　　　B. 卵巢活检　　　　　　　　C. B 型超声检查

D. 子宫内膜诊刮　　　　　E. 药物撤退试验

答案：**B**。

4. 患者，女性，24 岁。已婚，既往原发性痛经，2 年内不考虑生育，其原发性痛经的治疗用药最好是

A. 口服解痉药　　　　　　B. 口服镇痛药　　　　　　　C. 口服避孕药

D. 雌、孕激素序贯疗法　　E. 口服中药

答案：**C**。

第 13 单元　妊娠滋养细胞疾病病人的护理

一、葡萄胎

【辅助检查】经阴道超声检查效果更好，完全性葡萄胎时典型超声检查显示无胎心搏动或妊娠囊，呈落雪状或蜂窝状改变，部分性葡萄胎宫腔内可见水泡状胎块及胎儿或羊膜腔，胎儿合并畸形。

【治疗要点】

1. 葡萄胎一旦确诊，应及时清除宫腔内容物，一般选用吸宫术。

2. 黄素化囊肿一般情况下不需要处理，但当发生黄素化囊肿蒂扭转且卵巢血运发生障碍时应手术切除患侧卵巢。

二、妊娠滋养细胞肿瘤

【辅助检查】

1. 血 hCG 测定　葡萄胎后发生的滋养细胞肿瘤，在排除妊娠物残留或再次妊娠者满足下列一项即可诊断妊娠滋养细胞肿瘤：① hCG 测定三次升高（＞10%），并至少持续 2 周或更长；② hCG 测定四次呈平台水平（±10%），并持续 3 周或更长。非葡萄胎妊娠后滋养细胞肿瘤的诊断标准为异位妊娠、足月产和流产后 hCG 多在 4 周左右转为阴性，因此若超过 4 周血清 hCG 仍持续高水平，或一度下降后又上升，在除外再次妊娠或妊娠物残留后可做出诊断。

2. X 线胸片　肺转移的重要诊断方法。

3. 影像学检查　B 型超声检查用于诊断子宫原发病灶、CT 用于诊断转移灶、MRI 主要用于诊断脑和盆腔病灶。

4. 组织学检查　在子宫肌层或子宫外转移灶组织中见到绒毛或退化的绒毛阴影，可诊断为侵蚀性葡萄胎，若无绒毛结构可诊断为绒癌。

【治疗要点】以**化疗**为主，手术和放疗为辅的综合治疗。

试题精选

1. 一旦发现葡萄胎，应尽快行
A. 清宫术　　　　　　　　　B. 定期随访　　　　　　　　　C. 放疗
D. 手术切除子宫　　　　　　E. 化疗
答案：**A**。

2. 侵蚀性葡萄胎治疗的主要处理措施是
A. 清宫术　　　　　　　　　B. 定期随访　　　　　　　　　C. 放疗
D. 手术切除子宫　　　　　　E. 化疗
答案：**E**。

第 14 单元　妇科腹部手术病人的护理

一、子宫颈癌

【辅助检查】CIN 的主要筛查方法有：宫颈细胞学检查（筛查的基本方法）、HPV DNA 检测、醋酸染色肉眼观察法；CIN 的诊断方法有阴道镜检查、宫颈活组织检查、宫颈管内膜刮取术、宫颈锥切术。宫颈癌的诊断方法基本同宫颈上皮内瘤变，早期诊断宫颈癌目前采用"三阶梯"程序，即宫颈细胞学检查和（或）高危 HPV DNA 检测、阴道镜检查、宫颈活组织检查，确诊依据是组织学诊断。根据病人情况选择使用 X 线胸片、超声等影像学检查。

【治疗要点】根据病人临床分期、年龄和生育要求、全身情况采用手术、放疗为主及化疗为辅等综合方案。

二、子宫肌瘤

【辅助检查】妇科检查触到子宫呈不规则或均匀增大，质硬，无压痛，可借助 B 超、MRI、宫腔镜、子宫输卵管造影等方法明确诊断。

【治疗要点】子宫肌瘤的治疗须依据病人年龄、是否有生育要求、症状轻重和肌瘤大小等全面评估后选择处理方案。近绝经期、肌瘤小或症状不明显者，可每 3～6 个月随访 1 次。若药物治疗无效、症状明显或继发贫血时，可选择肌瘤切除术或子宫切除术。

三、子宫内膜癌

【辅助检查】最常用最可靠的确诊方法是**分段诊断性刮宫**，还有细胞学检查、宫腔镜检查和 B 超检查。

【治疗要点】早期首选手术治疗。不能耐受手术者，可借助放疗、药物治疗等综合治疗。

四、卵巢肿瘤

【辅助检查】B 超检查、腹腔镜检查、细胞学检查、细针穿刺活检、放射学诊断及肿瘤标志物。

【治疗要点】年轻、单侧良性肿瘤应行患侧卵巢肿瘤剥出术或卵巢切除术。其他卵巢肿瘤，一经发现尽早手术。手术方式、范围视肿瘤性质、病变累及范围、病人的年龄、生育要求、对侧卵巢情况及手术耐受力而定。恶性肿瘤可采用以手术为主，放疗、化疗为辅的综合治疗方案。

五、子宫内膜异位症

【辅助检查】妇科检查时可发现子宫多后倾，活动受限，盆腔内扪及触痛性结节。阴道和腹部 B 超是诊断子宫内膜异位症及其病灶部位的重要手段。腹腔镜是目前诊断子宫内膜异位症的最佳方法。

【治疗要点】治疗的根本目的在于减灭病灶、缓解疼痛、改善生育功能、减少和避免复发。应根据病人的年龄、症状、病变部位和范围及生育要求等情况全面考虑。手术治疗为主，药物治疗为重要辅助治疗方法。原则上轻微者采用非手术治疗，定期随访；严重者且无生育要求者可考虑根治性手术。目前以腹腔镜作为确诊的金标准。

试题精选

1. 患者，女性，41 岁。因接触性出血就诊，检查结果为宫颈糜烂样改变。要排除宫颈癌，首选的检查是

A. 子宫颈刮片　　　　　B. 子宫颈活检　　　　　C. B 超检查
D. 碘试验　　　　　　　E. 三合诊检查
答案：**A**。

2. 患者，女性，37 岁。主诉下腹及腰骶部疼痛不适，伴白带增多 1 个月余。妇检：宫颈充血、水肿，接触性出血。正确的处理应是

A. 激素治疗　　　　　　B. 放射治疗　　　　　　C. 宫颈锥切术
D. 中药治疗　　　　　　E. 排除宫颈癌后再行治疗
答案：**E**。

3. 患者，女性，37 岁。经产妇，经量增多 1 年余，经期持续 7～14 天。查体：子宫如孕 60 天大小，凹凸不平，双附件正常。血常规示中度贫血，诊断为子宫肌瘤。恰当的处理为

A. 化学治疗　　　　　　B. 手术治疗　　　　　　C. 冷冻疗法
D. 中药治疗　　　　　　E. 手术＋化疗
答案：**B**。

4. 患者，女性，65 岁。绝经 8 年，阴道流出脓血性分泌物 2 个月，有恶臭。妇科检查：

宫颈萎缩，子宫如孕 50 天大，质软，双附件（－），对确诊最有意义的检查是

    A. 分段诊断性刮宫   B. B 超检查   C. 宫颈刮片细胞学检查

    D. 宫腔镜检查   E. 腹腔镜检查

    答案：**A**。

第 15 单元　外阴、阴道手术病人的护理

一、外阴癌

【辅助检查】外阴活体组织检查。

【治疗要点】以手术治疗为主，辅以放射治疗与化学药物治疗。

二、外阴、阴道创伤

【治疗要点】止血、止痛、防治感染和抗休克。

三、子宫脱垂

【治疗要点】除压力性尿失禁无症状病人不需要治疗，有症状者采用非手术或手术治疗，以安全、简单、有效为原则。

1. 非手术治疗主要包括支持治疗，放置子宫托、盆底肌肉锻炼、中药和针灸。

2. 手术治疗主要针对Ⅱ、Ⅲ度子宫脱垂或非手术治疗无效者。常选择阴道前后壁修补术加主韧带缩短及宫颈部分切除术－曼氏手术、经阴道子宫全切术、阴道前后壁修补术、阴道封闭术、盆底重建手术等。

四、尿瘘

【辅助检查】

1. 亚甲蓝试验。

2. 靛胭脂试验。

3. 其他：膀胱镜检、输尿管镜、肾显像、排泄性尿路造影等。

【治疗要点】以手术修补为主。缺血坏死型尿瘘或术后 7 日左右的漏尿者，一般采用长时间留置尿管和变换体位的方法。肿瘤和结核所致的尿瘘应积极治疗原发病。

试题精选

患者，女性，64 岁。外阴结节状肿物，经病理检查为外阴鳞状细胞癌Ⅱ期，未见转移征象。该病人的治疗首选

    A. 手术治疗   B. 化学药物治疗   C. 放射治疗

    D. 中药治疗   E. 非手术治疗

    答案：**A**。

第 16 单元　不孕症妇女护理

不孕症

【辅助检查】

1. 男方检查　①外生殖器有无畸形和病变；②精液检查，初诊时一般进行 2 ～ 3 次精液检查。

2. 女方检查　①体格检查；②不孕特殊检查：卵巢功能检查、输卵管功能检查（月经干净 3 ～ 7 天进行）、宫腔镜检查、腹腔镜检查、性交后精子穿透力试验、生殖免疫检查。

【治疗要点】针对病因治疗，正确选择辅助生殖技术。

试题精选

女性不孕病因的检查中，最有诊断价值的项目是

A. 子宫内膜活组织检查　　　B. 女性激素测定　　　C. 子宫输卵管碘油造影
D. 宫颈黏液结晶检查　　　　E. 腹腔镜检查

答案：**C**。

第 17 单元　妇产科诊疗及手术病人护理

一、生殖道细胞学检查

临床上通过检查生殖道脱落上皮细胞（阴道上段、宫颈阴道部、子宫、输卵管及腹腔的上皮细胞）反映体内性激素水平变化和诊断不同部位的恶性病变。月经期和生殖器急性炎症时禁止进行此项操作。阴道涂片的取材部位在阴道 1/3 段侧壁。涂片必须均匀，做好标记，用 95% 乙醇固定及时送检。宫颈刮片的取材应在宫颈外口鳞柱状上皮交界处。采集标本前 24 小时内禁止性生活、阴道检查、阴道灌洗及用药。取标本的用具必须无菌干燥。取标本时动作应稳、准、轻，阴道分泌物多时，应先用无菌干棉球轻轻擦拭后再取标本。

二、宫颈活体组织检查

该检查是确诊子宫颈病变性质的一种临床上常用的方法。宫颈活组织检查适用于阴道镜检查反复可疑阳性或阳性者；怀疑宫颈恶性病变或宫颈特异性感染，需进一步明确诊断者；宫颈脱落细胞涂片巴氏Ⅲ级及以上者，宫颈脱落细胞学涂片检查巴氏Ⅱ级、经反复治疗无效者；TBS 分类鳞状上皮细胞异常低度鳞状上皮内病变及以上者。妊娠期或月经期或有不规则出血者；生殖道有急性或亚急性炎症者；患血液病有出血倾向者不宜做活检。局部活组织检查取材部位应在宫颈外口鳞 – 柱交界处或特殊病变处。对宫颈局部填塞止血的带尾棉球或纱布可于术后 12 小时自行取出。嘱病人保持外阴清洁，1 个月内禁止性生活、阴道灌洗及盆浴。

三、妇产科内镜诊疗技术

妇产科常用的内镜有阴道镜、宫腔镜和腹腔镜检查。

1. 阴道镜检查前 24 小时内避免性生活及宫颈、阴道操作和治疗，术前 48 小时内禁阴道及宫颈上药。

2. 宫腔镜检查，2 周内禁性生活及盆浴。

3. 腹腔镜诊疗术术前准备同一般的妇科腹部手术，尤其应注意脐部的清洁。

▦ 试题精选

1. 子宫颈锥形切除术后留置尿管的时间为

A. 72 小时　　　　　　　　　B. 36 小时　　　　　　　　　C. 18 小时

D. 24 小时　　　　　　　　　E. 48 小时

答案：**D**。

2. 阴道及宫颈脱落细胞检查的正确取材方法是

A. 阴道涂片法应从阴道侧壁上 2/3 处刮取分泌物

B. 宫颈刮片法应以子宫颈外口为圆心，鳞柱状上皮交界处刮取一周

C. 棉签采取法在阴道侧壁下 1/3 处取材

D. 宫颈管涂片法用干棉签在子宫颈外口拭取分泌物

E. 子宫腔吸引涂片法在宫颈内口吸取分泌物

答案：**B**。

3. 患者，女性，54 岁。接触性出血 2 个月。妇科检查：宫颈充血、水肿，为排除宫颈癌，首先应进行的检查是

A. 碘试验　　　　　　　　　B. 宫腔镜检查　　　　　　　　　C. 分段诊断刮宫

D. 宫颈黏液组织检查　　　　E. 子宫颈刮片细胞学检查

答案：**E**。

附录 3-A　常见缩写的含义

1. GFR	肾小球滤过率
2. HCG	绒毛膜促性腺激素
3. HPL	胎盘生乳素
4. DIC	弥散性血管内凝血
5. IUGR	胎儿宫内发育迟缓
6. NST	无应激试验
7. OCT	缩宫素激惹试验
8. Apgar	阿普加评分法
9. E_2	雌二醇
10. 3P 试验	纤维蛋白原和鱼精蛋白副凝试验
11. PROM	足月胎膜早破
12. PPROM	未足月胎膜早破
13. GDM	妊娠期糖尿病
14. PGDM	孕前糖尿病
15. FPG	空腹血糖
16. OGTT	口服葡萄糖耐量试验
17. CST	宫缩应激试验
18. LMP	末次月经
19. PMP	末次月经的前一次
20. VVC	外阴阴道假丝酵母菌病
21. RVVC	复发性外阴阴道假丝酵母菌病
22. AIDS	艾滋病
23. HIV	人类免疫缺陷病毒
24. TBS	宫颈细胞分类法，伯塞斯达系统
25. CIN	子宫颈上皮内瘤变
26. OHSS	卵巢过度刺激综合征
27. IUD	宫内节育器

附录 3-B 实验室检查正常值

1. 骨盆入口前后径   11cm
2. 骨盆入口横径   13cm
3. 骨盆入口斜径   12.75cm
4. 中骨盆前后径   11.5cm
5. 坐骨棘间径   10cm
6. 骨盆出口前后径   11.5cm
7. 坐骨结节间径   9cm
8. 骨盆出口前矢状径   6cm
9. 骨盆出口后矢状径   8.5cm
10. 髂棘间径   23～26cm
11. 髂嵴间径   25～28cm
12. 骶耻外径   18～20cm
13. 骶耻内径   11cm
14. 枕下前囟径   9.5cm
15. 枕额径   11.3cm
16. 枕颏径   13.3cm
17. 双顶径   9.3cm
18. 胎儿头皮血 pH   7.25～7.35
19. 血红蛋白   110～150g/L
20. 阴道流液 pH   4.4～5

第4部分

儿科护理学

第1单元　新生儿及患病新生儿的护理

一、新生儿窒息

【治疗要点】

1.预防及治疗原发疾病。

2.早预测：及时进行 Apgar 评分，估计胎儿有窒息危险时，做好准备抢救工作。

3.及时复苏：运用国际公认的 ABCDE 复苏方案。A 为清理呼吸道，B 为建立呼吸，C 为维持正常循环，D 为药物治疗，E 为评价和环境（保温）。其中 A、B、C 三步最为重要，A 是根本，B 是关键，评价和保温贯穿于整个复苏过程。

4.复苏后处理：密切监测病情，维持内环境稳定，控制惊厥，治疗脑水肿。

二、新生儿缺血缺氧性脑病

【辅助检查】

1.头颅超声检查　室管膜下病变与脑室内出血显示明显。

2.头颅 CT 检查　显示脑软化。

3.脑电图　有助于判断预后和对惊厥的诊断。

【治疗要点】**控制惊厥、治疗脑水肿**、支持疗法及亚低温治疗。惊厥者首选苯巴比妥钠，无效时加用地西泮。脑水肿者可用呋塞米静脉推注，也可用 20% 甘露醇。

三、新生儿颅内出血

【辅助检查】

1.脑脊液检查　急性期可见均匀血性和皱缩细胞，蛋白含量增高明显，严重者出生 24 小时内脑脊液糖定量降低。

2.CT 和 B 超检查　有助于判断出血部位和范围。

【治疗要点】

1.止血　选择使用维生素 K_1、酚磺乙胺（止血敏）、巴曲酶等。

2.镇静、止痉　首选苯巴比妥，还可选用地西泮（安定）、水合氯醛等。

3.降低颅内压　可选用呋塞米，若有瞳孔不等大、中枢性呼吸衰竭者可使用 20% 甘露醇，剂量根据病情决定。

4.应用恢复脑细胞功能药　可给予胞磷胆碱（胞二磷胆碱）、脑活素静脉滴注，1 个疗程（10～14 天）。

5.其他　包括外科治疗等。

四、新生儿黄疸

【辅助检查】

1. 胆红素检测　测定血清胆红素浓度（TSB）。

2. 血液检查　①红细胞、血红蛋白、网织红细胞、有核红细胞检查：有助于新生儿溶血筛查。②血型：父母及新生儿血型。③红细胞脆性试验：排除由于溶血引起的黄疸。

3. 其他　肝功能检查、超声等。

【治疗要点】积极治疗原发病，控制感染，保护肝脏，降低血清胆红素，纠正缺氧症状及水、电解质紊乱，维持酸碱平衡。

五、新生儿肺透明膜病

【辅助检查】

1. 血气分析　PaO_2 下降，$PaCO_2$ 升高，pH 降低。

2. X 线检查　早期两肺透光度普遍降低，可见弥漫性均匀网状颗粒阴影；以后可出现支气管充气征；重者呈"白肺"。

3. 胃液振荡试验（泡沫稳定试验）　阳性者可排除本病。

4. 羊水　测磷脂和鞘磷脂的比值若低于 2∶1，提示胎儿肺发育不成熟。

【治疗要点】纠正缺氧，维持酸碱平衡，支持疗法及采用表面活性物质。

六、新生儿肺炎

【辅助检查】

1. X 线检查　可见模糊小片阴影，也可伴肺气肿、肺不张或脓疱等改变。

2. 血液检查　细菌者感染白细胞总数升高，病毒感染者白细胞总数多降低。

3. 病原学检查　血清检测病毒抗体及衣原体特异性的 IgM 等有助诊断。

【治疗要点】

1. 吸入性肺炎　立即行气管插管、机械通气，若合并气胸，做胸腔闭式引流。纠正酸中毒，防继发感染。

2. 感染性肺炎　针对病原菌合理应用抗生素，巨细胞病毒性肺炎与单纯疱疹病毒性肺炎可用阿昔洛韦；保持呼吸道通畅，给氧，注意保暖，合理喂养。

七、新生儿败血症

【辅助检查】

1. 血液检查　白细胞计数升高，出现核左移现象。

2. 急相蛋白、血沉检查　血沉加快，C 反应蛋白升高。

3. 血培养　为阳性，是确诊败血症的主要依据。血培养与病灶分泌物细菌培养结果一致具有临床意义，但阴性也不排除败血症。

【治疗要点】

1. 选用合适的抗生素　早期、联合、足量、足疗程、静脉应用抗生素，疗程一般 10～14 天，有并发症者延至 3 周以上。若怀疑败血症的新生儿，不必等血培养结果即可使用抗生素，病原菌尚未明确前，结合当地菌种流行病学特点和耐药菌株情况选择两种抗生素联合使用，病原菌已明确者按药敏试验用药。

2. 对症、支持治疗　保暖、供氧、维持水电解质平衡，处理局部病灶，必要时输血等。

八、新生儿寒冷损伤综合征

【治疗要点】复温（治疗关键），支持疗法，合理用药。

九、新生儿破伤风

【治疗要点】中和毒素，镇静、解痉，控制感染，保证营养，对症治疗。

试题精选

1. 婴幼儿胸外按压的频率至少为

A. 70 次 / 分　　　　　　　B. 90 次 / 分　　　　　　　C. 100 次 / 分

D. 120 次 / 分　　　　　　E. 140 次 / 分

答案：**C**。

2. 新生儿缺氧缺血性脑病引发严重的脑水肿时，应选用的药物是

A. 50% 葡萄糖　　　　　　B. 泼尼松　　　　　　　　C. 呋塞米

D. 地塞米松　　　　　　　E. 20% 甘露醇

答案：**E**。

3. 新生儿颅内压增高时首选治疗措施为

A. 胞磷胆碱静滴　　　　　B. 呋塞米静脉注射　　　　C. 20% 葡萄糖液静滴

D. 地塞米松静滴　　　　　E. 10% 低分子右旋糖酐静滴

答案：**B**。

4. 确诊颅内出血部位最有意义的辅助检查是

A. 脑血管造影检查　　　　B. 脑电图检查　　　　　　C. 脑 B 超检查

D. 脑 CT 检查　　　　　　E. 脑活组织检查

答案：**D**。

5. 新生儿肺透明膜病 X 线检查特征不包括

A. 毛玻璃样改变　　　　　B. 肺野有均匀颗粒网状阴影

C. 有支气管充气征　　　　D. 重者可呈现"白肺"

E. 两肺透光度增加

答案：**E**。

6. 新生儿胎粪吸入性肺炎 X 线检查可见

A. 两肺粟粒状影　　　　　B. 肺门哑铃状阴影　　　　C. 两肺密布钙化点

D. 两肺肺气肿　　　　　　E. 肺门淋巴结肿大

答案：**D**。

7. 诊断新生儿败血症最有意义的检查是

A. 脑脊液检查　　　　　　　B. 胃液振荡试验　　　　　C. 免疫学检查

D. 尿常规检查　　　　　　　E. 血液细菌培养

答案：**E**。

8. 新生儿寒冷损伤综合征须遵循复温的原则为

A. 迅速复温　　　　　　　　B. 先快后慢　　　　　　　C. 恒定温度复温

D. 逐步复温　　　　　　　　E. 2～4小时内体温恢复正常

答案：**D**。

9. 患儿，男，足月儿。于生后8天黄疸加重，体温不升，拒奶，呕吐，精神萎靡，前囟平，面色发白，脐带已脱落，脐窝有少许黏性分泌物。查体：心肺检查未见异常，肝肋下2cm，脾肋下1cm。为进一步明确诊断，下列最有意义的检查为

A. 血型　　　　　　　　　　B. 细菌培养　　　　　　　C. 尿常规

D. 血常规　　　　　　　　　E. 血清胆红素

答案：**E**。

10. 患儿，男，生后3天。吃奶好，哭声减弱，精神萎靡，体温38.6℃。血常规：白细胞25×10^9/L，有中毒颗粒，血沉加快，怀疑为新生儿败血症。对于该患儿治疗正确的是

A. 做血培养，等待结果，然后选用敏感的抗生素

B. 选用两种抗生素联合应用，避免发生菌群失调

C. 血培养阴性，病情好转即可停药

D. 血培养阳性，疗程至少需要3～7天

E. 若患儿出现并发症，则需治疗2周以上

答案：**B**。

第2单元　营养性疾病患儿的护理

一、营养不良

【辅助检查】

1. 血清蛋白测定　　<u>血清白蛋白</u>为特征性表现，胰岛素样生长因子1（IGF-1）水平下降。

2. 酶活性测定　　血清淀粉酶、脂肪酶、胆碱酯酶等活性下降。

3. 胆固醇、电解质及微量元素　　浓度均可下降，生长激素水平升高。

【治疗要点】合理饮食，积极治疗原发病，控制感染，防治合并症。

二、小儿肥胖症

【辅助检查】<u>小儿体重＞正常值的**20%**称为肥胖；＞正常值的**20%～29%**为轻度肥胖；＞正常值的**30%～49%**为中度肥胖；＞正常值的**50%**为重度肥胖；</u>因个体差异，正常体重波动在10%左右。

【治疗要点】以减少体脂接近于理想状态，而又不影响身体生长发育为原则。对于单纯

性肥胖症，以**控制饮食、增加活动**为主要方法。

三、维生素 D 缺乏性佝偻病

【辅助检查】

1. X 线检查　初期 X 线可见骨骼正常或钙化带稍模糊。激期 X 线可见长骨片钙化带消失，干骺端呈毛刷样、杯口状改变，骨密度减低，骨皮质变薄；可有骨干弯曲畸形或青枝骨折。后遗症期 X 线可见骨骼干骺端病变消失。

2. 血生化检查　初期血清 25-（OH）D_3 下降（最可靠的诊断指标），PTH 升高，血钙下降，血磷降低，碱性磷酸酶正常或稍高。激期血清钙稍低，其余指标改变更加明显。恢复期血钙、磷逐渐恢复正常，碱性磷酸酶需 1～2 个月降至正常。后遗症期血生化正常。

【治疗要点】控制病情发展，防止骨骼畸形。

四、维生素 D 缺乏性手足搐搦症

【辅助检查】血钙 **<1.75～1.88mmol/L**（7.0～7.5mg/dl）或血清 Ca^{2+} **<1mmol/L**（4mg/dl），血磷正常或偏高。

【治疗要点】

1. 紧急处理　立即吸氧，保持呼吸道通畅；用 10% 水合氯醛保留灌肠，或地西泮每次 0.1～0.3mg/kg 肌内注射或静脉注射，以控制惊厥与喉痉挛。

2. 钙剂治疗　尽快给予 10% 葡萄糖酸钙 5～10ml（稀释 1～3 倍），缓慢（10 分钟以上）静脉注射或滴注，1～2 次 / 日。惊厥反复发作时，每日注射 2～3 次。惊厥停止后改口服钙剂。

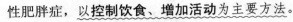 试题精选

1. 能够确诊小儿营养不良的辅助检查是

A. 生长激素水平测定　　　　B. 转铁蛋白测定　　　　　C. 血清胆固醇浓度测定

D. 视黄醇结合蛋白的测定　　E. 胰岛素样生长因子 I 水平测定

答案：**E**。

2. 治疗小儿肥胖症的主要方法是

A. 鼓励家庭参与　　　　　　B. 培养良好的饮食习惯

C. 控制饮食，进行有效的运动　　D. 解除患儿的心理负担

E. 监测生长发育

答案：**C**。

3. 维生素 D 缺乏性手足搐搦症患儿静脉注射钙剂的时间为

A. 小于 10 分钟　　　　　　B. 大于 10 分钟　　　　　　C. 小于 6 分钟

D. 大于 6 分钟　　　　　　　E. 大于 3 分钟

答案：**B**。

第3单元　消化系统疾病患儿的护理

一、口腔炎

【治疗要点】对症治疗、预防感染、清洗口腔及局部涂药。

二、小儿腹泻

【辅助检查】

1. 血常规　细菌感染时白细胞总数和中性粒细胞增多，过敏性腹泻及寄生虫感染可见嗜酸性粒细胞增多。

2. 大便检查　肉眼检查大便的形状，大便镜检有无脂肪球、白细胞、红细胞等。型腹泻患儿粪便镜检可见大量白细胞，可有不同数量的红细胞。粪便细菌培养可做病学检查。

3. 血生化检查　测血钠、血钾、血钙、碳酸氢盐等。

【治疗要点】调整饮食，预防和纠正脱水，合理用药（水样便一般不用抗生素；黏液便、脓血便时选用抗生素；肠道微生态疗法；肠道微生态疗法），控制感染，预防并发症的发生。

三、急性坏死性小肠结肠炎

【辅助检查】腹部 X 线示早期轻到中度胃肠道积气，随病情进展可有肠管扩张伴气液平面；肠壁增厚，内见积气影，呈小泡、串珠或条状透亮区；门静脉积气；腹腔积气或积液影，肠穿孔时可见膈下游离气体。

【治疗要点】休息、禁食、腹痛和发热期应完全卧床休息，禁食 1～2 周。待腹胀消失和腹痛减轻，大便潜血转阴，临床一般情况明显好转，可逐渐恢复饮食。禁食期间应静脉补充营养，腹胀和呕吐严重者给予胃肠减压。必要时予以手术治疗。

四、小儿液体疗法及护理

【常用液体种类、成分及配制】

1. 非电解质溶液　常用 5% 葡萄糖溶液和 10% 葡萄糖溶液。5% 葡萄糖溶液为等渗溶液，10% 葡萄糖溶液为高渗溶液。

2. 电解质溶液

（1）生理盐水（0.9% 氯化钠溶液）和复方氯化钠溶液（林格溶液）：均为等渗液。

（2）碱性溶液：①碳酸氢钠：是纠正代谢性酸中毒首选用药，1.4% 碳酸氢钠溶液为等渗液，5% 碳酸氢钠溶液为高渗液。②乳酸钠：1.87% 乳酸钠溶液为等渗液，11.2% 为高渗液（使用时需用葡萄糖溶液稀释 6 倍）。在肝功能不全、休克、缺氧、新生儿及乳酸潴留性酸中毒时不宜用。

（3）氯化钾溶液：用于纠正低钾血症，常用 10% 氯化钾溶液，静脉滴注时需稀释，不可静脉推注，以免发生心脏骤停。

3. 常用混合液组成　见表 4-1。

表 4-1　儿科常用混合溶液的组成

混合溶液	张力	加入溶液		
		0.9% 氯化钠	5% 或 10% 葡萄糖	1.4% 碳酸氢钠（1.87% 乳酸钠）
2：1 含钠液	1	2	—	1
1：1 含钠液	1/2	1	1	—
1：2 含钠液	1/3	1	2	—
1：4 含钠液	1/5	1	4	—
2：3：1 含钠液	1/2	2	3	1
4：3：2 含钠液	2/3	4	3	2

4. 口服补液盐　简称 ORS 液，适用于腹泻时预防脱水及纠正轻、中度脱水。2002 年世界卫生组织推荐的新配方与传统配方效果相同，但更为安全，新配方由 2.6g 氯化钠，2.9g 枸橼酸钠，1.5g 氯化钾，13.5g 葡萄糖加水至 1000ml 配制而成。

【液体疗法】补液时应确定补液的总量、性质和速度。遵循"先盐后糖、先浓后淡（指电解质浓度）、先快后慢、见尿补钾、抽搐补钙"的原则。入院第 1 天补液总量包括**补充累积损失量、继续损失量与生理需要量**。

1. 累积损失量　是指发病至补液时所损失的水和电解质的量。

（1）补液量（定量）：根据脱水程度而定，轻度脱水 30 ～ 50ml/kg，中度为 50 ～ 100ml/kg，重度为 100 ～ 150ml/kg。

（2）补液种类（定性）：补液的种类根据脱水的性质而定。一般低渗性脱水补给 2/3 张含钠液；等渗性脱水补给 1/2 张含钠液；高渗脱水补给 1/5 ～ 1/3 张含钠液。如临床判断脱水性质有困难时，可先按等渗脱水处理。

（3）补液速度（定速）：由脱水的程度决定，原则上先快后慢。对伴有周围循环不良和休克的重度脱水患儿，应快速输入等张含钠液（2：1 液），按 20ml/kg，于 30 ～ 60 分钟静脉快速输入，总量不超过 300ml。其余累计损失量按每小时 8 ～ 10ml/kg，于 8 ～ 12 小时内输完。

2. 继续损失量　是指补液开始后，因呕吐、腹泻、胃肠引流等继续丢失的液体量，如等。应按实际损失量补充，即"丢多少、补多少"。补充继续损失量一般用 1/3 ～ 1/2 张含钠液。

3. 生理需要量　指补充基础代谢所需的量，每日为 60 ～ 80ml/kg。尽量口服补充，口服有困难者，补给 1/5 ～ 1/4 张含钠液，补液速度同继续损失量。继续损失量与生理需要量在后 12 ～ 16 小时输入。滴速约每小时 5ml/kg。

综合以上三部分，第 1 天的补液：总量为轻度脱水 90 ～ 120ml/kg，中度脱水 120 ～ 150ml/kg，重度脱水 150 ～ 180ml/kg。第 2 天以后的补液：补充继续损失量＋生理需要量，于 12 ～ 24 小时内输完。

4. 低钾血症护理　若患儿出现乏力、腹胀、肠鸣音减弱、腱反射消失、心音低钝等，应考虑低钾血症，此时应补钾。原则为：①见尿补钾（静脉补钾的先决条件）；②浓度：静脉补钾时浓度不超过0.3%；③速度：不宜过快，每日静脉补钾时间应在8小时以上，禁忌静脉推注，以免发生心搏骤停；④时间：一般静脉补钾要持续4～6天，尽量口服补充；⑤总量：氯化钾一般每日3～4mmol/kg（220～300mg/kg），重者每日4～6mmol/kg（300～450mg/kg）。

5. 低钙血症与低镁血症护理　如患儿出现手足抽搐或惊厥等，首先考虑低钙血症，遵医嘱静脉缓慢推注10%葡萄糖酸钙；若静注10%葡萄糖酸钙后症状仍不见好转，应考虑有低镁血症，遵医嘱应用25%硫酸镁。

试题精选

1. 关于鹅口疮的治疗，下列描述不正确的是
A. 哺乳前用2%碳酸氢钠溶液清洗口腔
B. 疼痛较重者进食前局部涂2%利多卡因
C. 局部涂龙胆紫
D. 加大抗生素剂量
E. 局部涂制霉菌素鱼肝油混合液
答案：**D**。

2. 2002年WHO推荐的ORS液（口服补液盐）的成分中，电解质含量最多的是
A. 枸橼酸钠　　　　　B. 氯化钾　　　　　C. 氯化钠
D. 葡萄糖　　　　　　E. 碳酸氢钠
答案：**A**。

3. 患儿，男，3月龄。近3日来腹泻，大便每日6～7次，呈黄绿色稀便，有奶瓣和泡沫，为防止患儿发生脱水应选择
A. 静脉补充生理盐水　　B. 少量多次饮温开水　　C. 少量多次给予米汤
D. 少量多次喂服ORS液　E. 静脉补充5%葡萄糖溶液
答案：**D**。

4. 患儿，女，7月龄。腹泻4日，每日8～9次，大便呈黄绿色，并伴中度脱水。经补液后现已排尿，剩余液体有200ml时，需用10%氯化钾溶液静脉补充，最多给予
A. 4ml　　　　　　　B. 6ml　　　　　　　C. 8ml
D. 10ml　　　　　　E. 12ml
答案：**B**。

第 4 单元　呼吸系统疾病患儿的护理

一、急性上呼吸道感染

【治疗要点】呈自限性，无须特殊治疗。主要为积极抗感染和对症处理。抗病毒药物常选用利巴韦林；继发细菌感染者应用抗生素或其他抗菌药物。

二、急性感染性喉炎

【治疗要点】保持呼吸道通畅（吸氧、雾化吸入、消除喉部黏膜水肿）、控制感染、应用肾上腺皮质激素、对症治疗（镇静、降温）和气管切开（有严重缺氧征象或有Ⅲ度喉梗阻者）。

三、急性支气管炎

【辅助检查】

1. 血常规　白细胞正常或偏低；合并细菌感染者白细胞总数及中性粒细胞数可增高。

2. 胸部 X 线检查　无异常改变或有肺纹理增强，肺门阴影加深。

【治疗要点】主要是对症治疗（止咳、祛痰、平喘）和控制感染（细菌感染者应用抗生素）。一般不用镇咳药或镇静药。喘息严重者可加用肾上腺皮质激素，如泼尼松。

四、小儿肺炎

【辅助检查】

1. 外周血检查　病毒性肺炎白细胞正常或降低；细菌性肺炎白细胞总数和中性粒细胞增高，C- 反应蛋白浓度升高。

2. 胸部 X 线检查　早期可见肺纹理增粗，以后出现大小不等的斑片状阴影，可伴有肺气肿或肺不张改变。

3. 病原学检查　鼻咽分泌物可做病毒分离，细菌培养可确定病原体；50% ～ 70% 的支原体肺炎患儿血清冷凝集试验可呈阳性。

【治疗要点】

1. 控制感染　根据不同病原体选用敏感抗生素，早期、联合、足量、足疗程给药。重症患儿宜静脉给药；抗生素一般用至体温正常后 5 ～ 7 天，临床症状消失后 3 天。支原体肺炎首选大环内酯类抗生素（红霉素、阿奇霉素），至少用药 2 ～ 3 周；金黄色葡萄球菌肺炎，选用青霉素类抗生素，体温正常后继续用药 2 周，总疗程 6 周。

2. 对症治疗　主要是吸氧、平喘、化痰、解热等。

3. 防治并发症　中毒症状明显或严重喘憋、脑水肿、感染性休克、呼吸衰竭者，可短期应用糖皮质激素治疗。防治重症肺炎（心力衰竭、中毒性肠麻痹、中毒性脑病等），积极治疗脓胸、脓气胸等并发症。

试题精选

1. 小儿急性支气管炎的 X 线检查可出现

    A. 肺纹理呈柱状或梭状扩张

    B. 肺纹理增粗及肺门阴影加深

    C. 肺纹理模糊及肺部点状阴影

    D. 肺纹理增多及肺透明度增高

    E. 肺纹理增多及大片状致密阴影

    答案：B。

2. 对小儿肺炎诊断最有价值的检查是

    A. 动脉血气分析   B. 胸部 X 线   C. 痰细菌培养

    D. 肺 CT   E. 纤维支气管镜

    答案：C。

3. 治疗小儿肺炎合并心衰，最常用的药物是

    A. 普萘洛尔   B. 地高辛   C. 硝苯地平

    D. 硝酸甘油   E. 利多卡因

    答案：B。

4. 患儿，男，7 月龄。高热，中毒症状明显。查体：呻吟，双肺闻及中细湿啰音。经检查诊断为支气管肺炎，应用抗生素治疗的停药时间为体温正常后

    A. 1 周   B. 2～3 周   C. 3～4 周

    D. 4～5 周   E. 5～6 周

    答案：A。

第 5 单元　循环系统疾病患儿的护理

一、先天性心脏病

【辅助检查】

1. 血常规　周围血红细胞增多，血红蛋白和血细胞比容升高。

2. 心电图　可提示心房、心室增大或肥厚，电轴右偏，房室传导阻滞等，有助于先心病诊断。

3. 胸部 X 线检查　①左向右分流型：共同点为心影增大，肺动脉段突出，肺门血管影突出，肺野充血，肺门"舞蹈症"。不同点为室间隔缺损，小型无改变，中、大型缺损以左以左心室增大为主，左心房可增大，晚期右心室增大。房间隔缺损以右心房、右心室增大为主。动脉导管未闭导管者无异常，导管粗者左心室和左心房增大，有肺动脉高压者右心室也增大。②右向左分流型：法洛四联症典型者心影呈"靴形"（心尖圆钝上翘，肺动脉段凹陷，肺门血管影缩小，肺纹理减少，透亮度增加）。

4. 超声心动图　是一种既能明确诊断，又无创的检查技术。

5. 导管检查、心血管造影　是进一步明确诊断和决定手术前的有创性检查。

【治疗要点】

1. 内科治疗　预防感染，防治并发症，对分流少的房间隔缺损和动脉导管未闭患儿，可采用心导管介入疗法。

2. 手术治疗　中型、大型缺损需采取手术治疗。动脉导管未闭采用手术结扎或切断缝扎导管，手术年龄适宜在 1～6 岁。法洛四联症多以根治手术治疗为主，手术年龄一般在 2～3 岁以上。若肺血管发育差可做姑息分流手术，年长后一般状况改善后再做根治手术。

试题精选

患儿，男，7 月龄。生长发育迟缓，口唇、耳垂青紫明显，有杵状趾，常在吃奶或哭闹后出现呼吸困难、烦躁等缺氧症状，诊断为法洛四联症。处理缺氧发作应选用的药物是

A. 洋地黄制剂　　　　　　B. 阿司匹林　　　　　　C. 氨碘酮

D. 普萘洛尔　　　　　　　E. 利多卡因

答案：**D**。

第 6 单元　血液系统疾病患儿的护理

一、营养性缺铁性贫血

【辅助检查】

1. 血常规　血红蛋白下降较红细胞下降更明显，**呈小细胞低色素性贫血**。红细胞**体积小、中央淡染区扩大**。网织红细胞正常或轻度减少。

2. 骨髓象　幼红细胞增生活跃，以中、晚幼红细胞为主。

3. 铁代谢检查　血清铁、血清铁蛋白、转铁蛋白饱和度降降低，总铁结合力和游离原卟啉增高。

【治疗要点】

1. 去除病因　饮食合理搭配，及时添加含铁丰富的食物，纠正不良饮食习惯，积极治疗原发病。

2. 铁剂治疗　多选用易吸收的二价铁盐，以元素铁计算，口服剂量为每日 4～6mg/kg，分 3 次口服，常用制剂有硫酸亚铁、富马酸亚铁、葡萄糖酸亚铁等。口服不能耐受者注射铁剂。

3. 输血治疗　重度贫血者可输注红细胞制剂。

二、营养性巨幼红细胞贫血

【辅助检查】

1. 血象　血象血红细胞数下降比血红蛋白量下降更为明显。**呈大细胞性贫血**，红细胞胞体变大，中心淡染区不明显。

2. 骨髓象　骨髓增生明显活跃，以红系增生为主，粒、红系均巨幼变，胞体变大。

3. 血清维生素 B_{12} 和叶酸测定　血清维生素 B_{12} ＜100ng/L（正常值为 200～800μg/L），

叶酸＜3μg/L（正常值为 5 ～ 6μg/L）。

【治疗要点】一般治疗（合理喂养，防治感染）、去除病因、补充维生素 B$_{12}$和叶酸（治疗的关键）。

三、原发性血小板减少性紫癜

【辅助检查】

1. 血象　血小板＜100×10^9/L，出血轻重与血小板数多少有关。血小板＜50×10^9/L 时可见自发性出血，＜20×10^9/L 时出血明显。＜10×10^9/L 时出血严重。可有贫血，白细胞正常；出血时间延长，血块收缩不良，凝血时间正常；血清凝血酶原消耗不良。

2. 骨髓象　急性型巨核细胞数正常或增多，慢性型以幼稚巨核细胞增多为主。

3. 血小板抗体测定　主要是 PAIgG 增高。

4. 其他　束臂试验阳性。

【治疗要点】

1. 一般治疗　急性期出血者应卧床休息，减少活动，避免外伤。

2. 糖皮质激素治疗　可降低毛细血管通透性，抑制血小板抗体产生，抑制单核 - 巨噬细胞系统破坏有抗体吸附的血小板。应早期、大量、短期应用，常用药物为泼尼松。

3. 输注血小板和红细胞　因输入的血小板很快被患儿血液循环中的血小板抗体破坏，故不主张输血小板，只有在严重出血和危及生命时才予以输注，并需给予大剂量肾上腺皮质激素。此外，激素和丙种球蛋白治疗无效及慢性难治性病例可给免疫抑制剂治疗或行脾切除术。

4. 其他　大剂量丙种球蛋白。

试题精选

1. 关于缺铁性贫血患儿的血液检查，下列说法正确的是

A. 红细胞比白细胞减少明显　　　B. 血清铁增高

C. 血清总铁结合力增高　　　D. 转铁蛋白饱和度增高

E. 血清游离原卟啉降低

答案：C。

2. 营养性缺铁性贫血最重要的治疗是

A. 补充维生素 B$_{12}$　　　B. 补充叶酸　　　C. 补充铁剂

D. 输入鲜血　　　E. 骨髓移植

答案：C。

第 7 单元　泌尿系统疾病患儿的护理

一、急性肾小球肾炎

【辅助检查】

1. 尿液检查：尿蛋白＋～＋＋＋，镜下可见大量红细胞，透明、颗粒和红细胞管型。

2. 血液检查：①常有轻度贫血，血沉加快；②血清抗链球菌抗体（如抗链球菌溶血素 "O"、抗透明质酸酶）增高。

3. CH50 及 C3 下降，起病 **6～8 周**后恢复正常。

4. 少尿期可有肌酐、尿素氮暂时升高，内生肌酐清除率下降。

【治疗要点】本病为**自限性疾病**，无特异治疗。以**休息**和**对症治疗**为主，控制链球菌感染和清除感染灶（应用青霉素），防治并发症。

二、原发性肾病综合征

【辅助检查】

1. 尿液检查　尿蛋白定性为＋＋＋～＋＋＋＋，24 小时尿蛋白定量≥50mg/（kg·d），可见透明管型和颗粒管型，肾炎性肾病尿红细胞增多，持续性镜下血尿或肉眼血尿。

2. 血液检查　**血浆总蛋白及白蛋白明显减少**，血浆**白蛋白＜25g/L，白球比例（A/G）倒置**；胆固醇＞5.7mmol/L。血沉明显增快；氮质血症；肾炎性肾病可有补体 C_3 降低。

【治疗要点】

1. 一般治疗　休息、饮食、补充维生素及矿物质、防治感染。

2. 利尿　一般无须给予利尿剂，激素敏感者或水肿较重者给予利尿剂。如呋塞米、氢氯噻嗪、螺内酯等。

3. 糖皮质激素　**首选用药**，常用药物为泼尼松。

4. 应用免疫抑制药及抗凝血治疗　激素及细胞毒药物治疗无效的难治性肾病综合征可试用环孢素。

三、泌尿道感染

【辅助检查】

1. 尿常规　清洁中段尿离心沉渣镜检中白细胞**＞5 个/HPF**，即可怀疑为尿路感染，血尿也很常见。中等蛋白尿、白细胞管型尿及晨尿的比重和渗透压减低有助于肾盂肾炎的诊断。

2. 尿细菌检查　**尿细菌培养及菌落计数**是诊断尿路感染的主要依据。中段尿培养菌落计数**超过 10^5/ml** 便可确诊。$10^4～10^5$/ml 为可疑，＜10^4/ml 或多种杂菌生长时，则尿液污染的可能性大。

3. 尿液直接涂片找菌　油镜下每个视野都能找到 1 个细菌，表明尿内细菌数超过 10^5/ml。

4. 影像学检查　了解肾受损程度和有无畸形、梗阻等，如 B 型超声检查、静脉肾盂造影、CT 扫描等。

【治疗要点】

一般治疗（休息、多饮水、勤排尿、保持会阴清洁），抗菌治疗（应用抗生素），对症治疗（降温、镇痛、碱化尿液）。

试题精选

1. 急性肾小球肾炎患儿血液检查，血清总补体恢复正常的时间是

A. 起病后 1～3 周　　　　　B. 起病后 2～4 周

C. 起病后 4～6 周　　　　　　D. 起病后 6～8 周

E. 起病后 9～11 周

答案：**D**。

2. 患儿，女，6 岁。5 天前出现下肢水肿，呈凹陷性，尿量减少。入院经检查诊断为单纯性肾病，在诱导缓解阶段首选药物是

A. 青霉素　　　　　　　B. 呋塞米　　　　　　C. 环孢素 A

D. 泼尼松　　　　　　　E. 环磷酰胺

答案：**D**。

第 8 单元　神经系统疾病患儿的护理

一、小儿神经系统解剖生理特点

【神经反射】

1. 生理反射　①出生时存在终身不消失的反射：角膜反射、结膜反射、瞳孔对光反射、咽反射及吞咽反射等。②出生时存在以后逐渐消失的反射：觅食反射、拥抱反射、握持反射、吸吮反射、颈肢反射等。③出生时不存在以后出现并终身不消失的反射：腹壁反射、提睾反射、腱反射。

2. 病理反射　包括巴宾斯基征、戈登征、奥本海姆征等，2 岁以内小儿由于神经发育不成熟，巴宾斯基征阳性可为生理现象。

3. 脑膜刺激征　包括颈强直、凯尔尼格征、布鲁津斯基征，3～4 个月以内由于屈肌张力增高，可呈阳性，但婴儿由于颅骨缝和囟门的缓冲作用，脑膜刺激征可不明显或出现晚。

二、化脓性脑膜炎

【辅助检查】

1. 脑脊液检查　是确诊本病的重要依据。脑脊液涂片及培养检测致病菌对化脓性脑膜炎确诊有价值。化脓性脑膜炎的脑脊液的改变与病毒性脑膜炎、结核性脑膜炎的区别见表 4-2。

表 4-2　不同类型脑膜炎脑脊液特点的比较

类型	外观	压力	蛋白	细胞计数	糖和氯化物含量
化脓性脑膜炎	浑浊	升高	升高	中性粒细胞为主	下降
病毒性脑膜炎	清亮	升高	正常或轻度升高	淋巴细胞为主	正常
结核性脑膜炎	透明或毛玻璃样	升高	升高	淋巴细胞为主	下降

2. 血液检查　①血常规：白细胞计数升高，**以中性粒细胞为主**。②血培养：有助于确定致病菌。

3. 影像学检查　头颅 CT 可确定脑水肿、脑膜炎、硬脑膜下积液等病理改变化，MRI 比

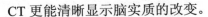

CT 更能清晰显示脑实质的改变。

【治疗要点】

1. 抗生素治疗 根据病原菌选用敏感的可透过血脑屏障的抗生素。遵循早期、足量、足疗程、静脉给药原则。病原菌不明确时首选三代头孢菌素。如头孢噻肟钠、头孢曲松钠。抗生素的治疗时间取决于病原菌和患儿的临床表现。流行性脑脊髓膜炎应用药 7～10 天；肺炎链球菌、流感嗜血杆菌脑膜炎应用药 10～14 天；金黄色葡萄球菌和革兰阴性菌脑膜炎用药 21 天以上。有并发症时应适当延长用药时间。

2. 糖皮质激素治疗 使用糖皮质激素可抑制多种炎症因子的产生，降低血管通透性，减轻脑水肿。常用地塞米松静脉注射，连续 2～3 天。

3. 对症和支持治疗 高热者酌情用退热药；颅内压增高应用 20% 甘露醇；惊厥发作可用地西泮、苯巴比妥镇静止惊。

4. 并发症治疗 硬脑膜下积液可采用硬脑膜下穿刺；脑室管膜炎可采用脑室引流术；脑积水可行正中孔粘连术、导水管扩张术等。

三、病毒性脑膜炎、脑炎

【辅助检查】

1. 脑脊液检查 见表 4-2。
2. 病毒学检查 部分患儿病毒培养阳性及特异性抗体检测阳性。
3. 其他 脑电图等。

【治疗要点】

无特异性治疗，主要为急性期支持、对症治疗（降低颅内压、控制惊厥、维持呼吸及循环功能）、抗病毒治疗。

四、急性感染性多发性神经根炎

【辅助检查】

1. 脑脊液检查 发病 3 周脑脊液中蛋白质明显升高，细胞数和其他正常，称为**蛋白－细胞分离现象**。
2. 血液检查 中性粒细胞增高，血清免疫球蛋白 IgM、IgA、IgG 均有增高，其中 IgM 增高最明显。
3. 肌电图检查 运动和感觉传导速度减慢。

【治疗要点】

无特效治疗，以支持和对症治疗为主。保持呼吸功能，积极抢救呼吸肌麻痹；静滴大剂量免疫球蛋白。多数学者认为糖皮质激素对本病无效。

五、脑性瘫痪

【辅助检查】

1. 发育迟缓筛查
2. 影像学检查 确定脑损伤部位。

【治疗要点】

早期发现、早期干预，遵循小儿生长发育规律实施综合治疗与康复。配合针灸、理疗、推拿等方法，纠正异常姿势，减轻残伤程度。

六、注意缺陷多动障碍

【治疗要点】

1. 心理与行为治疗　包括强化、塑造、消退、惩罚等。同时注意培养患儿的自控能力。

2. 药物治疗　短效的盐酸哌甲酯片和长效的盐酸哌甲酯控释片。6岁以下及青春期以后尽量少服药，重点为教育与心理治疗。

试题精选

1. 小儿原始反射中最后消失的反射是

A. 迈步反射

B. 角膜反射

C. 颈拨正反射

D. 吸吮反射

E. 颈肢反射

答案：**D**。

2. 怀疑化脓性脑膜炎，辅助检查中最有确诊价值的是

A. 脑脊液压力降低

B. 脑脊液外观清亮

C. 脑脊液涂片检菌阳性

D. 脑脊液淋巴细胞升高

E. 脑脊液中糖含量升高

答案：**C**。

3. 小儿化脓性脑膜炎病原菌明确后，使用敏感性抗生素的时间至少是

A. 2～3天

B. 4～5天

C. 7～10天

D. 3～4周

E. 5～6周

答案：**C**。

4. 病毒性脑膜炎患儿颅内压升高有脑疝先兆时，首要的治疗是

A. 20%甘露醇静脉注射

B. 50%葡萄糖静脉注射

C. 呋塞米静脉注射

D. 尼莫地平静脉注射

E. 地塞米松静脉注射

答案：**A**。

5. 关于急性感染性多发性神经根炎脑脊液检查的描述，正确的是

A. 细胞数增高，糖正常

B. 蛋白增高，细胞数正常

C. 蛋白降低，细胞数正常

D. 细胞数增高，糖降低

E. 细胞数减少，细菌培养阴性

答案：**B**。

第 9 单元　结缔组织病患儿的护理

一、风湿热

【辅助检查】

1. 风湿热活动指标　白细胞计数增高，血沉明显增快，C- 反应蛋白阳性，黏蛋白增高，仅反映疾病活动情况，对诊断无特异性。

2. 抗链球菌抗体测定　抗链球菌溶血素"O"滴度、抗链球菌激酶、抗透明质酸酶增高。

3. 心电图检查　P-R 间期延长提示风湿活动。

【治疗要点】

1. 一般治疗　如卧床休息、加强营养，补充维生素等。

2. 控制链球菌感染　大剂量青霉素静滴，持续 2 ～ 3 周。

3. 抗风湿热治疗　心肌炎患儿早期应用糖皮质激素（泼尼松）可较快控制症，无心肌炎者应用阿司匹林。

4. 支持对症疗法　充血性心力衰竭时应用地高辛、利尿药等；舞蹈症应用苯巴比妥、氯丙嗪等控制症状；关节肿痛时应予以制动。

二、儿童类风湿病

【辅助检查】

1. 血液检查　白细胞计数增高，以中性粒细胞为主，活动期可有轻度或中度贫血；血沉增快，C- 反应蛋白、黏蛋白增高。

2. 免疫检查　免疫球蛋白 IgG、IgM、IgA 均增高，部分患儿类风湿因子和抗核抗体阳性。

3. 影像学检查　X 线检查早期仅见关节软组织肿胀，晚期可见骨质疏松和破坏，关节腔变窄，关节面融合，关节半脱位。

【治疗要点】

1. 一般治疗　急性期卧床休息，加强营养，心理治疗等。

2. 药物治疗　非甾体抗炎药物，如阿司匹林、布洛芬等，可改善临床症状，是治疗早期儿童类风湿病必不可少的药物，糖皮质激素（泼尼松）可减轻关节症状，但不可阻止关节破坏，合并心肌损害或虹膜睫状体炎的患儿可早期应用。还可选用水杨酸制剂、免疫抑制剂、甲氨蝶呤等。

3. 理疗　保持关节活动，维持肌肉强度锻炼，以防止关节畸形。

三、过敏性紫癜

【辅助检查】

1. 血常规　白细胞正常或轻度增高，中性粒细胞和嗜酸粒细胞增高，血沉加快。血小板计数、出血和凝血时间均正常，部分患儿毛细血管脆性试验阳性。

2. 尿、便常规　肾损害时可见血尿和蛋白尿、管型；粪便潜血试验呈阳性。

3. 免疫学检查　血清 IgA 浓度往往升高，IgG、IgM 水平升高或正常。

4. 影像学检查　早期 X 线显示软组织肿胀，关节周围骨质疏松，关节附近呈现骨膜炎。

晚期可见关节面破坏，多见于手腕关节。

5.腹部超声波检查　有利于早期肠套叠的诊断。

【治疗要点】目前尚无特效疗法。

1.一般治疗　卧床休息，积极寻找和去除过敏原，积极防治感染，补充维生素C等。

2.药物治疗　应用糖皮质激素（如泼尼松）可缓解腹痛和关节痛，重症过敏性紫癜肾炎可加用免疫抑制剂（如环磷酰胺）；阿司匹林以抗凝治疗；有过敏反应时予抗组胺和钙剂。

3.对症治疗　症状明显时服用泼尼松，腹痛时可使用山莨菪碱缓解症状，肾损害严重者可用泼尼松和环磷酰胺联合治疗。

四、皮肤黏膜淋巴结综合征

【辅助检查】

1.血液检查　白细胞计数升高，以**中性粒细胞增高**为主；轻度贫血；血沉明显增快，C反应蛋白增高。

2.免疫学检查　血清 IgG、IgM、IgA、IgE 增高，总补体和 C_3 正常或增高。

3.影像学检查　肺纹理增多，心影常轻度扩大，少数患儿可见冠状动脉钙化。心脏受损者可见心电图和超声心动图改变。冠状动脉造影可确定冠状动脉瘤的类型、部位。

【治疗要点】

1.阿司匹林　**首选用药**，热退后3天逐渐减量。

2.丙种球蛋白　病程10天内静脉注射，可明显降低急性期冠状动脉病变的发生率。

3.糖皮质激素　静脉注射丙种球蛋白无效者可考虑使用，也可与阿司匹林和双嘧达莫合并使用。

4.抗血小板聚集　如双嘧达莫。

5.对症治疗　补液、护肝、纠正心律失常等。

试题精选

1.治疗风湿性心脏炎首选用药是

A.阿司匹林　　　　　　　B.苯巴比妥　　　　　　　C.泼尼松

D.地高辛　　　　　　　　E.氯霉素

答案：**C**。

2.治疗早期儿童类风湿病、改善患儿临床症状必不可少的药物是

A.慢作用抗风湿药　　　　B.非甾体抗炎药　　　　　C.肾上腺皮质激素

D.免疫抑制剂　　　　　　E.抗生素类药

答案：**B**。

第10单元　常见传染病患儿的护理

一、麻疹

【辅助检查】白细胞计数减少，淋巴细胞相对增多；鼻咽分泌物、痰、尿沉渣涂片可见

多核巨细胞；用酶联免疫吸附试验检测血清中麻疹 IgM 抗体阳性。

【治疗要点】对症治疗、加强护理和预防并发症。

二、水痘

【辅助检查】

1. 血常规检查，白细胞正常或偏低。

2. 疱疹刮片。

3. 血清学检查，血清水痘病毒特异性 IGM 抗体检测，可有助于早期诊断。

【治疗要点】

1. 对症治疗　皮肤瘙痒者应用局部用炉甘石洗剂，必要时镇静。

2. 抗病毒治疗　**阿昔洛韦**为首选用药，应尽早应用，一般在皮疹出现 24 小时内开始。

三、猩红热

【辅助检查】白细胞计数明显增高，以中性粒细胞为主。**咽拭子**或其他病灶细菌培养可见乙型溶血性链球菌。

【治疗要点】

1. 一般治疗　加强营养、保持口腔清洁、降温等。

2. 抗菌治疗　**首选青霉素**，青霉素过敏者，可选用红霉素。

四、流行性腮腺炎

【辅助检查】

1. 外周血象　白细胞总数正常或偏低，淋巴细胞相对增多。

2. 血清和尿淀粉酶测定　病程早期约 90% 患儿血清和尿液淀粉酶增高。血脂肪酶增高，有助于胰腺炎的诊断。

3. 血清学检查　腮腺炎病毒特异性 IgM 抗体阳性。

4. 其他　病毒分离。

【治疗要点】本病是为**自限性疾病**，无特殊治疗，以对症治疗为主。高热、头痛和并发睾丸炎者予解热镇痛药；发病早期可用利巴韦林；重症患儿可短期使用肾上腺皮质激素。

五、中毒型细菌性痢疾

【辅助检查】

1. 血常规　白细胞增高，以中性粒细胞为主。

2. 便常规　起病初期大便可正常，以后出现**脓血黏液便**，镜检可见大量脓细胞、红细胞和吞噬细胞。

3. 便培养　分离出**志贺菌属痢疾杆菌**是确诊的直接依据。送检标本应选取黏液脓血部分多次、尽早送检。

4. 免疫学检查　可早期快速诊断，易出现假阳性。

5. 特异性核酸检测　具有灵敏度高、特异性强、快捷方便等特点。

【治疗要点】病情凶险，须及时抢救。

1. 降温止惊　可采用物理、药物降温或亚冬眠疗法。持续惊厥者，可用地西泮或用水合氯醛等。

2.控制感染　选用两种痢疾杆菌敏感的抗生素静滴，如阿米卡星（丁胺卡那霉素）、头孢噻肟钠或头孢曲松钠等药物。

3.防治脑水肿和呼吸衰竭　保持呼吸道通畅，吸氧，若出现呼吸衰竭及早机械通气，使用呼吸机。**首选20%甘露醇**降颅压，或与利尿剂交替使用。

4.其他　抗休克治疗。

试题精选

1.关于水痘治疗，下列描述错误的是

A.发热者避免使用阿司匹林

B.阿昔洛韦宜在发病后12小时后应用

C.给予人血丙种球蛋白可缩短病程

D.可用维生素B_{12}肌内注射

E.发热者禁用糖皮质激素

答案：**B**。

2.治疗猩红热首选的药物是

A.糖皮质激素　　　　　　　B.庆大霉素　　　　　　　C.阿昔洛韦

D.青霉素　　　　　　　　　E.链霉素

答案：**D**。

3.流行性腮腺炎患儿血清或脑脊液中，增高的特异性抗体是

A.IgA　　　　　　　　　　B.IgD　　　　　　　　　C.IgE

D.IgG　　　　　　　　　　E.IgM

答案：**E**。

4.确诊中毒型细菌性菌痢最有价值的检查是

A.粪便镜检　　　　　　　　B.尿常规　　　　　　　C.粪便细菌培养

D.血液检查　　　　　　　　E.生化检查

答案：**C**。

第11单元　结核病患儿的护理

一、总论

【辅助检查】

1.结核菌素试验

（1）方法：在**前臂掌侧中下1/3交界处**皮内注射**0.1ml**含结核菌素5U纯蛋白衍化物（PPD），使之形成直径6～10mm的皮丘。

（2）结果判断：**48～72小时**后观察反应结果。硬结平均直径＜5mm为阴性（－）；5～

9mm 为弱阳性（＋）；10～19mm 为中等阳性（＋＋）；≥20mm 为强阳性（＋＋＋）；局部除硬结外，还有见水疱、破溃、淋巴管炎及双圈反应等为极强阳性（＋＋＋＋）。

（3）**临床意义**：①阳性反应：接种卡介苗后；3 岁以下，尤其是 1 岁以下未接种卡介苗小儿，中度阳性表示体内有新的结核病灶，年龄越小，活动性结核可能性越大；年长儿无明显临床症状仅呈一般阳性反应者，表示曾感染过结核杆菌；儿童无明显临床症状而呈阳性反应表示受过结核感染，但不一定有活动病灶；强阳性反应和极强阳性表示体内有活动性结核病；2 年之内由阴转阳，或反应强度从原直径＜10mm 增至＞10mm，且增幅超过 6mm 者，表示新近有感染。②阴性反应：未感染过结核；结核变态反应初期（初次感染后 4～8 周）；假阴性反应，多在机体免疫反应低下或受抑制时出现，如水痘、麻疹、重度营养不良、重度水肿等；原发性免疫缺陷病；服用糖皮质激素或其他免疫抑制剂期间；技术误差或结核菌素失效。

2. **实验室检查** ①结核杆菌检查：从痰液、胃液（婴幼儿可抽取空腹胃液）、脑脊液、浆膜腔液中找到**结核杆菌**是重要的确诊方法。②免疫学诊断及生物学基因诊断：酶联免疫吸附试验、酶联免疫电泳技术等可快速检测结核杆菌。③血沉检查：血沉多增快。

3. **影像学检查** X 线检查可确定病灶的范围、性质、类型及病灶活动或进展情况，胸部 CT 检查可发现隐蔽区病灶。

4. **其他** 纤维支气管镜检查、周围淋巴结穿刺液涂片检查、肺穿刺活检、胸腔镜取肺活检等。

【治疗原则】

1. **一般治疗** 加强营养，选用富含蛋白质和维生素的食物。有明显结核中毒症状及高度衰弱者应卧床休息。居室环境应空气新鲜，温湿度适宜。避免接触各种传染病。

2. **抗结核药物治疗** 主要目的为杀灭病灶中的结核菌，防止血性播散。原则为**早期、适量、联合、规律、全程、分段治疗**。常用抗结核药物有：①杀菌药：全杀菌药包括异烟肼（INH）和利福平（RFP），半效杀菌药包括链霉素（SM）和吡嗪酰胺（PZA）。②抑菌药：乙胺丁醇（EMB）、氨硫脲（TBI）或乙硫异烟胺（ETH）。针对耐药菌株的几种新型抗结核药有老药的复合剂型（如利福平和异烟肼合剂、卫非特）、老药的衍生物（如利福喷汀）、新化学制剂（如力排肺疾）。

3. **化疗方案** ①标准疗法：一般用于无明显症状的原发型肺结核。每日服用异烟肼、利福平和或乙胺丁醇，疗程 9～12 个月。②两阶段疗法：用于活动性原发型肺结核、急性粟粒型结核病及结核性脑膜炎。强化治疗阶段为化疗的关键阶段，需联合应用 3～4 种杀菌药物，目的在于迅速杀灭敏感菌、生长繁殖活跃的细菌与代谢低下的细菌，防止或减少耐药菌株的产生；巩固阶段联合 2 种抗结核药物，目的在于杀灭持续存在的细菌，巩固疗效，防止复发。③短程疗法：为结核病现代疗法的重大进展，作用机制是快速杀灭机体内处于不同繁殖速度的细胞内、外结核分枝杆菌，使痰菌早期转阴并持久阴性，且病变吸收消散快，复发少。

二、原发型肺结核

【辅助检查】

1. 结核菌素试验 呈强阳性或由阴性转为阳性者需进一步检查。

2.胸部 X 检查　原发综合征呈**典型哑铃"双极影"**，但已少见。支气管淋巴结结核 X 线分为炎症型和结节型，此型较多见。

【治疗要点】

1.无明显症状的原发型肺结核　选用标准疗法，以**异烟肼**为主，配合利福平和乙胺丁醇，疗程 9 ～ 12 个月。

2.活动性原发型肺结核　采用直接督导下短程化疗，强化治疗阶段需联合使用 3 ～ 4 种杀菌药物，2 ～ 3 个月后改巩固治疗。

三、急性粟粒型肺结核

【辅助检查】

1.胸部 X 线检查　对诊断起决定性作用，早期因粟粒阴影小不易查出，起病 2 ～ 3 周可出现大小一致、分布均匀的**粟粒状阴影**。

2.PPD 试验　多为阳性，重症患儿可呈假阴性。

3.细菌学检查　胃液或痰中可查到结核菌。**粟粒疹**和眼底检查所见的结核结节有助于诊断。

【治疗要点】分强化和巩固两个阶段。强化阶段治疗开始给予强有力的四联杀菌药物，包括**异烟肼、链霉素、利福平、吡嗪酰胺**。伴严重中毒症状和呼吸困难者，可加用糖皮质激素。

四、结核性脑膜炎

【辅助检查】

1.脑脊液检查　诊断本病的重要依据。表现为脑脊液压力增高，呈无色透明或**呈毛玻璃样**。白细胞多为（50 ～ 500）×10^6/L，以淋巴细胞为主，蛋白量增高。典型改变为**糖和氯化物同时降低**。24 小时后取脑脊液中蜘蛛网状薄膜涂片做抗酸染色，可查到结核杆菌。

2.X 线检查　85% 的患儿有结核病改变。

3.结核菌素试验　可呈假阴性。

4.脑脊液结核菌培养　诊断结脑的可靠依据。

5.其他　抗结核抗体和结核菌抗原测定。

【治疗要点】应抓住抗结核治疗和降低颅内压两个重点环节。

1.抗结核治疗　联合应用易透过血－脑脊液屏障的抗结核杀菌药物，分阶段治疗。强化治疗阶段：联合使用异烟肼、利福平、吡嗪酰胺、链霉素，疗程 3 ～ 4 个月。②巩固治疗阶段：继续用异烟肼、利福平（或乙胺丁醇）9 ～ 12 个月，或脑脊液正常后继续治疗 6 个月。

2.降低颅内压　①脱水剂：常用 20% 甘露醇，30 分钟内快速静脉滴注。②利尿剂：乙酰唑胺，一般于停用甘露醇前 1 ～ 2 天加用该药。③根据病情可应行侧脑室引流术、腰椎穿刺、分流手术等。

3.肾上腺皮质激素　除降低颅内压外，还可抑制炎症渗出，改善毛细血管通透性，减轻脑水肿，防治脑积水。常用泼尼松，疗程 8 ～ 12 周。

4.对症治疗　惊厥者给予镇静、止惊，积极纠正水、电解质紊乱等。

试题精选

1. PPD 试验结果（＋），是指局部硬结

A. 直径＜5mm　　　　　　B. 直径 5～9mm　　　　　　C. 直径 10～19mm

D. 直径＞20mm　　　　　　E. 直径＞20mm 伴水疱及局部坏死

答案：**B**。

2. 急性粟粒型肺结核强化治疗阶段，治疗方案应选用的药物是

A. 异烟肼、乙胺丁醇、利福平　　B. 异烟肼、吡嗪酰胺、乙胺丁醇

C. 异烟肼、利福平、吡嗪酰胺　　D. 异烟肼、利福平、吡嗪酰胺、链霉素

E. 异烟肼、利福平、吡嗪酰胺、乙胺丁醇

答案：**D**。

3. 结核性脑膜炎脑脊液的典型改变是

A. 外观透明或毛玻璃样　　　　　B. 压力增高

C. 静置 24 小时形成蜘蛛网状薄膜

D. 糖和氯化物同时降低

E. 涂片可查到结核杆菌

答案：**D**。

4. 患者，女，4 岁。近半个月低热、盗汗、乏力、消瘦、频繁咳嗽。胸片可见"哑铃状"双极阴影，结核菌素试验（＋＋），未种过卡介苗，最可能的诊断是

A. 结核性胸膜炎　　　　　　B. 支气管淋巴结结核　　　　　　C. 粟粒性肺结核

D. 干酪性肺结核　　　　　　E. 原发综合征

答案：**E**。

5. 患者，男，3 岁。1 个月来低热，精神欠佳，食欲差，盗汗，诊断为原发型肺结核。服利福平治疗 1 个月后出现食欲下降，疲乏无力，巩膜稍黄染。此时应

A. 输新鲜全血　　　　　　B. 加用糖皮质激素　　　　　　C. 加用升白细胞药物

D. 利福平治疗的正常现象，不必处理

E. 加用保肝药物，并改用其他抗结核药物

答案：**E**。

第 12 单元　常见急症患儿的护理

一、小儿惊厥

【辅助检查】血生化、脑脊液、脑电图、头 CI 或 MRI 检查等。

【治疗要点】

1. 镇静止惊　**地西泮**为惊厥首选用药；惊厥持续状态地西泮治疗无效时使用苯妥英钠；苯巴比妥钠是新生儿惊厥首选药物，但新生儿破伤风应首选地西泮；10% 水合氯醛灌肠，一

次最大剂量不超过 10ml。

2. 对症治疗　脑水肿者应用甘露醇、利尿剂或糖皮质激素；高热者予物理或药物降温；保持呼吸道通畅，必要时吸氧或人工辅助呼吸。

3. 其他　病因治疗。

二、急性颅内压增高

【辅助检查】血、尿、便常规，血液生化、脊液检查、影像学检查（B 型超声检查、CT、MRI）、眼底检查有助于诊断。

【治疗要点】

1. 降颅压治疗　**首选 20% 甘露醇**，重症或脑疝者可合并使用利尿剂，首选**呋塞米**（速尿），也可给予肾上腺皮质激素如地塞米松。

2. 对症治疗　如改善通气、抗感染及休克、消除颅内占位性病变。可实行低温亚冬眠疗法，体温适宜维持在 33 ～ 34℃。躁动或惊厥发作者，给予地西泮。

三、急性呼吸衰竭

【辅助检查】血气分析：Ⅰ 型呼吸衰竭 $PaO_2 < 60mmHg$，$PaCO_2$ 正常；Ⅱ 型呼吸衰竭 $PaO_2 < 60mmHg$，$PaCO_2 > 50mmHg$。

【治疗要点】积极治疗原发病，给予氧疗及呼吸支持、保持呼吸道通畅、纠正水、电解质及酸碱平衡紊乱，给予营养支持，预防感染。

四、充血性心力衰竭

【辅助检查】

1. 胸部 X 线检查　心影扩大，心脏搏动减弱，肺纹理增强，肺淤血。

2. 心电图检查　有助于明确病因和指导用药，但不能表明有无心力衰竭。

3. 超声心动图检查　心房和心室扩大，M 超声提示心室收缩时间延长。

【治疗要点】去除病因、减轻心脏负担（休息、吸氧、镇静）、纠正代谢紊乱、强心（洋地黄制剂）、利尿（呋塞米、氢氯噻嗪）及扩血管（卡托普利、硝普钠）。

五、急性肾衰竭

【辅助检查】

1. 尿液检查　尿比重、尿渗透压、尿肌酐等。

2. 血生化检查　监测血钠、血钙、血钾等变化。

3. 肾影像学检查　腹部平片、CT、MRI 等，了解肾的解剖和血流量、肾小球和肾小管功能。

4. 肾活组织病理检查　有助于病因诊断。

【治疗要点】去除病因，积极治疗原发病，减轻症状，改善肾功能，防治并发症。

六、心跳呼吸骤停

【辅助检查】心电图显示等电位线、电机械分离或心室颤动。

【治疗要点】立即实施心肺复苏抢救。心肺复苏成功的标志：①意识及大动脉搏动恢复，血压 > 60mmHg；②听到心音，心律失常转为窦性心律；③瞳孔缩小；④面色、口唇、甲床颜色由发绀转为红润。

试题精选

1. 小儿惊厥首选的抗惊厥药物是

A. 地西泮　　　　　　　B. 苯妥英钠　　　　　　　C. 苯巴比妥钠

D. 卡马西平　　　　　　E. 氯硝西泮

答案：A。

2. 小儿充血性心力衰竭服用洋地黄制剂时须立即停药的指征是

A. 心率<90 次 / 分　　　　B. 心率>130 次 / 分

C. 心电图显示 T 波倒置　　D. 心电图显示 ST 段抬高

E. 心电图显示室性期前收缩

答案：E。

附录 4-A 常见缩写的含义

1. AGA	适于胎龄儿
2. SGA	小于胎龄儿
3. LGA	大于胎龄儿
4. ORS 液	口服补液盐
5. RSV	呼吸道合胞病毒
6. VSD	室间隔缺损
7. ASD	房间隔缺损
8. TOF	法洛四联症
9. CPR	磷酸激酶
10. CK–MB	心肌同工酶
11. SLDH	乳酸脱氢酶
12. FDP	1，6-二磷酸果糖
13. Hb	血红蛋白
14. MCV	红细胞平均容积
15. MCH	红细胞平均血红蛋白量
16. MCHC	红细胞平均血红蛋白浓度
17. SI	血清铁
18. TIBC	总铁结合力
19. SF	血清铁蛋白
20. FEP	游离原卟啉
21. TS	转铁蛋白饱和度
22. ASO	抗链球菌溶血素 "O"
23. AIDP	急性感染性脱髓鞘性多发性神经炎
24. AMAN	急性运动轴性神经炎
25. AMSAN	急性感觉运动轴神经炎
26. ADHD	注意缺陷多动障碍
27. JRD	儿童风湿性疾病
28. ATP	三磷酸腺苷

29. CoA   辅酶 A
30. PaO$_2$ 动脉氧分压
31. PaCO$_2$ 动脉二氧化碳分压

附录 4-B 实验室检查正常值

1. 正常新生儿体重	2500 ～ 4000g
2. 新生儿呼吸频率	40 ～ 44 次 / 分
3. 新生儿心率	120 ～ 140 次 / 分
4. 新生儿体温	36.4 ～ 37.2℃
5. 足月儿血清胆红素	<205.2μmol/L
6. 早产儿血清胆红素	<257μmol/L
7. 正常血清总钙	2.25 ～ 2.75μmol/L
8. 血清离子钙	1.13 ～ 1.23μmol/L
9. 血磷浓度	1.45 ～ 2.1μmol/L
10. 新生儿收缩压	60 ～ 70mmHg（8.0 ～ 9.3kPa）
11. 新生儿血小板	（150 ～ 250）×10^9/L
12. 血清铁浓度	12.8 ～ 31.3μmol/L
13. 血清总铁结合力	17.90 ～ 71.60μmol/L
14. 婴儿排尿量	400 ～ 500ml/d
15. 血清白蛋白浓度	35 ～ 50g/L
16. 血胆固醇	3.12 ～ 5.20mmol/L
17. 新生儿脑脊液压力	30 ～ 80mmHg（0.29 ～ 0.78kPa）
18. 儿童脑脊液压力	80 ～ 200mmHg（0.69 ～ 1.96kPa）
19. 动脉氧分压	95 ～ 100mmHg
20. 动脉二氧化碳分压	35 ～ 45mmHg
21. 血钾浓度	3.5 ～ 5.5mmol/L

护理学（师）
相关专业知识模拟试卷

模拟试卷一

一、以下每一道考题下面有 **A、B、C、D、E** 五个备选答案。请从中选择一个最佳答案，并在答题卡上将相应题号的相应字母所属的方框涂黑。

1. 诊断慢性胃炎最可靠的方法是
   A. 病史及临床表现
   B. 动脉造影
   C. HP 检测
   D. 纤维胃镜检查
   E. 粪便隐血试验

2. 交替脉提示
   A. 房颤
   B. 缩窄性心包炎
   C. 心包积液
   D. 左心衰竭
   E. 高血压

3. 被动体位见于
   A. 消化性溃疡
   B. 瘫痪
   C. 肺气肿
   D. 肺炎
   E. 支气管扩张

4. 皮肤有蜘蛛痣见于
   A. 消化性溃疡
   B. 再生障碍性贫血
   C. 巨幼红细胞性贫血
   D. 严重肝硬化
   E. 胰腺炎

5. 双侧瞳孔不等大见于
   A. 视神经萎缩
   B. 巴比妥中毒
   C. 氯丙嗪中毒
   D. 颅内病变
   E. 有机磷中毒

6. 引起细菌性咽扁桃体炎的病原体多是
   A. 冠状病毒
   B. 克雷伯杆菌
   C. 肺炎球菌
   D. 军团菌
   E. 溶血性链球菌

7. 确诊甲状腺功能亢进症的化验是
   A. C 反应蛋白增高
   B. 三碘甲状腺原氨酸增高
   C. β_1 微球蛋白增高
   D. 血淀粉酶增多
   E. 血糖增高

8. 慢性肾炎尿液中最常见的管型是
   A. 真菌管型
   B. 颗粒管型
   C. 细菌管型
   D. 白细胞管型
   E. 脂肪管型

9. 系统性红斑狼疮的首选药物是
   A. 氯丙嗪
   B. 阿司匹林
   C. 泼尼松

D. 肼苯达嗪

E. 羟氯喹

10. 心力衰竭病人长期服用噻嗪类利尿剂最易出现的是

　　A. 高血钙

　　B. 高血糖

　　C. 高尿酸

　　D. 低血钾

　　E. 低血镁

11. 尿液中含有大量胆红素提示是

　　A. 溃疡性结肠炎

　　B. 十二指肠溃疡

　　C. 肝炎

　　D. 胰腺炎

　　E. 克罗恩病

12. 血液检查见粒细胞核左移提示

　　A. 病情好转

　　B. 病已痊愈

　　C. 转向白血病

　　D. 感染严重

　　E. 酸中毒

13. ALT（血清丙氨酸氨基转移酶）增高首先考虑

　　A. 胰腺炎

　　B. 肺炎

　　C. 心肌炎

　　D. 肾炎

　　E. 肝炎

14. 胃溃疡病人大便隐血试验持续（＋），应考虑是

　　A. 合并十二指肠溃疡

　　B. 食管癌

　　C. 胰腺癌

　　D. 胃癌

　　E. 肝癌

15. 红细胞及血红蛋白均增高可见于

　　A. 缺铁性贫血

　　B. 慢性肺心病

　　C. 再生障碍性贫血

　　D. 白血病

　　E. 高血压心脏病

16. 内生肌酐清除率下降提示

　　A. 肾功能衰竭

　　B. 消化性溃疡

　　C. 肝昏迷

　　D. 胆道结石

　　E. 胰腺炎

17. 过敏性疾病多见

　　A. 嗜酸性粒细胞增高

　　B. 嗜碱性粒细胞增高

　　C. 巨噬细胞增高

　　D. 红细胞增高

　　E. 血小板增高

18. 脑血管病首选的检查是

　　A. MRI

　　B. CT

　　C. DSA

　　D. 血液检查

　　E. 脑脊液检查

19. 对有机磷农药中毒有诊断价值的检查是

　　A. 血氧饱和度测定

　　B. 碱性磷酸酶测定

　　C. 氧合指数测定

　　D. 胆碱酯酶活力测定

　　E. 谷丙转氨酶测定

20. 诊断糖尿病的主要依据是

　　A. C-肽测定

　　B. 血浆胰岛素

　　C. 葡萄糖耐量试验

　　D. 糖化血红蛋白

　　E. 餐后 2h 血糖

21. 病人 ARDS 初期可表现出
    A. 动脉血氧分压下降
    B. 呼吸性酸中毒
    C. 发绀，听诊双肺可有中小水泡音
    D. 剧烈胸痛
    E. X 线胸片示肺部斑片状阴影

22. 急性重症胆管炎的有效治疗方法是
    A. 胃肠减压
    B. 解痉镇痛
    C. 手术
    D. 抗休克，同时手术
    E. 补充血容量

23. 可监测肾功能的是
    A. 血尿素氮
    B. 血清电解质
    C. 甲胎蛋白
    D. 凝血酶原时间
    E. 血清胆红素

24. 当病人出现重度感染或严重创伤时能量需求可增加
    A. 10% ～ 20%
    B. 20% ～ 40%
    C. 40% ～ 60%
    D. 60% ～ 80%
    E. 100% ～ 200%

25. 金黄色葡萄球菌感染时脓液的特点是
    A. 稠厚、无味
    B. 稠厚、恶臭
    C. 稀薄、淡红色
    D. 稠厚、淡红色
    E. 稀薄、淡绿色

26. 中心静脉压的正常范围是
    A. 2 ～ 5cmH$_2$O
    B. 4 ～ 8cmH$_2$O
    C. 5 ～ 9cmH$_2$O
    D. 10 ～ 15cmH$_2$O
    E. 5 ～ 12cmH$_2$O

27. ICU 基础监护的内容包括
    A. 瞳孔大小，对光反射情况
    B. 持续心电图，心率，呼吸监测
    C. 血清胆红素
    D. 血清白蛋白
    E. 血肌酐

28. 休克的治疗原则中首要的是
    A. 扩充血容量
    B. 纠正酸中毒
    C. 维持呼吸功能正常
    D. 保暖
    E. 改善微循环

29. 不宜应用营养支持的病人是
    A. 休克
    B. 连续一周不能进食
    C. 近期体重下降＞10%
    D. 血清白蛋白＜30g/L
    E. 大面积烧伤

30. 属于血液系统监护的是
    A. 血尿素氮
    B. 血清胆红素
    C. 血小板
    D. 血糖
    E. 血清白蛋白

31. 器械护士和巡回护士的共同责任是
    A. 配合麻醉，协助输液
    B. 管理器械台
    C. 准备用物
    D. 协助术者消毒铺巾
    E. 清点器械、敷料

32. 脓肿形成后首要的处理是
    A. 全身支持疗法
    B. 湿敷理疗
    C. 切开引流
    D. 外敷消炎

E. 全身应用抗生素膏

33. 以下麻醉方法中最易引起喉痉挛的是
    A. 利多卡因局部麻醉
    B. 普鲁卡因局部麻醉
    C. 丁卡因硬脊膜外阻滞麻醉
    D. 硫喷妥钠静脉麻醉
    E. 氧化亚氮吸入麻醉

34. 高钾血症病人应用钙剂的作用是
    A. 缓解四肢无力
    B. 对抗钾对心肌的抑制作用
    C. 促进 K^+ 转入细胞内
    D. 增加毛细血管通透性
    E. 防止昏迷

35. 清创术是处理开放性损伤的重要措施，而且越早越好，应尽可能在伤后
    A. 1～3 小时清创
    B. 3～6 小时清创
    C. 6～8 小时清创
    D. 9～10 小时清创
    E. 10～12 小时清创

36. 按中国新九分法计算成人一侧上臂皮肤烧伤的面积是
    A. 2.5%
    B. 3.5%
    C. 4.5%
    D. 5.5%
    E. 6.5%

37. 治疗破伤风的重要环节是
    A. 彻底清创
    B. 安置休养环境，单人隔离病室
    C. 控制并解除痉挛
    D. 严密观察病情变化
    E. 严格消毒隔离

38. 下列抗癌药中属于烷化剂类的是
    A. 环磷酰胺
    B. 阿糖胞苷
    C. 5-氟尿嘧啶
    D. 长春新碱
    E. 丝裂霉素

39. 国际上通用的肿瘤"TNM"分期法中，其中"N"表示
    A. 原发肿瘤
    B. 骨转移
    C. 远处转移
    D. 脑转移
    E. 淋巴结

40. 难复性疝的内容物最常见的是
    A. 大网膜
    B. 回肠
    C. 盲肠
    D. 乙状结肠
    E. 阑尾

41. 基础体温测定要求睡眠时间达到
    A. 4～6 小时
    B. 6～8 小时
    C. 2～8 小时
    D. 12 小时
    E. 10～14 小时

42. 产妇产后发热时，条件允许的情况下最好做
    A. 超声波检查
    B. 尿常规
    C. 分泌物涂片检查
    D. 细菌培养
    E. 药物敏感试验

43. 子宫内膜在受精卵着床后称为
    A. 增生期子宫内膜
    B. 分泌期子宫内膜
    C. 胎膜
    D. 蜕膜
    E. 叶状绒毛膜

44. 阴道及宫颈脱落细胞检查的正确取材方法是
    A. 阴道涂片法应从阴道侧壁上 2/3 处刮取分泌物
    B. 宫颈刮片法应以子宫颈外口为圆心，鳞柱状上皮交界处刮取一周
    C. 棉签采取法在阴道侧壁下 1/3 处取材
    D. 宫颈管涂片法用干棉签在子宫颈外口拭取分泌物
    E. 子宫腔吸引涂片法在宫颈内口吸取分泌物

45. 早期妊娠时，孕妇典型的体征是
    A. 食欲减退
    B. 呕吐
    C. 乳房轻度肿胀
    D. 停经
    E. 子宫出现黑加征

46. 硫酸镁治疗妊娠高血压综合征的作用机制是
    A. 降压
    B. 解痉
    C. 消肿
    D. 镇静
    E. 导泻

47. 心脏病病人，决定是否适宜妊娠最重要的依据是
    A. 孕妇年龄
    B. 心脏病变部位
    C. 心脏病的种类
    D. 心功能分级
    E. 症状严重程度

48. 卵巢良性肿瘤的治疗原则为
    A. 化学治疗
    B. 放射治疗
    C. 手术治疗
    D. 针灸治疗
    E. 保守治疗

49. 淋病治疗首选
    A. 庆大霉素
    B. 链霉素
    C. 罗红霉素
    D. 头孢曲松
    E. 克林霉素

50. 孕妇在妊娠末期出现胎儿窘迫，其 24 小时尿雌三醇值测定一般低于
    A. 8mg
    B. 10mg
    C. 12mg
    D. 16mg
    E. 18mg

51. 了解未婚女性卵巢功能最简便的方法是
    A. 阴道镜检查
    B. 基础体温测定
    C. 子宫镜检查
    D. 阴道脱落细胞检查
    E. 激素测定

52. 小儿急性支气管炎的 X 线检查可出现
    A. 肺纹理呈柱状或梭状扩张
    B. 肺纹理增粗及肺门阴影加深
    C. 肺纹理模糊及肺部点状阴影
    D. 肺纹理增多及肺透明度增高
    E. 肺纹理增多及大片状致密阴影

53. 治疗小儿肺炎合并心衰，最常用的药物是
    A. 普萘洛尔
    B. 地高辛
    C. 硝苯地平
    D. 硝酸甘油
    E. 利多卡因

54. 中度脱水时失水占体重的百分比是
    A. <5%
    B. 5% ～ 10%

C. 11%～20%

D. 21%～30%

E. 31%～40%

55. 2002 年 WHO 推荐的 ORS 液（口服补液盐）的成分中，电解质含量最多的是

A. 枸橼酸钠

B. 氯化钾

C. 氯化钠

D. 葡萄糖

E. 碳酸氢钠

56. 关于鹅口疮的治疗，下列描述不正确的是

A. 哺乳前用 2% 碳酸氢钠溶液清洗口腔

B. 疼痛较重者进食前局部涂 2% 利多卡因

C. 局部涂龙胆紫

D. 加大抗生素剂量

E. 局部涂制霉菌素鱼肝油混合液

57. 下列确诊颅内出血部位最有意义的辅助检查是

A. 脑血管造影检查

B. 脑电图检查

C. 脑 B 超检查

D. 脑 CT 检查

E. 脑活组织检查

58. 新生儿肺透明膜病 X 线检查特征不包括

A. 毛玻璃样改变

B. 肺野有均匀颗粒网状阴影

C. 有支气管充气征

D. 重者可呈现"白肺"

E. 两肺透光度增加

59. 关于小儿风湿热治疗，以下说法不正确的是

A. 控制感染时青霉素至少应用 2 周

B. 早期治疗可用免疫抑制剂

C. 心脏炎者早期应用糖皮质激素

D. 多发性关节炎可给予阿司匹林

E. 有舞蹈病者可口服苯巴比妥等

60. 关于急性感染性多发性神经根炎脑脊液检查的描述，正确的是

A. 细胞数增高，糖正常

B. 蛋白增高，细胞数正常

C. 蛋白降低，细胞数正常

D. 细胞数增高，糖降低

E. 细胞数减少，细菌培养阴性

61. 关于缺铁性贫血患儿血液检查，下列说法正确的是

A. 红细胞比白细胞减少明显

B. 血清铁增高

C. 血清总铁结合力增高

D. 转铁蛋白饱和度增高

E. 血清游离原卟啉降低

62. 患者，男性，50 岁。慢性肝炎病史 10 年，近日感觉腹部渐膨大，经检查确定已有腹水，支持该诊断的腹部检查结果是

A. 振水音

B. 叩诊有移动性浊音

C. 触诊有实物感

D. 视诊如蛙腹

E. 听诊肠鸣音亢进

63. 患者，女性，35 岁。经常出现头晕，劳力性呼吸困难等症状。体检：主动脉瓣第一听诊区闻及喷射状全收缩期杂音，向颈动脉传导。为明确诊断，最有价值的检查是

A. 放射性核素心室造影

B. X 线检查

C. 心电图检查

D. 选择性动脉造影

E. 超声心动图检查

64. 患者，女性，28 岁。反复全身关节痛伴低热 6 个月余。咽喉发炎，心前区不适，抗 Sm 抗体（＋），尿蛋白（＋）。最可能的诊断是

A. 心包炎

B. 系统性红斑狼疮

C. 慢性肾炎

D. 上呼吸道感染

E. 风湿性关节炎

65. 患者，男性，21岁。昨天受凉后，午夜突然寒战、高热、咳嗽，查血 WBC 总数 $21 \times 10^9/L$，中性粒细胞 $0.9 \times 10^9/L$。其原因是

A. 病毒感染

B. 阿米巴感染

C. 真菌感染

D. 细菌感染

E. 血吸虫感染

66. 患者，男性，45岁。食欲不振、恶心、尿黄已5天，实验室检查发现血 ALT（谷丙转氨酶）显著增高，直接胆红素增高，应考虑

A. 消化性溃疡

B. 胃炎

C. 胆道梗阻

D. 急性肝炎

E. 胆囊炎

67. 患者，男性，50岁。农民。今晨在田间劳动时不慎敌百虫农药中毒，立即被送医院。禁用的抢救措施是

A. 清水洗胃

B. 2% 碳酸氢钠溶液洗胃

C. 1 : 15 000 高锰酸钾溶液洗胃

D. 生理盐水洗胃

E. 硫酸钠导泻

68. 患者，男性，30岁。因地震房屋坍塌造成多处损伤，现场急救人员检查发现有窒息，腹腔内脏器脱出，股骨闭合性骨折，血压低，四肢冰冷。首先要处理的情况是

A. 窒息

B. 脏器脱出

C. 股骨闭合性骨折

D. 低血压

E. 四肢冰冷

69. 患者，女性，50岁。恶心、呕吐多日，无法进食，出现低钾血症，补液时病人私自将补液体滴速调快，出现了心律失常，此时应选用

A. 胰岛素

B. 氯化钙

C. 碳酸氢钠

D. 乳酸钠

E. 葡萄糖酸钙

70. 患者，女性，34岁。突发高热、头痛，小腿外侧皮肤出现大片鲜红色红疹，略隆起，周围较深，边界清楚，伴有烧灼样疼痛，初步考虑是

A. 管状淋巴管炎

B. 疖

C. 痈

D. 急性淋巴结炎

E. 丹毒

71. 患者，女性，56岁。手术前行蛛网膜下隙阻滞，当麻醉穿刺注入药物后，血压迅速下降，其主要原因为

A. 麻药用量过大

B. 麻醉平面过低

C. 交感神经抑制

D. 穿刺部位出血

E. 病人精神过度紧张

72. 患者，女性，60岁。长期便秘，半年来排便时有肿物自肛门脱出，便后自行还纳，检查时病人的体位应取

A. 俯卧位

B. 站立位

C. 截石位

D. 侧卧位

E. 蹲位

73. 患者，男性，50岁。血尿5天，为初始血尿，可见尿道外口滴血，则损伤部位在
    A. 前尿道
    B. 尿道膜部
    C. 膀胱颈部
    D. 膀胱三角
    E. 输尿管

74. 患者，女性，54岁。接触性出血2个月。妇科检查：宫颈充血、水肿，为排除宫颈癌，首先应进行的检查是
    A. 碘试验
    B. 宫腔镜检查
    C. 分段诊断刮宫
    D. 宫颈黏液组织检查
    E. 子宫颈刮片细胞学检查

75. 患者，女性，25岁。初产妇，足月临产，胎先露下降过程中，产妇突然感到下腹部撕裂样痛，随即面色苍白，出冷汗，子宫收缩骤停，血压下降，胎心消失，腹壁可扪及胎体。该产妇可能发生了
    A. 输卵管妊娠破裂
    B. 胎盘早剥
    C. 子宫破裂
    D. 先兆子宫破裂
    E. 子宫收缩乏力

76. 患者，女性，29岁。已婚，平日月经规律，就诊主诉月经过期12天，要求明确是否怀孕，对明确诊断帮助最大的检查是
    A. 骨盆测量
    B. 免疫法测定 HCG（绒毛膜促性腺激素）
    C. 测胎心音
    D. 黄体酮试验
    E. 宫颈黏液检查

77. 患者，女性，25岁。既往月经不规律，就诊原因为自己无意中摸到腹部有包块。查尿妊娠反应（＋），可听到胎心，手测子

宫底高度在脐耻之间，估计孕周为
    A. 8 周末
    B. 12 周末
    C. 15 周末
    D. 16 周末
    E. 20 周末

78. 患者，女性，20岁。未婚，月经周期不规律，经量异常，本次月经持续15天，量多，测基础体温单相型，诊断为功能失调性子宫出血，首选治疗原则是
    A. 恢复卵巢功能
    B. 调整周期
    C. 预防子宫内膜病变
    D. 抑制排卵
    E. 手术治疗

79. 患儿，男，6个月。腹泻3天，每日近10次。查体：体温37.9℃，皮肤弹性稍差，前囟稍凹陷，泪液少，心率、血压正常。为纠正轻度脱水，应选择
    A. 少量多次饮温开水
    B. 少量多次给予糖水
    C. 静脉补充生理盐水
    D. 少量多次喂服口服补液盐
    E. 静脉补充5%葡萄糖液

80. 患儿，男，7个月。高热，中毒症状明显。查体：呻吟，双肺闻及中细湿啰音。经检查诊断为支气管肺炎，应用抗生素治疗的停药时间为体温正常后
    A. 1 周
    B. 2～3 周
    C. 3～4 周
    D. 4～5 周
    E. 5～6 周

81. 患儿，男，7个月。生长发育迟缓，口唇、耳垂青紫明显，有杵状趾，常在吃奶或哭闹后出现呼吸困难、烦躁等缺氧症状，诊

断为法洛四联症。处理缺氧发作应选用的药物是

　　A. 洋地黄制剂

　　B. 阿司匹林

　　C. 氨碘酮

　　D. 普萘洛尔

　　E. 利多卡因

82. 患儿，女，10个月。高热，恶心呕吐，面色灰白，嗜睡，前囟隆起，头围增大，颈软。怀疑化脓性脑膜炎，为协助诊断最重要的检查是

　　A. 脑电图检查

　　B. 脑脊液检查

　　C. 头颅 CT 检查

　　D. 大便常规

　　E. 咽拭子培养

83. 患儿，女，6岁。5天前出现下肢水肿，呈凹陷性，尿量减少。入院经检查诊断为单纯性肾病，在诱导缓解阶段首选药物是

　　A. 青霉素

　　B. 呋塞米

　　C. 环孢素 A

　　D. 泼尼松

　　E. 环磷酰胺

　　二、以下提供若干组考题，每组考题共同使用在考题前列出的 A、B、C、D、E 五个备选答案。请从中选择一个与考题关系密切的答案，并在答题卡上将相应题号的相应字母所属的方框涂黑。每个备选答案可能被选择一次、多次或不被选择。

（84—87题共用备选答案）

　　A. 痢疾

　　B. 肠套叠

　　C. 霍乱和副霍乱

　　D. 上消化道出血

　　E. 阻塞性黄疸

84. 柏油样便见于

85. 白陶土样便见于

86. 米泔水样便见于

87. 脓血便见于

（88—89题共用备选答案）

　　A. 肺癌

　　B. 左心功能不全

　　C. 右心功能不全

　　D. 肺气肿

　　E. 肺突变

88. 肝颈静脉回流征阳性见于

89. 粉红色泡沫样痰见于

（90—92题共用备选答案）

　　A. 泌尿系统

　　B. 神经系统

　　C. 消化系统

　　D. 呼吸系统

　　E. 循环系统

90. 各系统监测中，选用血气分析的是

91. 各系统监测中，选用 Swan-Ganz 气囊漂浮导管的是

92. 各系统监测中，选用血尿素氮的是

（93—94题共用备选答案）

　　A. −20%

　　B. +20%

　　C. +20%～+30%

　　D. +20%～+60%

　　E. ＞+60%

93. 轻度甲状腺功能亢进症基础代谢率是

94. 重度甲状腺功能亢进症基础代谢率是

（95—96题共用备选答案）

　　A. 正常初产妇第一产程所需时间

　　B. 正常经产妇第一产程所需时间

　　C. 正常经产妇第二产程所需时间

　　D. 正常初产妇第二产程所需时间

　　E. 产妇在分娩过程中第三产程所需时间

95.6～8 小时为

96.5～30 分钟为

（97—98 题共用备选答案）

  A. 猩红热

  B. 麻疹

  C. 水痘

  D. 流行性腮腺炎

  E. 中毒型细菌性痢疾

97. 首选青霉素治疗的疾病是

98. 应用丁胺卡那霉素治疗效果较好的疾病是

（99—100 题共用备选答案）

  A. 再生障碍性贫血

  B. 营养性巨幼红细胞性贫血

  C. 营养性缺铁性贫血

  D. 营养性混合性贫血

  E. 溶血性贫血

99. 以补充铁剂治疗为主的疾病是

100. 以补充叶酸或维生素 B_{12} 治疗为主的疾病是

模拟试卷二

一、以下每一道考题下面有 A、B、C、D、E 五个备选答案。请从中选择一个最佳答案，并在答题卡上将相应题号的相应字母所属的方框涂黑。

1. 确诊肺结核最特异的方法是
    A. 纤维支气管镜检查
    B. 胸部 X 线片
    C. 结核菌素试验
    D. 胸部 CT 检查
    E. 痰结核分枝杆菌检查

2. 对阻塞性肺气肿的诊断，最有价值的是
    A. 肺活量升高
    B. 潮气量低于正常
    C. 肺总量减少
    D. CO 弥散量升高
    E. 残气量占肺总量百分比增加

3. 病毒性心肌炎病人急性期最需要的治疗是
    A. 使用干扰素
    B. 绝对卧床休息
    C. 使用心脏起搏器
    D. 使用糖皮质激素
    E. 抗心律失常治疗

4. 痰静置后分三层见于
    A. 肺炎链球菌肺炎
    B. 慢性支气管炎
    C. 支气管扩张
    D. 衣原体肺炎
    E. 支原体肺炎

5. 急性心肌梗死最早发生变化的酶是
    A. 谷草转氨酶
    B. 磷酸肌酸激酶
    C. 天门冬氨酸氨基转移酶
    D. 乳酸脱氢酶

E. 碱性磷酸酶

6. 肝硬化腹水病人每日进水量限制在
    A. 400ml
    B. 800ml
    C. 1000ml
    D. 1200ml
    E. 2000ml

7. 严重呕血病人应暂禁食
    A. 1 小时
    B. 2～4 小时
    C. 4～6 小时
    D. 6～8 小时
    E. 8～24 小时

8. 脑血栓形成的"超早期"治疗时间一般是指发病后的
    A. 2 小时内
    B. 4 小时内
    C. 6 小时内
    D. 18 小时内
    E. 24 小时内

9. 地高辛中毒，心率 50 次／分，首选的治疗药物是
    A. 呋塞米
    B. 利多卡因
    C. 钾剂
    D. 阿托品
    E. 胺碘酮

10. 肾功能的监测指标是
    A. 血尿素氮
    B. 血清淀粉酶
    C. 中心静脉压
    D. 凝血酶原时间
    E. BNP

11. 抗甲状腺药物的副作用主要是
    A. 皮肤瘙痒
    B. 胆汁淤滞综合征
    C. 肝坏死
    D. 味觉丧失
    E. 粒细胞减少

12. 治疗慢性肾炎所致的容量依赖性高血压首选的药物是
    A. 氢氯噻嗪
    B. 普萘洛尔
    C. 氨氯地平
    D. 维拉帕米
    E. 哌唑嗪

13. 2型糖尿病病人最主要的死因是
    A. 低血糖
    B. 糖尿病肾病
    C. 心脑血管病变
    D. 糖尿病视网膜病变
    E. 糖尿病酮症酸中毒

14. 脑脊液检查出现蛋白－细胞分离现象的疾病是
    A. 多发性神经病
    B. 癫痫
    C. 结核性脑膜炎
    D. 肝豆状核变性
    E. 吉兰－巴雷综合征

15. 对肝硬化具有确诊价值的检查是
    A. CT检查
    B. 肝功能试验
    C. 内镜检查
    D. 肝穿刺活检
    E. 血生化检查

16. 预防运动和过敏原诱发的哮喘最有效的药物是
    A. 倍氯米松
    B. 阿司咪唑

C. 沙丁胺醇
D. 白三烯调节剂
E. 色甘酸钠

17. 治疗中枢神经系统白血病常用的药物是
    A. 柔红霉素
    B. 长春新碱
    C. 甲氨蝶呤
    D. 羟基脲
    E. 泼尼松

18. 诊断有机磷农药中毒的特异性实验指标是
    A. 碳氧血红蛋白测定
    B. 碱性磷酸酶测定
    C. 谷丙转氨酶测定
    D. 胆碱酯酶活力测定
    E. 血脂肪酶测定

19. 应用铁剂的描述中，不正确的是
    A. 首选口服补铁
    B. 用药2周血红蛋白开始上升
    C. 应从小剂量开始
    D. 可与维生素C同服
    E. 如出现黑粪立即停药

20. 肝硬化的腹水属于
    A. 漏出液
    B. 渗出液
    C. 血性液
    D. 脓性液
    E. 乳糜性液

21. 与尖锐湿疣有关的病毒是
    A. 禽流感病毒
    B. 天花病毒
    C. 带状疱疹病毒
    D. 人乳头瘤病毒
    E. 杆状病毒

22. 腰椎间盘突出症病人的临床表现不包括
    A. 腰痛，偶有臀部疼痛

B. 下肢放射痛

C. 拾物试验阳性

D. 马尾神经症状

E. 直腿抬高试验阳性

23. 前列腺增生病人最主要的症状是

　　A. 尿急

　　B. 进行性排尿困难

　　C. 尿痛

　　D. 脓尿

　　E. 腹膜刺激征

24. 断离肢体的现场处理方法正确的是

　　A. 塑料薄膜包裹后冷冻

　　B. 无菌或清洁敷料包裹后干燥冷藏

　　C. 过氧化氢溶液冲洗后用无菌敷料包裹冷藏

　　D. 抗生素灌注后用无菌敷料包裹冷冻

　　E. 无菌处理后浸润于 4℃左右的生理盐水中

25. 鉴别肱骨髁上骨折与肘关节脱位，主要检查

　　A. 患肢短缩

　　B. 有无畸形

　　C. 肘后三角关系是否正常

　　D. 有无运动障碍

　　E. 有无神经血管损伤

26. 肾结核的临床表现不包括

　　A. 脓尿

　　B. 终末血尿

　　C. 排尿困难、排尿中断

　　D. 肾区包块

　　E. 全身结核中毒症状

27. 确诊膀胱癌最简单可靠的方法是

　　A. B 超检查

　　B. 尿脱落细胞学检查

　　C. IVU

　　D. KUB

E. 膀胱镜检查

28. 脊髓半切征指

　　A. 损伤平面以下同侧肢体的运动和深感觉丧失，对侧肢体的痛觉和温觉丧失

　　B. 损伤平面以上同侧肢体的痛觉和温觉丧失，对侧肢体的运动和深感觉丧失

　　C. 损伤平面以上的感觉、运动及反射功能部分丧失

　　D. 会阴皮肤鞍状感觉消失，括约肌功能及性功能良好

　　E. 损伤平面以下的感觉、运动及反射功能完全丧失

29. T 形引流管拔除的时间一般为

　　A. 30 天

　　B. 5 天

　　C. 21 天

　　D. 40 天

　　E. 14 天

30. 预测直肠癌预后及监测复发的免疫学检查是

　　A. 血清甲胎蛋白（AFP）测定

　　B. 癌胚抗原（CEA）测定

　　C. 癌抗原 125（CA125）测定

　　D. 组织多肽抗原（TPA）测定

　　E. 糖类抗原 19-9（CA19-9）测定

31. 下肢深静脉回流是否通畅的检查试验是

　　A. 波氏试验

　　B. 旋颈试验

　　C. 潘氏试验

　　D. 曲氏试验

　　E. 直腿抬高试验

32. 胰腺癌最常见的辅助诊断是

　　A. 血清电解质

　　B. 糖类抗原 19-9

　　C. 尿常规

　　D. 血肌酐

E. 血糖与尿糖值

33. 原发性肝癌非手术治疗的首选方法是
    A. 免疫治疗
    B. 药物治疗
    C. 肝动脉化疗栓塞治疗
    D. 中医治疗
    E. 饮食治疗

34. 符合绞窄性肠梗阻的辅助检查结果是
    A. 无腹膜刺激征
    B. 血红细胞和中性粒细胞正常
    C. 无移动性浊音
    D. 直肠指检时指套染血
    E. X线腹部平片可见膈下新月状游离气体影

35. 手术治疗胃十二指肠溃疡的适应证不包括
    A. 急性穿孔者
    B. 确诊较大溃疡或高位溃疡者
    C. 经短期内科治疗无效者
    D. 怀疑癌变者
    E. 经常反酸者

36. 急性梗阻性化脓性胆管炎的治疗原则是
    A. 纠正水电解质紊乱
    B. 恢复血容量
    C. 抗休克同时紧急手术
    D. 维持重要脏器功能
    E. 先控制炎症后手术

37. 不属于颅内压增高的早期临床表现是
    A. 头痛
    B. 呕吐
    C. 脉搏增快
    D. 呼吸加深变慢
    E. 视盘水肿

38. 闭合性多根多处肋骨骨折病人首要的急救措施是
    A. 镇痛

B. 给氧
C. 立即建立静脉通路
D. 应用抗生素
E. 局部加压包扎固定

39. 常用非手术治疗为主的乳房疾病是
    A. 乳腺癌早期
    B. 乳黏液腺癌
    C. 导管内乳头状癌
    D. 乳小管癌
    E. 乳腺囊性增生病

40. 最简单易行的食管癌筛查方法是
    A. CT
    B. B超
    C. 食管纤维光学内窥镜
    D. 食管脱落细胞学检查
    E. 病理学检查

41. 妊娠早期的症状不包括
    A. 尿频
    B. 停经
    C. 胎动
    D. 黑加征
    E. 乳房轻度胀痛

42. 胎盘早剥的治疗原则是
    A. 保胎至足月
    B. 催产素静脉滴注引产
    C. 及时停止妊娠
    D. 预防产后出血
    E. 及时切除子宫

43. 可疑宫颈癌病人进行碘试验的目的是
    A. 缩短诊治过程
    B. 选择治疗方法
    C. 筛查早期宫颈癌
    D. 确定肿瘤的临床分期
    E. 确定活组织取材部位

44. 输卵管妊娠辅助检查，最简单常用的是

A. 子宫内膜病理检查

B. 宫腔镜

C. B超

D. 尿妊娠试验

E. 阴道后穹窿穿刺

45. 心脏病病人能否妊娠的决定因素中最重要的是

A. 病人自我意愿

B. 病情程度

C. 心脏病的种类

D. 心功能分级

E. 治疗情况

46. B超显像检查，妊娠可见到心脏搏动的周数是

A. 2周

B. 10周

C. 8周

D. 5周

E. 12周

47. 子宫肌瘤小，无症状或已接近绝经期的病人应

A. 随访观察

B. 物理治疗

C. 放疗

D. 药物治疗

E. 子宫肌瘤切除术

48. 慢性宫颈炎的治疗方法不恰当的是

A. 微波治疗

B. 红外线凝结疗法

C. 激光治疗

D. 局部上药

E. 全身应用大剂量的抗生素

49. 一旦确诊难免流产，应采取的措施正确的是

A. 给予黄体酮20mg肌注

B. 应用危害小的镇静剂

C. 及时超声检查

D. 促使胚胎及胎盘组织完全排出

E. 不需要特殊处理

50. 需立即进行剖宫产术的征象是出现

A. 生理性缩复环

B. 病理性缩复环

C. 痉挛性狭窄环

D. 胎盘早剥

E. 第二产程羊水栓塞

51. 产程划分中，宫颈扩张期是指

A. 从胎儿娩出后至胎盘娩出

B. 从宫口扩张至胎盘娩出

C. 从规律宫缩开始至宫口全开

D. 从规律宫缩至胎儿娩出

E. 从宫颈口全开至胎儿娩出

52. 对小儿肺炎诊断最有价值的检查是

A. 动脉血气分析

B. 胸部X线

C. 痰细菌培养

D. 肺CT

E. 纤维支气管镜

53. 有关鹅口疮的治疗，不正确的是

A. 2%碳酸氢钠溶液清洗口腔

B. 积极治疗腹泻、营养不良等疾病

C. 局部涂龙胆紫

D. 加大抗生素剂量

E. 局部涂制霉菌素鱼肝油混合液

54. 2002年WHO推荐的ORS液（口服补液盐）的成分中，电解质含量最多的是

A. 枸橼酸钠

B. 氯化钾

C. 氯化钠

D. 葡萄糖

E. 碳酸氢钠

55. 新生儿胎粪吸入性肺炎X线检查可见

A. 两肺粟粒状影

B. 肺门哑铃状阴影

C. 两肺密布钙化点

D. 两肺肺气肿

E. 肺门淋巴结肿大

56. 能够确诊小儿营养不良的辅助检查是

A. 生长激素水平测定

B. 转铁蛋白测定

C. 血清胆固醇浓度测定

D. 视黄醇结合蛋白的测定

E. 胰岛素样生长因子Ⅰ水平测定

57. 新生儿缺氧缺血性脑病引发严重的脑水肿时，应选用的药物是

A. 50% 葡萄糖

B. 泼尼松

C. 呋塞米

D. 地塞米松

E. 20% 甘露醇

58. 婴幼儿胸外按压的频率为

A. 70 次 / 分

B. 90 次 / 分

C. 100 次 / 分

D. 120 次 / 分

E. 140 次 / 分

59. 新生儿寒冷损伤综合征复温遵循的原则是

A. 迅速复温

B. 先快后慢

C. 恒定温度复温

D. 逐步复温

E. 8 ～ 16 小时内体温恢复正常

60. 新生儿惊厥发作的首选药物为

A. 苯巴比妥

B. 10% 水合氯醛

C. 苯妥英钠

D. 地西泮

E. 20% 甘露醇

61. 结核性脑膜炎脑脊液的典型改变是

A. 外观透明或毛玻璃样

B. 压力增高

C. 静置 24 小时形成蜘蛛网状薄膜

D. 糖和氯化物同时降低

E. 涂片可查到结核杆菌

62. 患者，女性，35 岁。糖尿病病史 10 年，入院时呼吸深大而快，且有烂苹果气味。化验：尿糖（＋＋＋），血糖 20mmol/L，血酮体增高。初步诊断为

A. 右心衰竭

B. 慢性肾衰竭

C. 糖尿病酮症酸中毒

D. 糖尿病心肌病

E. 高血糖高渗昏迷

63. 患者，男性，65 岁。高血压病史 10 年，发生广泛前壁急性心肌梗死 4 小时入院。提示该病人不能应用溶栓治疗的是

A. 室性期前收缩二联律

B. 血压 180/115mmHg

C. 发病时间超过 3 小时

D. 2 年前脑出血病史

E. 年龄大于 60 岁

64. 患者，男性，60 岁。肝硬化病史 3 年，近日出现持续肝区疼痛，进行性肝肿大，黄疸。急诊入院行超声检查示腹腔大量腹水，肝脏增大伴弥漫性改变，肝右叶可见多个大小不等的强回声光团。最可能的诊断是

A. 肝硬化癌变

B. 肝硬化失代偿期

C. 肝硬化后肝性脑病

D. 肝硬化腹水

E. 肝硬化后门静脉血栓形成

65. 患者，男性，20 岁。自儿童时期起哮喘即反复发作，昨天上午因受凉感冒而致哮

喘再次发作，目前控制哮喘发作最有效的抗炎药是

A. 茶碱类

B. 色甘酸钠

C. 抗胆碱能药

D. 糖皮质激素

E. β_2 受体激动剂

66. 患者，男性，70岁。患心脏瓣膜病、房颤20年，服用地高辛7年。近3天突然出现恶心、呕吐，同时伴有黄绿视。心电图示室性早搏二联律。诊断是

A. 消化性溃疡

B. 心肌梗死

C. 右心衰竭

D. 高血压

E. 洋地黄类药物中毒

67. 患者，男性，24岁。因失恋后自杀，后被家人发现立即送入院检查。查体：流涎、肌肉纤颤，瞳孔缩小，浓烈的大蒜气味。全血胆碱酯酶活力测定为40%。诊断是

A. 一氧化碳中毒

B. 镇静催眠药中毒

C. 有机磷农药中毒

D. 酒精中毒

E. 百草枯中毒

68. 患者，女性，54岁。腰麻行阑尾切除术后发生尿潴留，其主要原因是

A. 膀胱炎症

B. 输尿管结石

C. 膀胱颈痉挛

D. 精神紧张

E. 麻醉反应

69. 患者，男性，30岁。因高热2日未能进食，自述口渴、尿少色黄。查体：有脱水症，尿比重1.028，血清钠浓度为156mmol/L。首要的护理措施是

A. 5%葡萄糖盐溶液

B. 5%碳酸氢钠溶液

C. 5%葡萄糖溶液

D. 5%氯化钠溶液

E. 平衡盐溶液

70. 患者，女性，62岁。反复呕吐，不能进食3日，软弱无力，腹胀恶心。查体：膝腱反射消失，心电图显示T波低平，出现U波。诊断为

A. 低钾血症

B. 高钾血症

C. 高钙血症

D. 低钙血症

E. 低磷血症

71. 患者，女性，30岁。频繁呕吐多日，不能进食，出现脱水，低血钾等症状。补液时家属私自将补液速度加快引发高血钾，此时急救药物是

A. 硫酸镁

B. 氯化钾

C. 碳酸氢钙

D. 氯化钠

E. 葡萄糖酸钙

72. 患者，男性，25岁。头部外伤2天。受伤后立即昏迷，20分钟后清醒，头痛，呕吐2次，半小时前再次昏迷。查体：右侧瞳孔散大，对光反射消失，左侧肢体瘫痪。目前最根本的处理方法是

A. 应用强心剂

B. 应用抗利尿剂

C. 紧急手术治疗

D. 静推利多卡因

E. 应用糖皮质激素

73. 患者，男性，32岁。清晨未起床，测得血压125/82mmHg，脉搏90次/分。其基础代谢率为

A. 12%

B. 16%
C. 18%
D. 20%
E. 22%

74. 患者，女性，33岁。孕2产0，妊娠36周，阴道出血2天，无腹痛，出血量似月经量。为明确出血原因，入院后应立即进行的检查是
    A. 腹腔镜检查
    B. 阴道内诊检查
    C. B超检查
    D. 子宫内膜病理检查
    E. 阴道后穹窿穿刺

75. 患者，女性，54岁。体检时发现子宫肌瘤。妇科检查：子宫未超过2个月妊娠大小，病人无其他不适。考虑最佳的处理方法是
    A. 激素治疗
    B. 定期随访
    C. 子宫肌瘤切除术
    D. 射频消融术
    E. 子宫动脉栓塞术

76. 患者，女性，23岁。初产妇，孕39⁺³周，阴道流血2小时入院。产检：无宫缩，胎心180次/分，宫口未开，臀先露，羊水Ⅲ度粪染。进一步的处理是
    A. 自然分娩
    B. 预防出血
    C. 产钳助产
    D. 立即剖宫产
    E. 监测胎心变化

77. 患者，女性，64岁。主诉阴道分泌物增多2个月，伴出血。经宫颈病理等检查临床诊断为宫颈鳞状细胞癌Ⅰa期。应行
    A. 全身化学治疗
    B. 手术治疗
    C. 宫颈锥切术

D. 放射疗法
E. 定期随访

78. 患者，女性，46岁。接触性出血1月余。妇检：宫颈充血、水肿，要排除宫颈癌，首先应进行的普查方法是
    A. 双合诊检查
    B. 碘试验
    C. 分段诊断性刮宫
    D. 宫腔镜检查
    E. 子宫颈刮片细胞学检查

79. 患儿，女，3岁。人工喂养，以咳嗽、发热、腹泻3天收入院。查体：体温38.5℃，精神萎靡，眼窝明显凹陷，皮肤弹性差。患儿在补液中突发抽搐，持续约1分钟。抽搐最可能的原因是
    A. 高热惊厥
    B. 低镁血症
    C. 低钙血症
    D. 低钠血症
    E. 病毒性脑膜炎

80. 患儿，女，4月龄。以腹泻3天收入院。查体：精神稍差，眼泪少，前囟稍凹陷，皮肤弹性尚可，心率血压均正常。呈黄绿色稀便，有奶瓣和泡沫。为纠正脱水，应选择
    A. 少量多次饮温开水
    B. 少量多次给予糖水
    C. 静脉补充生理盐水
    D. 少量多次喂服ORS液
    E. 静脉补充5%葡萄糖溶液

81. 患儿，女，7月龄。腹泻4日，每日8～9次，大便呈黄绿色，并伴中度脱水。经补液后现已排尿，剩余液体有200ml时，需用10%氯化钾溶液静脉补充，最多给予
    A. 4ml
    B. 6ml
    C. 8ml

D. 10ml

E. 12ml

82. 患儿，男，足月儿。于出生后 8 天黄疸加重，体温不升，拒奶，呕吐，精神萎靡，前囟平，面色发白，脐带已脱落，脐窝有少许黏性分泌物。查体：心肺检查未见异常，肝肋下 2cm，脾肋下 1cm。为进一步明确诊断，下列最有意义的检查为

A. 血型

B. 细菌培养

C. 尿常规

D. 血常规

E. 血清胆红素

83. 患儿，男，日龄 8 天。2 天前啼哭、易惊，吮奶困难，可见面肌及全身肌肉阵发性痉挛，应首先考虑

A. 新生儿败血症

B. 新生儿颅内出血

C. 新生儿缺血缺氧性脑病

D. 新生儿窒息

E. 新生儿破伤风

二、以下提供若干组考题，每组考题共同使用在考题前列出的 A、B、C、D、E 五个备选答案。请从中选择一个与考题关系密切的答案，并在答题卡上将相应题号的相应字母所属的方框涂黑。每个备选答案可能被选择一次、多次或不被选择。

（84—87 题共用备选答案）

A. 尿酮体（＋）

B. 尿中白细胞＞5 个 / 高倍镜视野

C. 柏油样便

D. 血红蛋白＜110g/L

E. 蜡样管型

84. 泌尿系统感染可发现

85. 上消化道出血可发现

86. 酮症酸中毒可发现

87. 贫血可发现

（88—90 题共用备选答案）

A. 血红蛋白尿

B. 蛋白尿

C. 胆红素尿

D. 脓尿

E. 少尿或无尿

88. 急性肾盂肾炎常见的尿液特点为

89. 慢性肾小球肾炎常见的尿液特点为

90. 慢性肾衰竭常见的尿液特点为

（91—93 题共用备选答案）

A. 急性胰腺炎

B. 肝脾破裂

C. 急性化脓性阑尾炎

D. 胃溃疡穿孔

E. 肝癌

91. 腹腔穿刺液为粪臭味液体见于

92. 腹腔穿刺液为黄色浑浊无味液体见于

93. 腹腔穿刺液为不凝固血液见于

（94—95 题共用备选答案）

A. X 线摄片

B. MRI 检查

C. 临床检查

D. CT 检查

E. B 超检查

94. 颅盖线形骨折的诊断主要依据

95. 颅底线形骨折的诊断主要依据

（96—98 题共用备选答案）

A. 孕 20 周末

B. 孕 24 周末

C. 孕 28 周末

D. 孕 36 周末

E. 孕 40 周末

96. 以耻骨联合上缘为起点，用软尺测量宫底高度大约为 26（22.4 ～ 29.0）cm 的

孕周为

97. 以耻骨联合上缘为起点，用软尺测量宫底高度大约为32（29.8～34.5)cm 的孕周为

98. 以耻骨联合上缘为起点，用软尺测量宫底高度大约为33（30.0～35.3)cm 的孕周为

（99—100 题共用备选答案）

　　A. 脑脊液检查

B. 胃液振荡试验

C. 免疫学检查

D. 尿常规检查

E. 血液细菌培养

99. 诊断新生儿败血症最有意义的检查是

100. 诊断新生儿肺透明膜病较有意义的检查是

模拟试卷三

一、以下每一道考题下面有 **A、B、C、D、E** 五个备选答案。请从中选择一个最佳答案，并在答题卡上将相应题号的相应字母所属的方框涂黑。

1. 应用 β_2 受体激动剂控制哮喘发作时，首选的给药方法是
    A. 口服法
    B. 静脉滴注法
    C. 吸入法
    D. 肌内注射法
    E. 舌下含化法

2. 治疗充血性心力衰竭药物中，具有改善心肌收缩功能的药物是
    A. 多巴酚丁胺
    B. 美托洛尔
    C. 地高辛
    D. 硝普钠
    E. 氯沙坦

3. 清蛋白/球蛋白（A/G）比值低于 1 时，即 A/G 比值倒置，最常见于
    A. 肾病综合征
    B. 消化性溃疡
    C. 克罗恩病
    D. 上消化道出血
    E. 肝硬化

4. 咯血窒息首先应
    A. 做好病情观察
    B. 输血
    C. 立即开放静脉通路
    D. 清除呼吸道内血块
    E. 立即通知医生

5. 最有效缓解心绞痛的药物是
    A. 硝酸甘油

    B. 硝苯地平
    C. 美托洛尔
    D. 卡托普利
    E. 曲美他嗪

6. 肝性脑病病人经治疗神志恢复后可逐渐给予蛋白质饮食，最适宜的选择是
    A. 动物蛋白质
    B. 氨基酸
    C. 奶制品
    D. 植物蛋白质
    E. 每天蛋白质在 50g 以上

7. 房颤病人的异位心律失常，护士在进行电复律治疗时错误的操作是
    A. 电极片应避开除颤部位
    B. 两电极板之间距离不应小于 10cm
    C. 放电时抢救人员离开床沿
    D. 两电极板包以生理盐水浸湿的纱布
    E. 非同步电除颤

8. 测定人体是否感染过结核菌，最有效的方法是
    A. 纤维支气管镜检查
    B. PPD 试验
    C. X 线检查
    D. CT 检查
    E. 痰结核菌检查

9. 内囊病变引起的瘫痪表现为
    A. 单瘫
    B. 偏瘫
    C. 截瘫
    D. 四肢瘫
    E. 交叉瘫

10. 实验室首选确诊甲状腺功能亢进症的指标是
    A. 三酰甘油

B. 三碘甲状腺原氨酸

C. β₁ 微球蛋白

D. 甲状腺 ¹³¹I 摄取率

E. 抗角蛋白抗体谱

11. 触觉语颤增强见于

    A. 大叶性肺炎

    B. 阻塞性肺不张

    C. 肺气肿

    D. 气胸

    E. 大量胸膜腔积液

12. 长期高血压易导致脏器出现相关并发症，常累及的脏器是

    A. 心、脑、肾

    B. 心、肺、眼

    C. 心、肝、肾

    D. 肝、眼、脑

    E. 肝、肾、眼

13. 诊断糖尿病的标准是空腹血糖值不低于

    A. 3.9mmol/L

    B. 6.0mmol/L

    C. 7.0mmol/L

    D. 7.8mmol/L

    E. 11.1mmol/L

14. 慢性呼吸衰竭病人出现的最早最突出的症状是

    A. 发绀

    B. 呼吸困难

    C. 泌尿系统症状

    D. 消化系统症状

    E. 心血管系统症状

15. 系统性红斑狼疮特异性最高的检查是

    A. 抗角蛋白抗体谱（＋）

    B. 抗核抗体阳性

    C. RF（＋）

    D. C₃ 补体显著升高

    E. 抗 Sm 抗体阳性

16. 治疗慢性再生障碍性贫血的首选药物是

    A. 泼尼松

    B. 造血生长因子

    C. 环孢素

    D. 雄激素

    E. 雌激素

17. 皮肤苍白的贫血病人就诊，护士检查时最能反映贫血的部位是

    A. 面颊皮肤

    B. 手背皮肤

    C. 耳廓皮肤

    D. 颈部皮肤

    E. 睑结膜、甲床、口唇

18. 对胃酸抑制作用最强的是

    A. 米索前列醇

    B. 奥美拉唑

    C. 克拉霉素

    D. 西咪替丁

    E. 法莫替丁

19. 类风湿关节炎病人进行关节功能运动的最佳时期是

    A. 恢复期

    B. 急性活动期

    C. 病变前期

    D. 病变后期

    E. 晨僵期

20. 关于慢性肾盂肾炎的治疗，正确的叙述是

    A. 不规律服用抗生素

    B. 每天冲洗膀胱

    C. 体育锻炼

    D. 寻找易感因素，提高机体免疫力

    E. 症状缓解是判断治疗成功与否的关键

21. 巴宾斯基征阳性的表现是

    A. 膝关节和髋关节同时屈曲

    B. 伸膝受限，并伴有疼痛

    C. 拇趾背屈，其余四趾并拢

D. 足部拇趾背伸，其余四趾呈扇形展开

E. 病人俯卧位，下肢自然伸直，托起病人头部前屈时，病人两下肢发生不自主的屈曲

22. 骨筋膜室综合征的主要护理措施是

A. 抬高患肢

B. 局部冷敷

C. 应用抗生素治疗

D. 按摩患处，促进血液循环

E. 彻底切开筋膜减压

23. 诊断关节脱位最可靠的方法是

A. 畸形

B. 弹性固定

C. 关节盂空虚

D. 功能障碍

E. X 线检查

24. 结肠位于腹膜后，受伤后常导致严重的

A. 腹泻

B. 腹痛

C. 腹膜后感染

D. 腹膜脓肿

E. 腹腔内出血

25. 不需要做造影剂过敏试验的检查是

A. PCT

B. 静脉肾盂造影

C. 胃肠钡餐造影

D. ERCT

E. 选择性肝动脉造影

26. 门静脉吻合术的主要目的是

A. 降低心脏压力

B. 降低门静脉压力

C. 减轻脾肿大

D. 改善肝功能

E. 增加肝的血液灌注

27. 大隐静脉曲张术后早期活动的主要目的

是防止

A. 患肢肌肉萎缩

B. 患肢微循环障碍

C. 术后感染

D. 血栓形成

E. 血管痉挛

28. 初筛大肠癌的检查方法是

A. 粪便隐血试验

B. B 超

C. 脱落细胞学检查

D. 腹腔镜检查

E. 结肠镜检查

29. 胆总管探查术后 T 形管拔除的最短时间是

A. 5 天

B. 10 天

C. 14 天

D. 30 天

E. 45 天

30. 对诊断原发性肝癌具有较高特异性的检查是

A. MRI

B. B 超

C. 血清酶学及其他肿瘤标记物检查

D. 血清甲胎蛋白测定

E. X 线

31. 幽门梗阻术前用温盐水洗胃的目的是

A. 纠正酸碱平衡

B. 清洁肠道

C. 补充电解质

D. 减轻胃壁水肿和炎症

E. 缓解梗阻症状

32. 胆道蛔虫症引起腹部剧痛时，蛔虫的位置常出现在

A. 十二指肠

B. 左右肝管

C. 胆总管

D. 肝总管

E. 胆囊管

33. 为避免手术后乳腺癌复发，应指导病人避免妊娠的期限是

A. 10 年

B. 20 年

C. 15 年

D. 1 年

E. 5 年

34. 当病人出现脑疝时，不宜做的检查是

A. CT 检查

B. 腰椎穿刺

C. B 超检查

D. 动脉血管造影

E. 血常规

35. 对放射疗法最敏感的肺癌类型是

A. 鳞状细胞癌

B. 腺癌

C. 小细胞癌

D. 大细胞未分化癌

E. 肺泡细胞癌

36. 关于基础代谢率（BMR）测定不正确的是

A. 测定前一日晚餐不宜过饱

B. 可口服抗甲状腺药物

C. 测前尽量减少活动

D. 测定当日清晨空腹

E. 清晨醒来后静卧状态下测定

37. 甲状腺大部切除术后，引起手足抽搐是因为损伤了

A. 甲状旁腺

B. 甲状腺

C. 单侧喉返神经

D. 双侧喉返神经

E. 迷走神经

38. 高钾血症病人典型的心电图表现是

A. P 波高尖

B. T 波高尖

C. P 波倒置

D. ST 段升高

E. P-R 间期正常

39. 必须尽早切开引流的急性感染是

A. 丹毒

B. 痈

C. 毛囊炎

D. 颈部急性淋巴结肿大

E. 脓性指头炎

40. 下列术后易引起尿潴留的是

A. 心脏手术

B. 肝脏手术

C. 胃肠道手术

D. 肛门会阴手术

E. 上肢手术

41. 诊断异位妊娠破裂简单可靠的方法是

A. B 超检查

B. 宫腔镜检查

C. X 线检查

D. 阴道内诊

E. 阴道后穹隆穿刺

42. 决定心脏病病人是否妊娠，最重要的依据是

A. 生育史

B. 家族史

C. 心脏病的种类

D. 心功能分级

E. 治疗情况

43. 诊断前置胎盘最可靠、安全的方法是

A. X 线腹部平片

B. 腹腔镜检查

C. B 超检查

D. 宫腔镜检查

E. CT 检查

44. 女性不孕病因的检查中，最有诊断价值的项目是
    A. 子宫内膜活组织检查
    B. 女性激素测定
    C. 子宫输卵管碘油造影
    D. 宫颈黏液结晶检查
    E. 腹腔镜检查

45. 妊娠最早的临床表现是
    A. 尿频
    B. 呕吐
    C. 乳房出现蒙氏结节
    D. 停经
    E. 偏食

46. 子痫前期的首选药物是
    A. 地西泮
    B. 硫酸镁
    C. 卡托普利
    D. 20% 甘露醇
    E. 呋塞米

47. 治疗产褥感染选择抗生素的依据是
    A. 感染部位、程度
    B. 病人全身症状
    C. 医生的用药习惯
    D. 细菌培养和药敏试验结果
    E. 引流液的性质

48. 有关羊水栓塞的处理，错误的是
    A. 纠正呼吸循环衰竭
    B. 抗休克
    C. 改善低氧血症
    D. 防治肾衰竭
    E. 等待自然分娩

49. 治疗重度妊娠高血压综合征，首选的药物是
    A. 硝苯地平

B. 地西泮
C. 氢氯噻嗪
D. 苯巴比妥
E. 硫酸镁

50. 青春期功血病人遵医嘱首选的治疗是
    A. 止血
    B. 调整周期
    C. 防治感染
    D. 子宫内膜去除术
    E. 恢复卵巢功能

51. 确诊中毒型细菌性痢疾最有价值的检查是
    A. 粪便镜检
    B. 尿细菌培养
    C. 粪便细菌培养
    D. 血液检查
    E. 免疫学检查

52. 猩红热患儿进行病原学检查时，在治疗前多用
    A. 便常规
    B. 尿常规
    C. 咽拭子培养
    D. 血培养
    E. 血清学检查

53. 8 个月的小儿接触水痘患儿后，注射丙种球蛋白的主要作用是
    A. 若发病可缓解症状
    B. 防止继发感染
    C. 降低病毒活性
    D. 防止复发
    E. 防止心肌炎发生

54. 控制小儿风湿热复发首选的药物是
    A. 红霉素
    B. 糖皮质激素
    C. 链霉素
    D. 苯巴比妥
    E. 长效青霉素

55. 病毒性脑膜炎患儿颅内压升高有脑疝先兆时，首要的治疗是

    A. 20% 甘露醇静脉滴注

    B. 50% 葡萄糖静脉滴注

    C. 呋塞米静脉注射

    D. 尼莫地平静脉滴注

    E. 地塞米松静脉滴注

56. 重症肺炎患儿静脉给抗生素，用药时间应持续至体温正常后

    A. 1 ～ 3 天

    B. 3 ～ 5 天

    C. 5 ～ 6 天

    D. 5 ～ 7 天

    E. 8 ～ 10 天

57. 治疗小儿化脓性脑膜炎，当病原菌明确后，用敏感性抗生素的时间不少于

    A. 5 ～ 7 天

    B. 7 ～ 10 天

    C. 2 ～ 4 周

    D. 4 ～ 6 周

    E. 6 ～ 8 周

58. 急性肾小球肾炎患儿血液检查，血清总补体恢复正常的时间是

    A. 起病后 1 ～ 3 周

    B. 起病后 2 ～ 4 周

    C. 起病后 4 ～ 6 周

    D. 起病后 6 ～ 8 周

    E. 起病后 9 ～ 11 周

59. 关于小儿营养性缺铁性贫血辅助检查的描述，不正确的是

    A. 呈小细胞性贫血

    B. 骨髓象以中、晚幼红细胞增生为主

    C. 血清铁含量降低

    D. 转铁蛋白饱和度增高

    E. 血清总铁结合力增高

60. 流行性腮腺炎患儿血清或脑脊液中，增

高的特异性抗体是

    A. IgA

    B. IgD

    C. IgE

    D. IgG

    E. IgM

61. 小儿充血性心力衰竭服用洋地黄制剂时须立即停药的指征是

    A. 心率＜90 次 / 分

    B. 心率＞130 次 / 分

    C. 心电图显示 T 波倒置

    D. 心电图显示 ST 段抬高

    E. 心电图显示室性期前收缩

62. 患者，女性，60 岁。自述突然心悸、胸闷，急诊入院。检查：心率 120 次 / 分，脉率 110 次 / 分，且心律不齐，心音强弱不等。考虑为

    A. 室性心动过速

    B. 室性期前收缩

    C. 窦性心动过速

    D. 房室传导阻滞

    E. 心房颤动

63. 患者，女性，35 岁。咳嗽、咳痰 6 年余。近 3 个月来咳嗽、咳痰加重，最近一周伴有多次咯血，咳嗽在晨起或夜间卧床时加重，痰液静置后可分为三层。该病人典型的 X 线表现为

    A. 两肺透亮度增加

    B. 肺纹理增多、紊乱

    C. 块状阴影

    D. 尖端指向肺门的楔形阴影

    E. 不规则蜂窝状透亮阴影或沿支气管的卷发状阴影

64. 患者，男性，30 岁。因一氧化碳中毒送入院，此时应特别警惕的并发症是

    A. 水、电解质紊乱

B. 迟发性脑病

C. 心力衰竭

D. 脑水肿

E. 中间型综合征

65. 患者，男性，35岁。突发高热，严重贫血及皮肤广泛瘀斑、瘀点，最有助于确诊的检查是

A. 粪便潜血

B. 血象

C. 染色体检查

D. 骨髓象

E. 免疫学检查

66. 患者，男性，50岁。心悸、心前区不适，体检发现脉压差增大。可能的疾病是

A. 缩窄性心包炎

B. 甲状腺功能减退

C. 主动脉瓣关闭不全

D. 二尖瓣狭窄

E. 主动脉瓣狭窄

67. 患者，女性，25岁。面部有蝶形红斑，诊断为系统性红斑狼疮，皮肤护理措施不包括

A. 出门穿长袖衣裤

B. 避免阳光暴晒

C. 常用清水清洗

D. 碱性肥皂水洗浴

E. 避免使用化妆品

68. 患儿，女，8岁。股骨中段骨折拆除石膏绷带后发现小腿肌萎缩，膝关节屈伸范围减小。引起该症状的原因是

A. 复位失败

B. 缺血性肌萎缩

C. 关节僵硬

D. 关节强直

E. 创伤性关节炎

69. 患者，男性，43岁。因"腰椎间盘突

出"拟行"腰椎间盘突出物摘除术"，术前护理措施不妥的是

A. 绝对卧硬板床

B. 仰卧位时，可在膝盖垫软枕

C. 术前戒烟，训练床上排便

D. 避免弯腰、长期站立或上举重物

E. 可戴腰围下床活动

70. 患者，男性，75岁。排尿困难多年，受凉感冒后下腹胀痛，不能排尿就诊。查体：直肠指诊前列腺肥大，血压等生命体征正常。该病人首要的处理措施是

A. 听流水声诱导排尿

B. 导尿

C. 应用利尿剂

D. 急诊前列腺切除术

E. 膀胱穿刺抽吸尿液

71. 患者，女性，25岁。汽车撞伤左上腹4小时后入院。查体：BP70/50mmHg，P125次/分，全腹压痛、反跳痛、肌紧张，肝浊音界存在，肠鸣音减弱。需做的进一步检查是

A. B超

B. MRI

C. 诊断性腹腔穿刺

D. 腹部立位X线平片

E. 胃肠钡餐造影检查

72. 患者，女性，30岁。因急性肠梗阻入院。X线检查显示孤立、肿大的肠袢，且不受体位和时间影响，腹膜刺激征阳性。首先考虑诊断是

A. 高位性肠梗阻

B. 血运性肠梗阻

C. 低位性肠梗阻

D. 绞窄性肠梗阻

E. 粘连性肠梗阻

73. 患者，男性，49岁。门静脉高压症入院，拟行手术治疗，病人术前一般不放胃

管的原因是

    A. 减少病人恐惧感

    B. 防止病人呛咳

    C. 以免引起呕吐

    D. 防止出血

    E. 术后应给予肠外营养

74. 患者，女性，24岁。停经56天，下腹阵发性疼痛伴阴道流血2天，量多，有血块。妇科检查：子宫稍大，宫口有胚胎组织堵塞。最有效的紧急止血措施是

    A. 腹部压迫，排出胚胎组织

    B. 刮宫术

    C. 静脉滴注缩宫素

    D. 子宫切除术

    E. 纱布填塞阴道，压迫止血

75. 患者，女性，24岁。停经10周，少量阴道流血4天，无腹痛，子宫符合孕周大小，宫口未开。B超检查：宫内妊娠，可见胎心搏动。入院后主要的治疗原则是

    A. 保胎治疗

    B. 尽快剖宫

    C. 不需要特殊处理

    D. 预防休克

    E. 及时镇静

76. 患者，女性，25岁。妊娠38^{+5}周。查体：心率90次/分，血压160/114mmHg，无自觉症状，骨盆正常，宫口未开。对该孕妇的处理，正确的是

    A. 给予右侧卧位休息

    B. 立即进行剖宫产

    C. 静脉滴注催产素引产

    D. 使用硫酸镁降压

    E. 高蛋白饮食，保证营养

77. 患者，女性，64岁。外阴结节状肿物，经病理检查为外阴鳞状细胞癌Ⅱ期，未见转移征象。该病人的治疗首选

    A. 手术治疗

    B. 化学药物治疗

    C. 放射治疗

    D. 中药治疗

    E. 保守治疗

78. 患者，女性，46岁。既往月经规律，近3个月来月经期延长至10余天，且量多。妇科检查未见异常，诊断为功血，此种情况最佳的止血方法是

    A. 止血药

    B. 子宫内膜切除术

    C. 口服避孕药

    D. 刮宫术及送病理检查

    E. 抗感染治疗

79. 患儿，男，3岁。人工喂养，3天前突发咳嗽、发热、呕吐，后出现腹泻。查体：体温38.4℃，中度脱水。患儿在补液过程中突发手足抽搐，持续约1分钟。该患儿抽搐最可能的原因是

    A. 高热惊厥

    B. 低钠血症

    C. 低钙血症

    D. 低钾血症

    E. 中毒性脑病

80. 患儿，女，2月龄。3日来腹泻，每日近10次，黄绿色稀便，有奶瓣和泡沫。查体：精神稍差，眼泪少，前囟稍凹陷，皮肤弹性尚可。为纠正脱水，应选择

    A. 少量多次饮温开水

    B. 少量多次给予糖水

    C. 静脉补充生理盐水

    D. 少量多次喂服ORS液

    E. 静脉补充5%葡萄糖溶液

81. 患儿，男，生后3天。吃奶好，哭声减弱，精神萎靡，体温38.6℃。血常规：白细胞25×10^9/L，有中毒颗粒，血沉加快，

怀疑为新生儿败血症。对于该患儿的治疗正确的是

    A. 做血培养，等待结果，然后选用敏感的抗生素

    B. 选用两种抗生素联合应用，避免发生菌群失调

    C. 血培养阴性，病情好转即可停药

    D. 血培养阳性，疗程至少需要 3～7 天

    E. 若患儿出现并发症，则需治疗 2 周以上

82. 患儿，男，18 月龄。家人主诉婴儿夜间多哭闹、易惊，近日频发手足痉挛，呈弓形，昨夜突发意识不清，四肢抽动，两眼上翻，持续 10 秒左右。其处理措施中错误的是

    A. 及时补充维生素 D

    B. 尽量增加户外活动，多晒太阳

    C. 应用水合氯醛抗惊厥

    D. 静脉注射钙剂时需快速推注

    E. 保持呼吸道通畅

83. 患儿，男，5 月龄。以高热 3 天，拒奶、溢乳 2 天入院。查体：体温 38.5℃，呻吟，双肺有中细湿啰音，诊断为支气管肺炎，其抗生素应用至体温正常后

    A. 1～3 天

    B. 3～5 天

    C. 5～7 天

    D. 8～10 天

    E. 11～14 天

    二、以下提供若干组考题，每组考题共同使用在考题前列出的 A、B、C、D、E 五个备选答案。请从中选择一个与考题关系密切的答案，并在答题卡上将相应题号的相应字母所属的方框涂黑。每个备选答案可能被选择一次、多次或不被选择。

（84—85 题共用备选答案）

    A. 乳果糖

    B. 谷氨酸钠

    C. 谷氨酸钾

    D. 支链氨基酸制剂

    E. 葡萄糖

84. 肝性脑病伴脑水肿时禁用的药物是

85. 肝性脑病伴肾衰竭时禁用的药物是

（86—87 题共用备选答案）

    A. 枸橼酸铋钾

    B. 西咪替丁

    C. 吲哚美辛

    D. 米索前列醇

    E. 克拉霉素

86. 可破坏胃黏膜屏障的药物是

87. 可保护胃黏膜、杀灭幽门螺杆菌的药物是

（88—89 题共用备选答案）

    A. 脑电图

    B. CT 和 MRI

    C. 血液检查

    D. 脑脊液检查

    E. X 线检查

88. 为明确癫痫诊断应做的检查是

89. 为明确癫痫病因应做的检查是

（90—91 题共用备选答案）

    A. 尿道探查

    B. 输尿管镜

    C. 放射性核素检查

    D. B 超检查

    E. 膀胱镜检查

90. 诊断膀胱癌最直接、可靠的检查是

91. 早期诊断肾癌的常用检查是

（92—94 题共用备选答案）

    A. 一过性神经功能障碍

    B. 脑组织破坏较轻，软脑膜完整

    C. 脑膜炎迁延不愈

    D. 肺结核转移并发症

E. 脑实质血管破裂

92. 脑震荡的病因病理是

93. 脑挫伤的病因病理是

94. 脑膜下血肿病因病理是

（95—96 题共用备选答案）

A. 维生素

B. 叶酸

C. 铁剂

D. 矿物质

E. 动物蛋白

95. 小儿营养性缺铁性贫血应主要补充

96. 小儿营养性巨幼红细胞性贫血应主要补充

（97—98 题共用备选答案）

A. 清宫术

B. 定期随访

C. 放疗

D. 手术切除子宫

E. 化疗

97. 一旦发现葡萄胎，应尽快行

98. 侵蚀性葡萄胎治疗的主要处理措施是

（99—100 题共用备选答案）

A. B 超检查

B. 妊娠试验

C. 宫颈黏液检查

D. 基础体温测定

E. 阴道检查

99. 诊断早期妊娠快速、准确的方法是

100. 测定有无排卵简单易行的方法是

模拟试卷答案

模拟试卷一

1. D	2. D	3. B	4. D	5. D	6. E	7. B	8. B	9. C	10. D
11. C	12. D	13. E	14. D	15. B	16. A	17. A	18. B	19. D	20. E
21. A	22. D	23. A	24. E	25. A	26. E	27. B	28. A	29. A	30. C
31. E	32. C	33. D	34. B	35. C	36. B	37. C	38. A	39. E	40. A
41. B	42. E	43. D	44. B	45. E	46. B	47. D	48. C	49. D	50. B
51. B	52. B	53. B	54. B	55. A	56. D	57. D	58. E	59. B	60. B
61. C	62. B	63. E	64. B	65. D	66. D	67. B	68. A	69. E	70. E
71. C	72. E	73. A	74. E	75. C	76. B	77. D	78. B	79. D	80. A
81. D	82. B	83. D	84. D	85. E	86. C	87. A	88. C	89. B	90. D
91. E	92. A	93. C	94. E	95. B	96. E	97. A	98. E	99. C	100. B

模拟试卷二

1. E	2. E	3. B	4. C	5. B	6. C	7. E	8. C	9. D	10. A
11. A	12. A	13. C	14. E	15. D	16. E	17. C	18. D	19. E	20. A
21. D	22. C	23. B	24. B	25. C	26. C	27. E	28. A	29. E	30. B
31. A	32. B	33. C	34. D	35. E	36. C	37. C	38. E	39. E	40. D
41. C	42. C	43. E	44. C	45. D	46. C	47. A	48. E	49. D	50. B
51. C	52. C	53. D	54. A	55. D	56. E	57. E	58. C	59. D	60. A
61. D	62. C	63. B	64. A	65. E	66. E	67. C	68. E	69. C	70. A
71. E	72. C	73. E	74. C	75. B	76. D	77. B	78. E	79. C	80. D
81. B	82. E	83. E	84. B	85. C	86. A	87. D	88. D	89. B	90. E
91. C	92. D	93. B	94. A	95. C	96. C	97. D	98. E	99. E	100. B

模拟试卷三

1.C	2.C	3.E	4.D	5.A	6.D	7.E	8.B	9.B	10.B
11.A	12.A	13.C	14.B	15.E	16.D	17.E	18.B	19.A	20.D
21.D	22.E	23.E	24.C	25.C	26.B	27.D	28.A	29.C	30.D
31.D	32.C	33.E	34.B	35.C	36.B	37.A	38.B	39.E	40.D
41.E	42.D	43.C	44.C	45.D	46.B	47.D	48.E	49.E	50.A
51.C	52.C	53.B	54.E	55.A	56.B	57.B	58.D	59.D	60.E
61.E	62.E	63.E	64.B	65.D	66.C	67.D	68.C	69.E	70.B
71.C	72.D	73.D	74.B	75.A	76.D	77.A	78.D	79.C	80.D
81.B	82.D	83.C	84.B	85.C	86.C	87.A	88.A	89.B	90.E
91.D	92.A	93.B	94.E	95.C	96.B	97.A	98.E	99.A	100.D